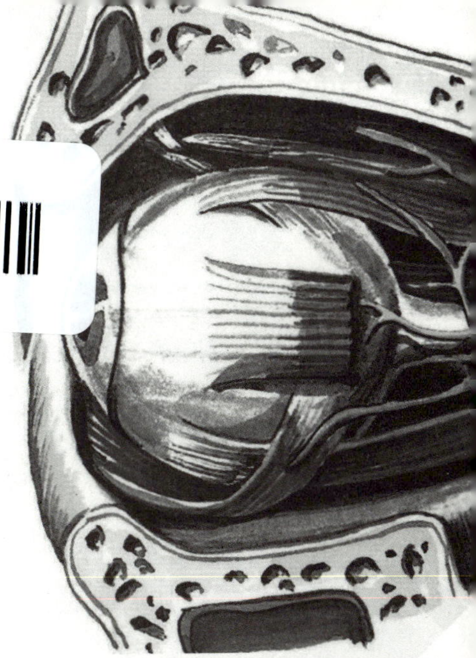

3판

임상 눈해부학 실습서

CLINICAL EYE ANATOMY PRACTICE

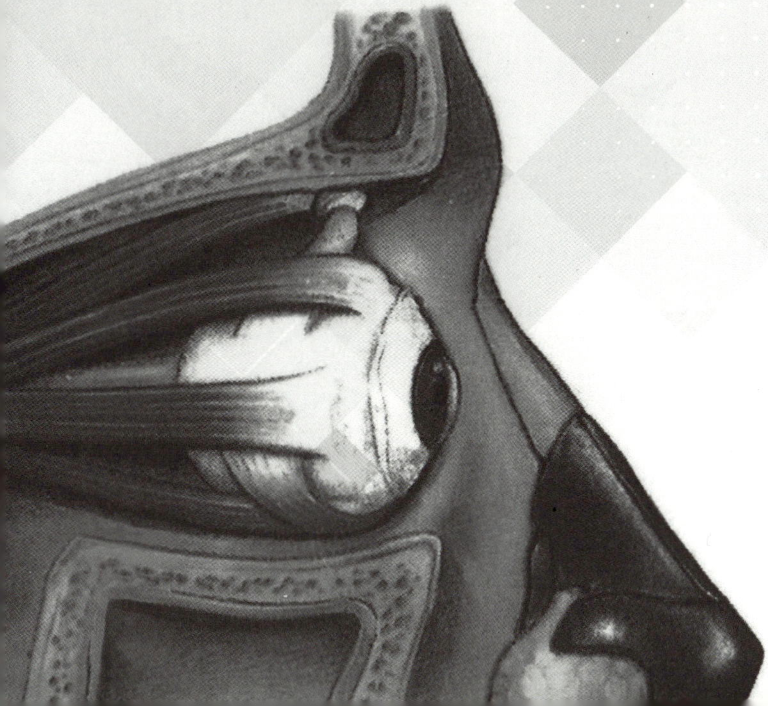

김덕훈 외 지음

메디컬사이언스
MEDICAL SCIENCE

저자 소개 (가나다순)

김덕훈	마산대학교 안경광학과 (대표저자)	**이광연**	동아보건대학교 안경광학과
권오주	부산과학기술대학교 안경광학과	**이은희**	극동대학교 안경광학과
김대종	경동대학교 안경광학과	**이지영**	수성대학교 안경광학과
박상희	가야대학교 안경광학과	**이현미**	대구가톨릭대학교 안경광학과
박종혁	대구과학대학교 안경광학과	**장우영**	대구보건대학교 안경광학과
윤미옥	동원과학기술대학교 안경광학과	**최지영**	제주관광대학교 안경광학과

임상 눈해부학 실습서

Clinical Eye Anatomy Practice

2015년 2월 28일 초판 발행
2018년 2월 22일 3판 인쇄
2018년 2월 28일 3판 발행

저　　자 김덕훈 외 공저
발 행 처 메디컬사이언스
발 행 인 하재용 외 1명
등　　록 제 2016-000295 호
주　　소 서울시 마포구 성암로 28 (성산동 134-2) 상가 201호
이 메 일 mspub@mspub.co.kr
홈페이지 http://www.mspub.co.kr/
전　　화 Tel. 02-6748-3300 Fax. 02-6003-1977

I S B N 979-11-88877-15-7
정　　가 30,000원

■■■ Clinical Eye Anatomy Practice

머리말 PREFACE

현재 안경사를 양성하는 고등교육기관은 국내에 약 40개 대학(교)가 개설되어 있다. 학제도 또한 2년제, 3년제, 4년제로서 다양화되어 있다.

또한 배우는 과목도 아주 다양하고 심화되어져 있다.

이 같은 학제의 다양화와 과목 내용의 심화로서 눈의 구조에 대한 학문의 영역도 넓고 깊게 학습을 하고 있다. 그러나 인간의 눈 구조를 직접 실습하기는 어려운 실정이다.

따라서 이 같은 중요한 인간의 눈은 직접 실습 및 실험을 할 수 없는 분야로서 외국에서는 오래전에 임상 눈해부 실습서를 발간해서 심도 있는 학습의 기회를 학습자에게 제공하고 있다.

한편 국내에서도 해부학 분야의 실습 책들이 이미 출판되고 있다.

이 같은 인간 눈의 구조적 상태를 임상적인 실습을 간접으로 경험할 수 있게 그동안 국내외의 많은 서적과 참고 문헌 및 실습관련 자료를 수집하여 출판을 하게 되었다.

따라서 본 책의 특징은 다음과 같다.

첫째, 인간 눈의 구조적 모습을 실제 경험하지 않아도 실제 경험할 수 있는 정도의 도감을 제작하였다. 둘째, 인간 눈의 해부를 계통학적으로 분류하고 체계적으로 정리하였다.

셋째, 눈과 관련된 신체의 여러 부위를 기능과 연관되게 구성하였다.

넷째, 의학 용어를 한글(신용어)과 영어를 병행하게 사용함으로써 차후 임상에서 실제 도움이 되도록 구성하였다.

다섯째, 안경사, 검안사 및 안경관련 산업체와 업계 종사자 및 연구자들에게도 도움이 되도록 쉽게 그리고 폭넓게 내용과 그림을 구성시켰다.

여섯째, 그림의 용어를 본인이 직접 학습하도록 정답을 통해서 평가하도록 하였다. 일곱째, 많은 그림과 표를 다양하게 구성하여 인체 여러 부위의 지식을 습득하게 하였다. 여덟째, 안경광학과의 눈해부학을 실제 강의하는 교수진이 직접 참여하였다.

이 책의 내용은 안경사, 검안사, 안경관련 종사자 및 연구자 등 누구나 쉽게 접할 수 있고 학습할 수 있도록 발간의 기본적인 토대로서 출판을 하였다.

아무쪼록 이 책을 통해서 보다 깊고 폭 넓은 인간 눈의 구조와 기능을 이해하여 좋은 학습의 효과를 가지기를 진심으로 바라는 바이다.

그동안 출판을 위해 아낌없는 도움을 주신 메디컬사이언스 대표와 편집위원들께 깊은 감사를 드린다.

2018. 1.

■■■ Clinical Eye Anatomy Practice

차 례 CONTENTS

제1장

세포와 조직

Cell and Tissue

1. 세포Cell
2. 조직Tissue

1. 세포Cell

세포는 생명의 구성과 기능의 기본단위(basic unit)이다.
이 같은 세포는 종류가 다양하며 각자의 기능도 다르다.

1) 세포(Cell)의 구성

세포의 구성은 크게 핵(nucleus)과 세포막(cell membrane), 그리고 세포질(cytoplasm)로 이루어진다(표 1-1).

표 1-1 세포의 구성

1. 핵 Nucleus
   핵막 nuclear membrane
   염색체와 염색질 chromosome & chromatin
   핵소체 nucleolus
   핵형질 nucleoplasm
   핵액 nuclear sap

2. 세포소기관 cytoplasmic organelles
   세포질세망 endoplasmic reticulum
   리보솜 ribosome
   용해소체 lysosome
   사립체 mitochondria
   골지 복합체 Golgi complex
   중심소체 centriole
   미세소관 microtubule
   중간세사 intermediate filament
   미세섬유 microfilament organelles
   세포질 cytoplasmic matrix
   세포골격 cytoskeleton

3. 세포질 함유물 cytoplasmic inclusions
   당원질 glycogen granules
   지방 소적 lipid droplets
   색소과립 pigment granules

4. 세포막 cell membrane

세포는 단백질, 지질, 탄수화물, 핵산, 무기이온, 물 등으로 구성되어 있다.

각 세포구조물의 기능은 다음과 같다.

- 핵 : 세포내 화학 작용, 세포 생산과 재생 등을 담당한다. 또한 유전 물질을 가지고 있어 세포 성장, 분화, 생식, 재생 등을 조정한다.
- 사립체(Mitochondria) : 세포의 대사에 필요한 호흡과 에너지 생산을 담당한다.
- 리보소체 : 세포내 단백질합성을 한다.
- 세포질세망 : 단백질과 steroid 호르몬 합성을 한다.
- 과립세포질세망 : 단백질 합성을 주로 담당한다.
- 무과립세포질세망 : 스테로이드 호르몬 성분을 주로 생산한다.
- 골지복합체 : 탄수화물과 단백질의 결합, 저장, 분비 등을 하고 항체생산을 담당한다.
- 용해소체 : 가수분해효소를 가지고 있어, 세포내 방어 및 노폐물의 분해를 주로 한다.
- 중심소체 : 세포의 분열과 이동에 주로 관계한다.
- 세포질 : 원형질로서 세포활동이 주로 이루어지는 바탕물질이 있는 장소이다.
- 세포기질 : 단백질, 무기이온, 효소 등이 용해되어 있고, 이들 분자는 탄수화물, 염류, 가용성 물질 등과 결합되어 있다. 일종의 바탕물질이 있는 곳이다.
- 함유물 : 세포 소기관 외의 물질로서 세포질에 존재한다. 즉, 색소, 분비과립, 당원, 지방 소적 등이 있다. 이것은 일종의 생명체가 없는 구성물질이다.
- 세포골격 : 일종의 단백질인 미세섬유, 미세소관, 사이토케라틴 등으로 구성되며, 세포모양, 세포운동 등에 관계한다.

일반적으로 세포의 크기는 가장 작은 것은 직경이 4~5㎛인 소임파구이며, 가장 큰 것은 신경세포 중에서 1m에 도달하는 것이 있다.

2) 세포막(Cell membrane)

세포막은 단위막으로서 세포를 둘러싸는 두 층의 구조물로 이루어져 있다.

이들의 기능은 물질투과, 주변세포인지, 선택적 물질수송 등을 한다.

세포막의 형태는 전자현미경에서 주로 확인되며, 두께는 7.5~10㎚로서, 지질이중층으로 구성된다. 이들은 지질, 단백질, 당으로 구성되며 기능은 다음과 같다.

유동모자이크 모델은 지질이중층에 내재성 단백질이 모자이크 형태로 존재하거나, 외재성 단백질이 지질이중층 양쪽에 지질의 머리 부분과 전기적 상태로 결합되어 있다.

☐ 세포막 기능

- 확산(diffusion) : 저농도의 물질이고 농도로 이동하여 농도의 평형을 만드는 것이다.
- 삼투(osmosis) : 용매가 반투막에 의해 낮은 농도의 용해질에서 고농도로 이동하는 현상이다.

- 여과(filtration):용질이높은곳에서낮은곳으로반투과성투과막을지나서수송하는것이다.
- 능동수송(active transport) : 에너지를 이용하여 운반체 단백질에 의해 물질을 수송시키는 현상인 것이다. 방수가 각막실질에 들어가는 것은 주로 능동수송을 이용한다.
- 수동수송(passive transport) : 에너지 이용없이 높은 농도에서 낮은 곳으로 물질을 이동시킨다.
- 생리적 운반(physical carrier) : 세포의식세포, 음세포, 토세포 등의 작용이 대표적인 예가 된다.

3) 세포분열(Cell division)

세포분열은 세포자신의 성장과 자손의 번식을 위해 이루어지는 자체 형태변화의 과정이다.
즉, 이는 세포의 물질이 일연의 과정을 거처 낭세포로 나누어지는 현상이다.
정상세포의 세포분열은 유사분열과 감수분열로 나누어진다.
인간 눈에서 정상세포는 체세포로서 유사분열만 이루어지는 것이다.
유사분열의 과정은 다음과 같다(표 1-2).

표 1-2 유사분열(Mitosis)

구분	단계	염색체 및 염색질	중심체	방추사	핵소체	핵막
핵	전기	염색사 농축 염색체 형성	양극분리	형성	소멸	소실
	중기	적도판 배열	형성	형성	없음	없음
	후기	염색체 양극 이동	형성	형성	없음	없음
	말기	염색질 형성	2개	소멸	없음	출현
세포질	새로운 세포질 형성					

분열 과정

1. 전기(Prophase) : 중심체가 두개로 떨어지며, 세포 양극으로 이동하여 방추사를 만들며, 핵 안의 염색질은 모여서 염색체가 관찰된다. 추후 핵막은 소실된다.
2. 중기(Metaphase) : 염색체가 적도면에 배열하며 방추체는 중앙에 있다.
3. 후기(Anaphase) : 염색체가 서로 분리되어 두 개가 되고, 세포 양극으로 이동되어 모이고 세포체의 중앙부가 구분되기 시작한다.
4. 말기(Telophase) : 양극에 도달한 염색체 형태가 소실되어 염색질이 되고, 핵막과 핵소체가 출현되어 두 개의 핵이 되며 세포체가 서로 분리된다.
5. 간기(Interphase) : 분열을 준비하는 중간 휴지기간이다.
6. 세포질 분열(Cytokinesis) : 후기와 말기의 세포질 중앙부가 함입되어 핵이 2개로 분리된 후 생성된 2개의 핵을 각각 에워싼다.

▶▶ 아래 그림의 밑줄 친 곳에 의학용어(한글 · 영어)로 기록하시오

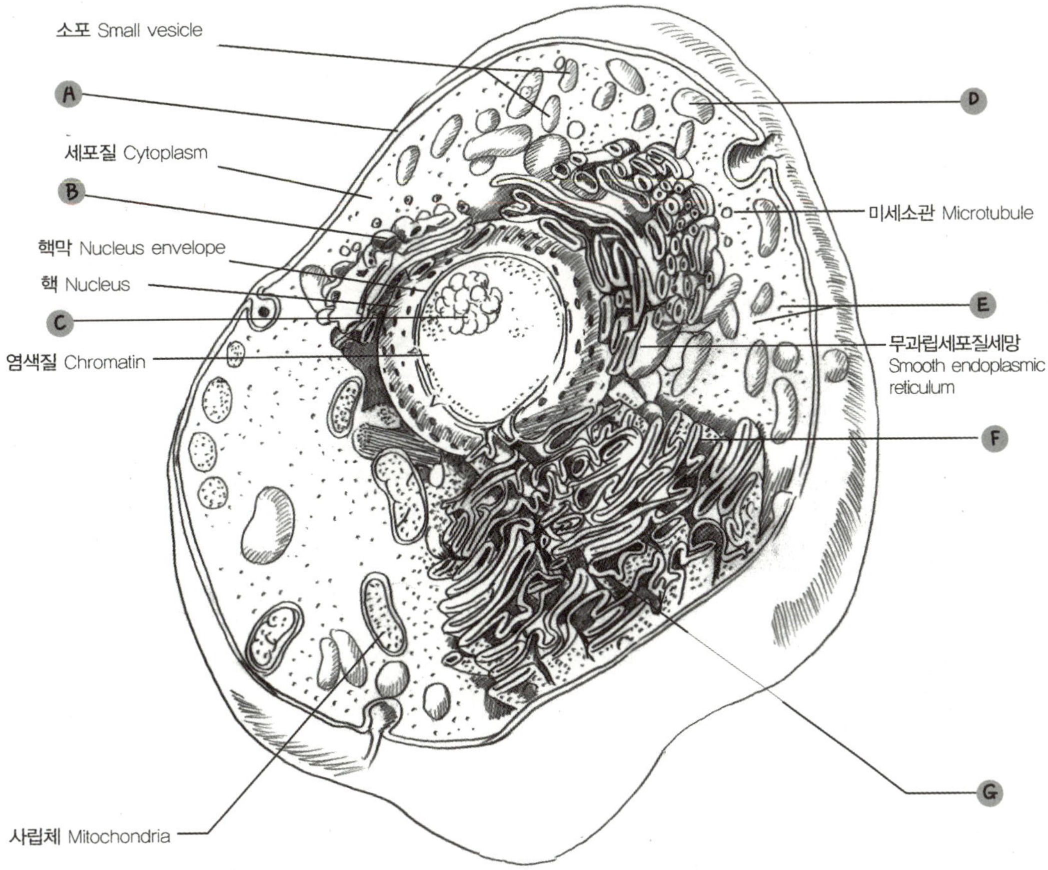

Ⓐ ______________________ Ⓑ ______________________ Ⓒ ______________________

Ⓓ ______________________ Ⓔ ______________________ Ⓕ ______________________

Ⓖ ______________________

그림 1-1 세포의 구조

▶▶ 아래 그림의 밑줄 친 곳에 의학용어(한글 · 영어)로 기록하시오

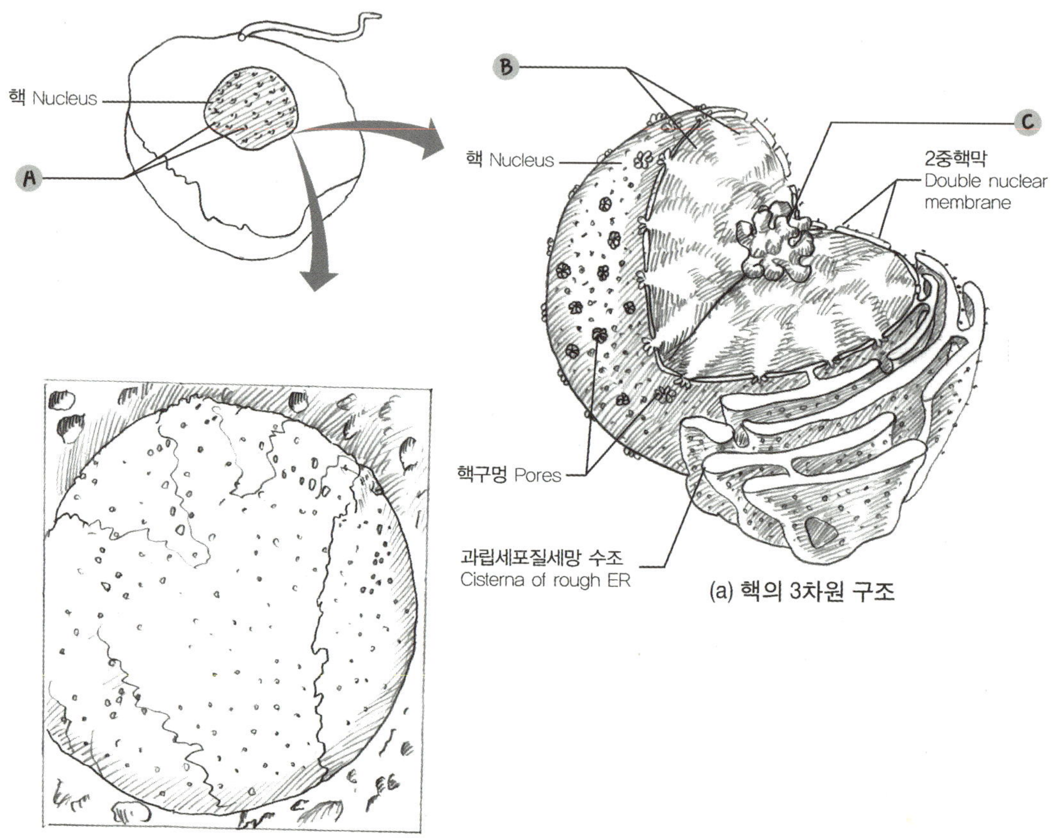

(a) 핵의 3차원 구조

(b) 핵의 전자현미경적 구조

A ______________________ B ______________________ C ______________________

그림 1-2 핵의 구조

▶▶ 아래 그림의 밑줄 친 곳에 의학용어(한글 · 영어)로 기록하시오

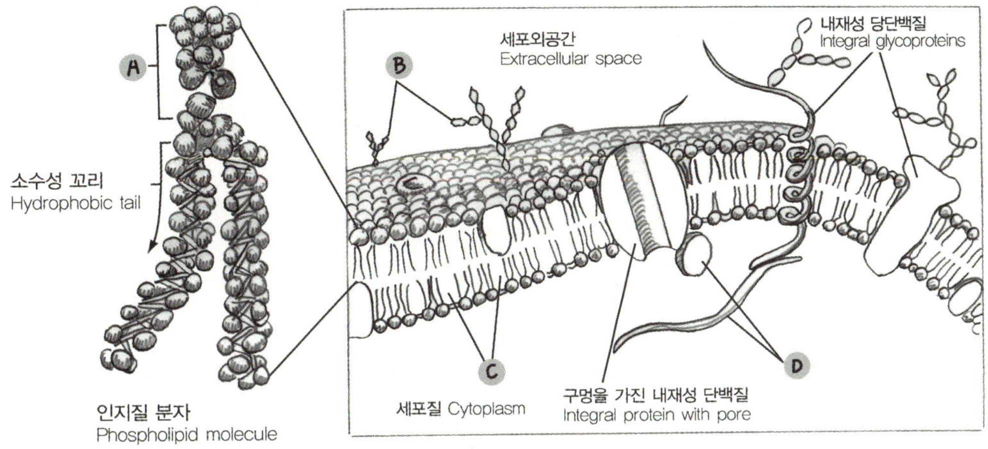

(a) 세포막 구조

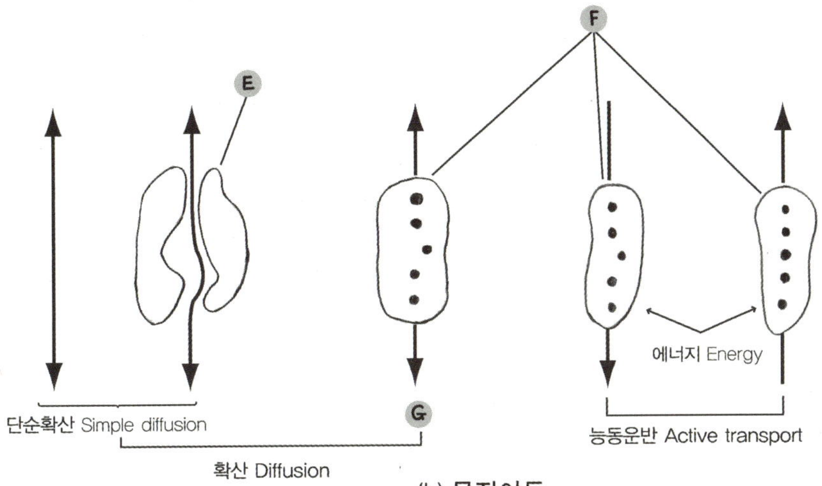

(b) 물질이동

A ______________________ B ______________________ C ______________________

D ______________________ E ______________________ F ______________________

G ______________________

그림 1-3 세포막 구조와 물질이동

▶▶ 아래 그림의 밑줄 친 곳에 의학용어(한글 · 영어)로 기록하시오

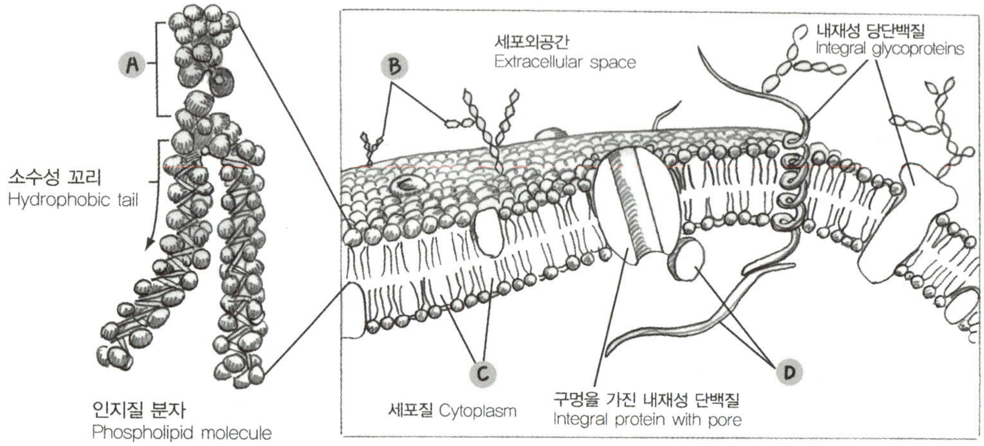

(a) 세포막 구조

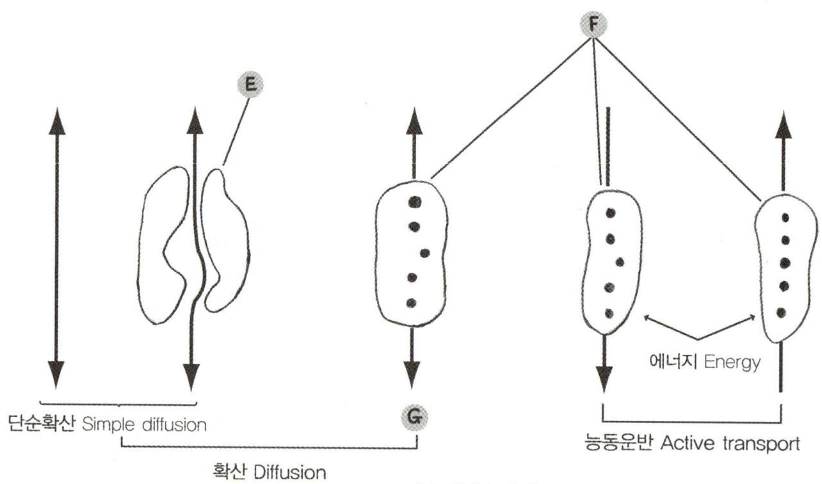

(b) 물질이동

A ______________________ B ______________________ C ______________________

D ______________________ E ______________________ F ______________________

G ______________________

그림 1-4 세포주기(a)와 유사분열(b)

2. 조직Tissue

조직은 비슷한 기능과 형태를 가진 세포의 집단이다.

인체의 기본조직은 상피조직, 결합조직, 근육조직, 신경조직으로 분류된다.

이들 4개의 기본조직은 모여서 기관을 형성하고 기관은 다시 기관계를 구성하고, 기관계는 개체를 형성한다.

1) 상피조직(Epithelial tissue)

- 특징 : 상피조직은 주로 외배엽에서 생산되며 신체의 외부, 내부의 공간, 털 등을 생산하며 기능에 따라서 다양하게 분류할 수가 있다.

특히 인체의 상피조직은 신체표면의 피부, 관강, 혈관, 림프관, 털 등에 존재한다.

상피조직은 모양과 기능에 따라 피개상피(covering epithelium)과 샘상피(glandular epithelium)로 구분된다.

- 상피조직의 종류 : 상피조직은 보호상피, 샘상피, 흡수상피, 감각상피, 색소상피 등으로 세분화되며, 세포배열에 따라 단층상피, 중층상피, 위중층상피, 이행상피 등으로 구분된다(표 1-3).

표 1-3 상피조직의 종류와 분포

종류	구성	분포
편평	단층	속귀의 막성미로, 관절주머니 내면, 윤활주머니, 림프관 내면, 각막내피 등
	중층	입안, 피부, 식도, 후두, 각막상피 등
입방	단층	방패샘 소포, 샘의 도관, 렌즈겉막의 내면 상피, 망막 색소상피 등
	중층	땀샘 등
원주	단층	위장관의 점막상피, 자궁내막, 중심관, 기관지 등
	중층	결막상피 등
	위중층	기관, 점막 등
이행	중층	요관, 방광, 요도, 신배 등

(1) 피개상피(Covering epithelium)

세포가 밀집되어 세포간질(intercelluoar substance)이 적다.

각 세포는 대체로 다면체로 구성된다.

표층세포의 외부에는 섬모, 부동모, 미세융모, 선조연 등이 형성되어 있다.

표층부의 자유면은 내강에 면하고, 바닥부는 기저막에 연결된다.

인접세포 사이에는 세포간 연접이 발달된다.
혈관의 분포가 대체로 빈약하다.

(2) **샘상피**(Glandular epithelium)

- 정의 : 생산된 물질을 세포 밖으로 분비하는 세포들이다.
- 샘상피의 종류 : 외분비샘(exocrine gland)과 내분비샘(endocrine gland)으로 나눈다.

외분비샘의 종류는 다음과 같다(표 1-4).

표 1-4 **외분비샘의 종류**

단순샘 simple gland	관상샘 simple tubular gland 포상샘 simple acinar gland
복합샘 compound gland	관상샘 compound tubular gland 포상샘 compound alveolar gland 관포상샘 compound tubuloalveolar gland

한편 분비물질의 화학적 성분에 따라서 점액샘(mucous gland), 장액샘(serous gland), 혼합샘(mixed gland)으로 나누어진다. 인간 눈의 눈물샘은 외분비샘으로써 장액을 생산하는 곳이다.

2) 결합조직(Connective tissue)

- 특징 : 결합조직은 많은 세포간질로 구성되는 인체에 널리 분포되어 있는 것으로서 지지, 보호, 결합으로 신체의 여러 부위를 결합하고 구분하는 작용을 수행한다.
  또한 다양한 세포로 구성되며, 모든 장기의 지탱과 연결을 해준다.
- 결합조직의 종류 : 세포외 기질과 물리적인 특성에 따라서 다음과 같이 세분화된다(표 1-5).

표 1-5 **결합 조직의 분류**

1. 고유결합조직 connective tissue proper	섬유성 결합조직 fibrous connective tissue 성긴결합조직 loose connective tissue 치밀결합조직 dense connective tissue 탄성결합조직 elastic connective tissue 특수결합조직 special connective tissue 지방조직 adipose tissue 세망조직 reticular tissue 색소조직 pigment tissue
2. 연골조직 cartilagenous tissue	
3. 뼈조직 osseous tissue	
4. 혈액 blood	

결합조직섬유의 종류는 아교섬유(collagen fiber), 탄력섬유(elastic fiber), 세망섬유(reticular fiber)로 구성되며, 기질의 성분은 당단백질(glycoprotein)과 단백당(preteoglycan)으로 구성된다.

결합조직에는 여러 종류의 세포들이 존재한다(표 1-6).

표 1-6 결합조직내의 각종 세포

1. 고유세포 fixed cell	섬유모세포 fibrous 세망세포 reticular cell 지방세포 adipose cell 고정큰포식세포 fixed macrophase 비만세포 mast cell 색소세포 pigment cell 외막세포 pericyte 민무늬근세포 smooth muscle cell 간엽세포 mesenchyme cell
2. 유주세포 free cell	림프구 lymphocyte 형질세포 plasma cell 단핵구 monocyte 자유큰포식세포 free macrophage 호중성 백혈구 neutrophil 산호성 백혈구 acidophil 호염기성 백혈구 basophil

결합조직내의 각 세포 기능

- 섬유모세포 : 섬유성분을 생산한다.
- 대식세포 : 세균에 대한 포식 작용을 수행한다.
- 지방세포 : 지방을 생산하고 저장한다.
- 색소세포 : 멜라닌을 생산한다.
- 형질세포 : 항원 침입 시에 항체를 생산하며 면역작용을 한다.
- 비만세포 : 면역에 관련된 헤파린과히스타민을 생산한다.

결합조직 분포지역

- 성긴결합조직 : 대부분의 결합조직에서 분포한다.
- 지방조직 : 피하지방, 대망지방조직
- 세망조직 : 지라, 골수, 허파, 가슴샘, 편도, 림프절 등
- 치밀조직 : 치밀불규칙결합조직 – 피막, 신경초, 뼈막 등
치밀규칙결합조직 – 힘줄, 인대, 건막 등

- 유리연골 : 도르래, 코중격, 후두, 기관, 관절 등
- 탄력연골 : 귓바퀴, 후두덮개
- 섬유연골 : 척추사이원반, 두덩사이원반
- 경골 : 눈확, 머리뼈, 척추뼈, 팔뼈, 다리뼈 등
- 액성조직 : 혈액, 림프액 등

3) 근육조직(Muscular tissue)

- 특징 : 근육은 신체의 운동을 담당하는 특수하게 분화된 조직이다. 근섬유는 운동을 하는 조직으로 가늘고 긴세포로 구성되어 있으며, 수축기능을 하는 근원섬유로 구성된다.
- 분류 : 근조직의 구조와 기능에 따른 분류는 다음과 같다.

구조에 따라서는 가로무늬근(striated muscle), 민무늬근(smooth muscle)으로 이루어지며, 기능에 따라서는 불수의근(involuntary muscle)과 수의근(voluntary muscle)으로 된다.

각근섬유의 특징은 다음과 같다(표 1-7).

표 1-7 근섬유의 종류와 특징

종류	민무늬근	뼈대근육(골격근)	심장근
길이	15~20㎛	1~40㎛	100~150㎛
폭	3~8㎛	0~100㎛	9~22㎛
핵의 수	한개	여러 개	1~2개
핵의 위치	중앙	주변	중앙
핵의 모양	방추형	타원형	난원형
분포	혈관, 내안근	외안근, 뼈대근육	심장
횡문	없음	있음	있음
기능	불수의	수의	불수의
지배신경	자율신경	뇌신경	자율신경

4) 신경조직(Nervous tissue)

- 특징 : 신경은 신체의 자극을 전도하고 명령을 수행하는 기본 조직이다.
  신경계통의 기본단위는 신경원(neuron)로서 이는 일종의 신경세포이다.
- 구성 : 신경세포의 주변에는 신경아교세포(neurogalia cell)가 있다(표 1-8).

표 1-8 **신경계(Nerve system)의 구성**

1. 신경세포 nerve cell	신경세포체 nerve cell body 신경세포돌기 nerve cell process
2. 신경아교세포 neurogalia cell	별아교세포 astrocyte 희돌기아교세포 oligodendrocyte 미세아교세포 microgalia 뇌실막세포 ependymal cell 슈반세포 Schwann cell(satellite cell)

한편 신경원(neuron)의 종류는 다양하다(표 1-9).

표 1-9 **신경세포의 종류**

1. 돌기 process	홑극신경세포 unipolar cell 거짓홑극신경세포 pseudounipolar cell 두극신경세포 bipolar cell
2. 축삭 axon	Golgi I 신경세포 Golgi II 신경세포
3. 가지돌기 dendrite	일반신경세포 이형신경세포 특수신경세포

신경세포에서 가지돌기는 자극을 수용하는 곳이며, 축삭돌기는 자극을 전도한다.

핵은 유전물질을 소유하는 곳이며, 이들의 주변에는 사립체, 골지 복합체, 용해소체 등이 분포한다. 특히 축삭의 끝 부위에는 신경연접(synapse)이 있어 이들은 자극을 다른 신경 또는 근육에 전달하는 신경전달물질이 방출되는 곳이다.

Schwann 세포는 말초신경계통의 축삭에 있고, 중추신경에서는 희돌기아교세포에 의해 둘러싸여져 있다. Schwann 세포 사이에는 Ranvier 결절이 있어, 이곳에서 자극이 도약되는 장소이다.

한편 신경아교세포들은 주로 신경세포를 지탱하고, 대사 기능을 해주고, 식균작용 및 뇌척수액을 생산하는 기능을 수행한다.

▶▶ 아래 그림의 밑줄 친 곳에 의학용어(한글 · 영어)로 기록하시오

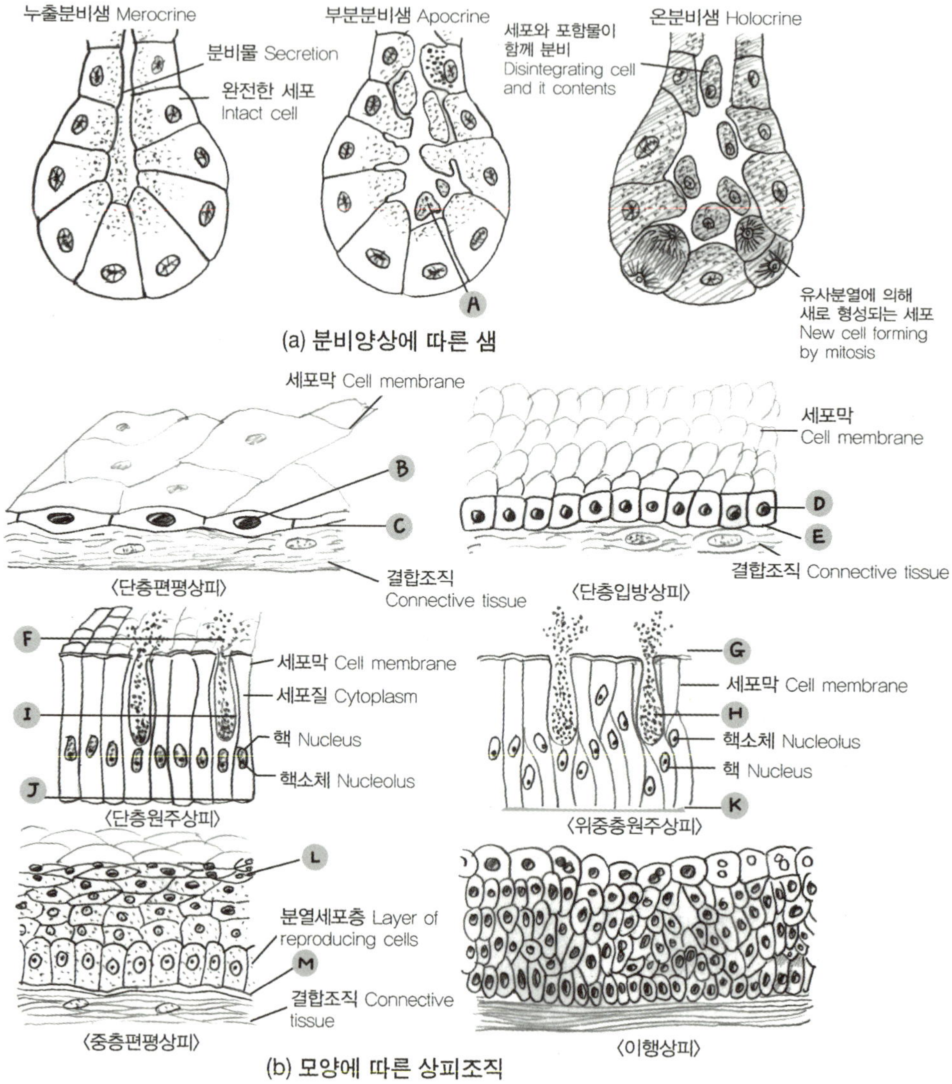

A ________	B ________	C ________
D ________	E ________	F ________
G ________	H ________	I ________
J ________	K ________	L ________
M ________		

그림 1-5 상피조직의 종류. 샘(a)과 모양(b)

▶▶ 아래 그림의 밑줄 친 곳에 의학용어(한글 · 영어)로 기록하시오

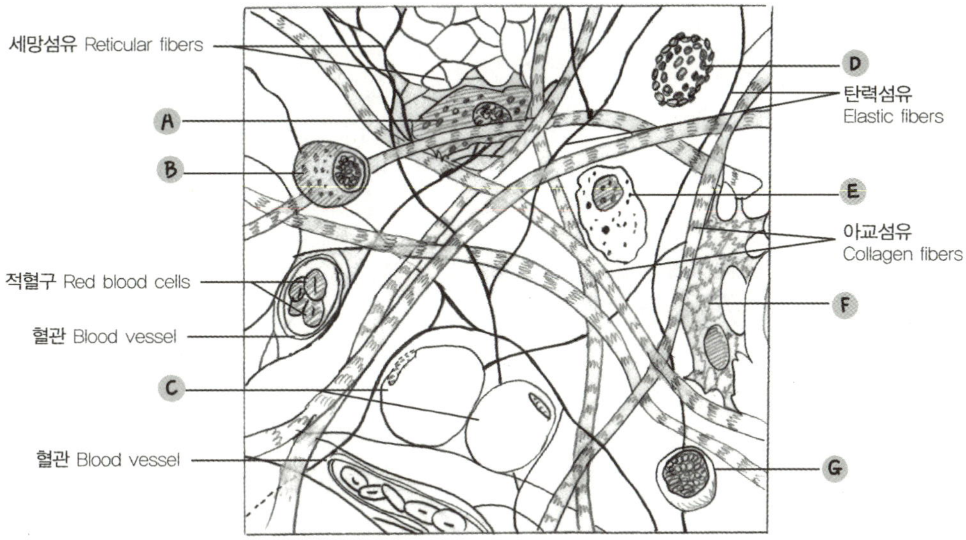

(a) 고유결합조직의 세포와 섬유

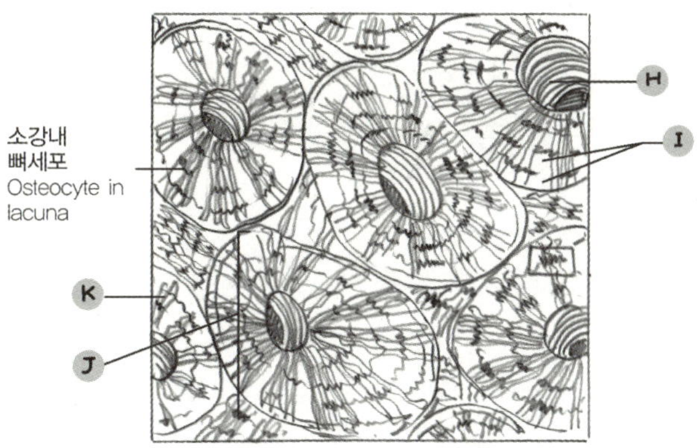

(b) 긴뼈의 가로면

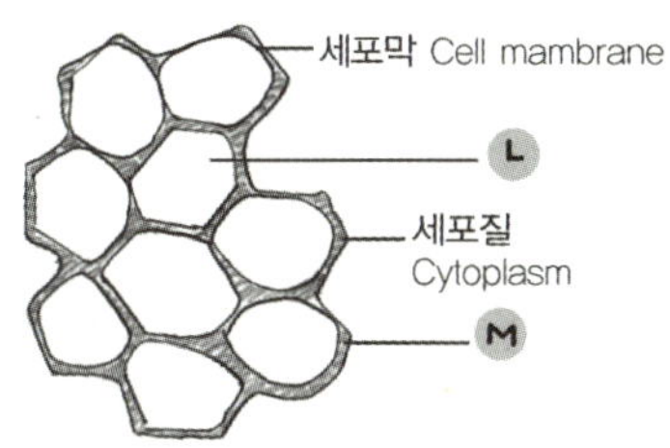

(c) 지방조직

A ____________ B ____________ C ____________

D ____________ E ____________ F ____________

G ____________ H ____________ I ____________

J ____________ K ____________ L ____________

M ____________

그림 1-6 고유결합의 조직(a)과 긴뼈(b)와 지방조직(c)

▶▶ 아래 그림의 밑줄 친 곳에 의학용어(한글 · 영어)로 기록하시오

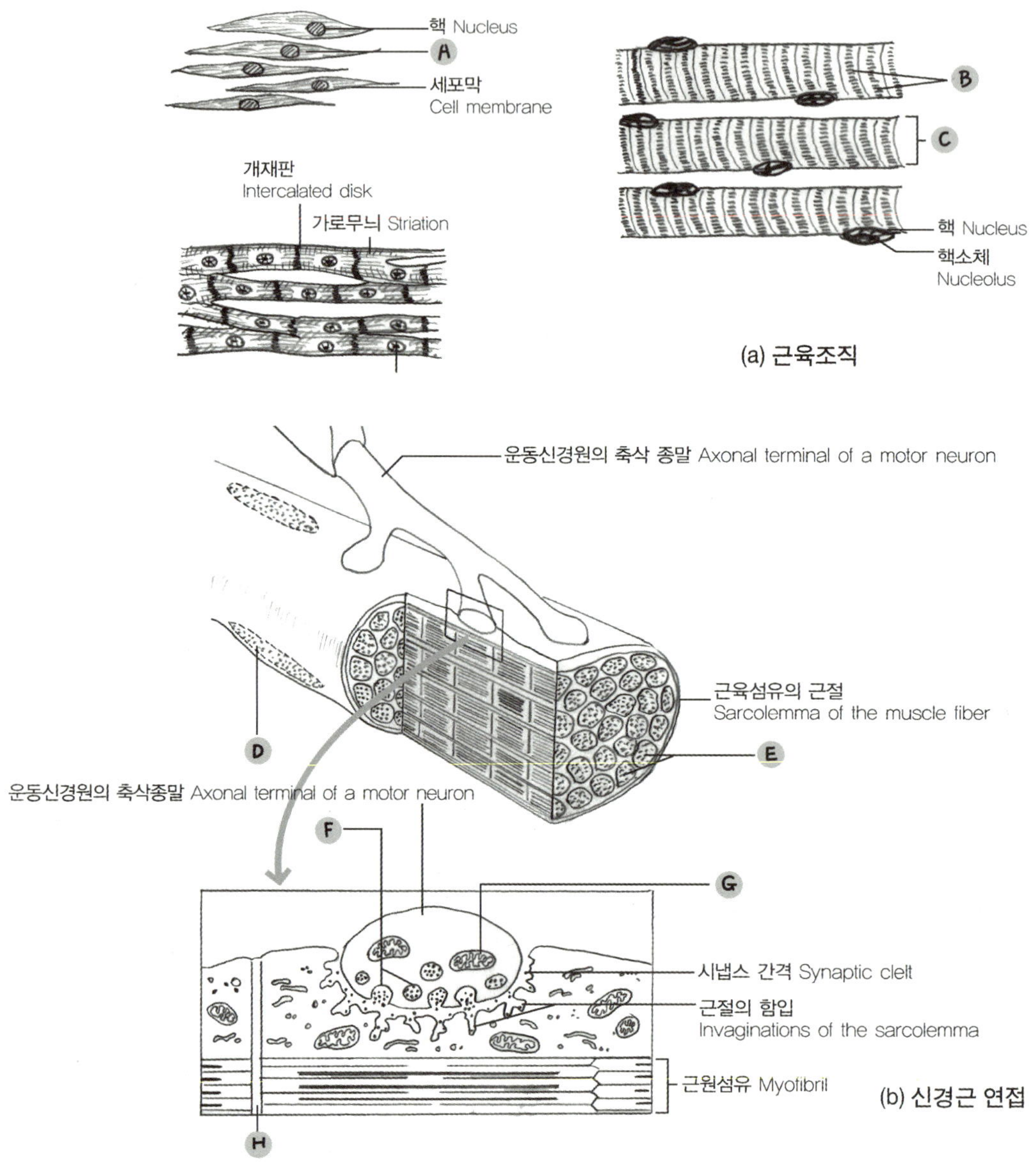

A ______________________ B ______________________ C ______________________

D ______________________ E ______________________ F ______________________

G ______________________ H ______________________

그림 1-7 근육조직(a)과 신경근 연접(b)

▶▶ 아래 그림의 밑줄 친 곳에 의학용어(한글 · 영어)로 기록하시오

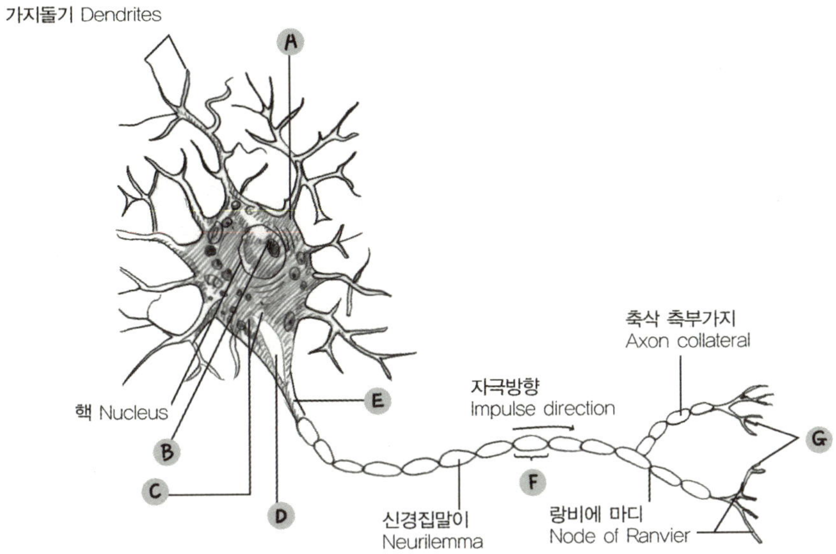

(a) 신경세포

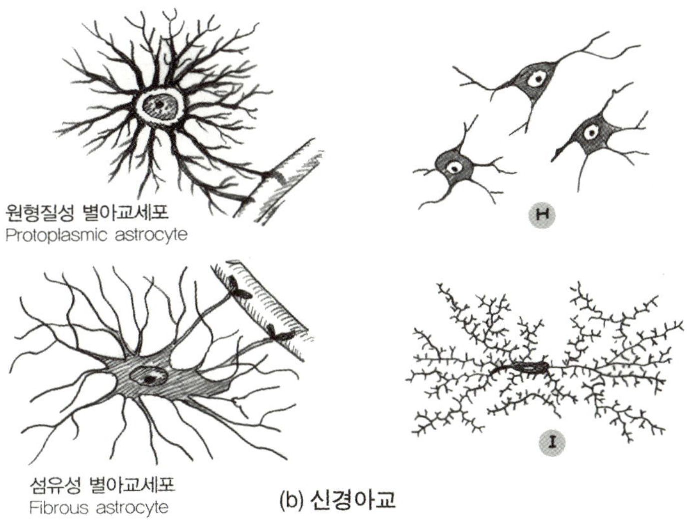

(b) 신경아교

A ____________ B ____________ C ____________

D ____________ E ____________ F ____________

G ____________ H ____________ I ____________

그림 1-8 신경세포(a)와 신경아교(b)

▶▶ 아래 그림의 밑줄 친 곳에 의학용어(한글 · 영어)로 기록하시오

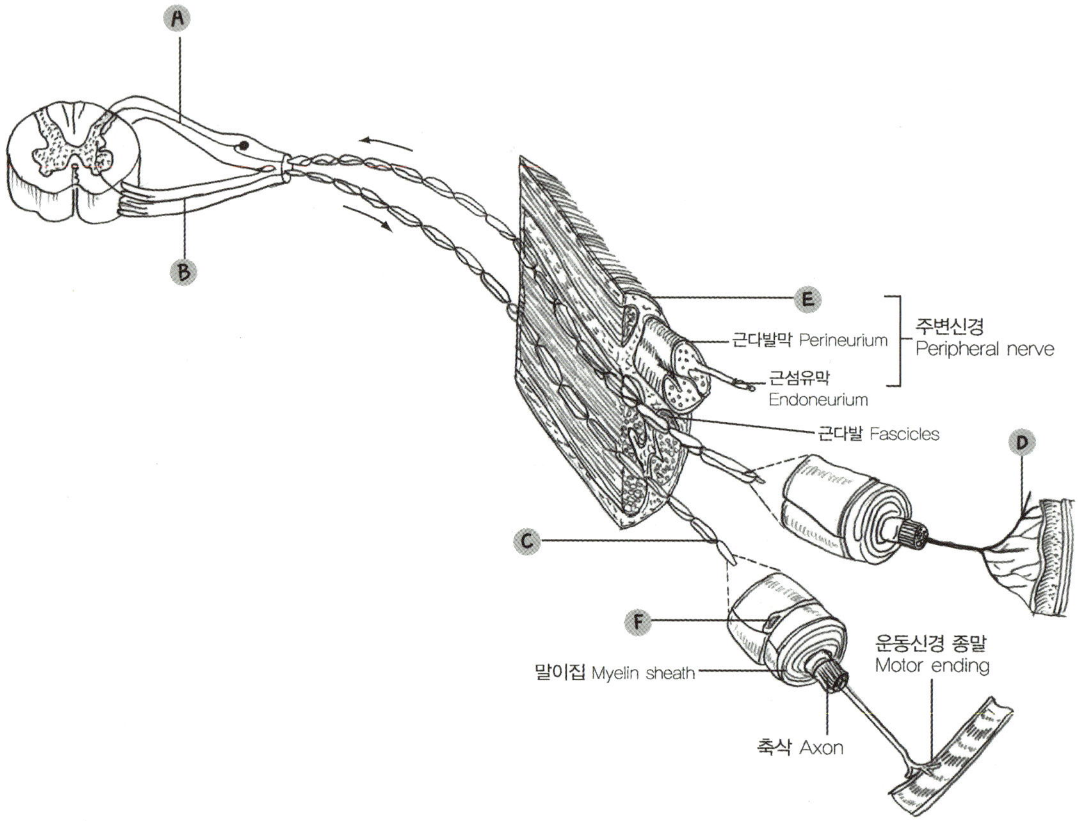

Ⓐ ____________ Ⓑ ____________ Ⓒ ____________

Ⓓ ____________ Ⓔ ____________ Ⓕ ____________

그림 1-9 축삭돌기와 시냅스

▶▶ 아래 그림의 밑줄 친 곳에 의학용어(한글 · 영어)로 기록하시오

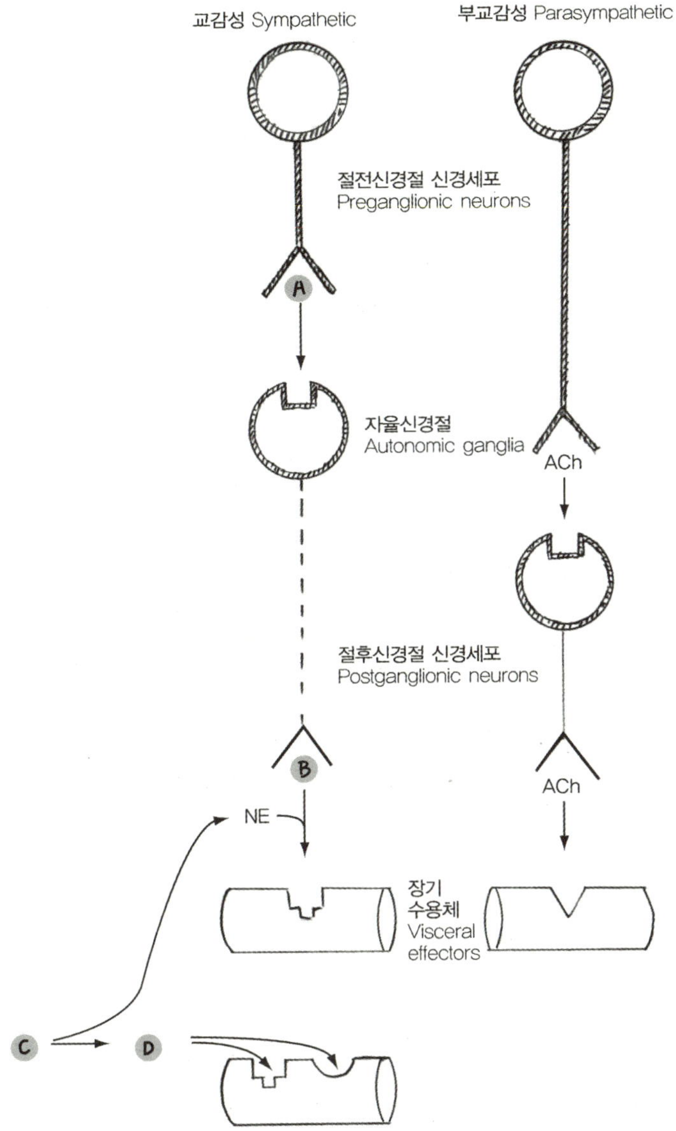

A ____________________ B ____________________ C ____________________

D ____________________

그림 1-10 **자율신경계통의 신경전달물질**

▶▶ 아래 그림의 밑줄 친 곳에 의학용어(한글 · 영어)로 기록하시오

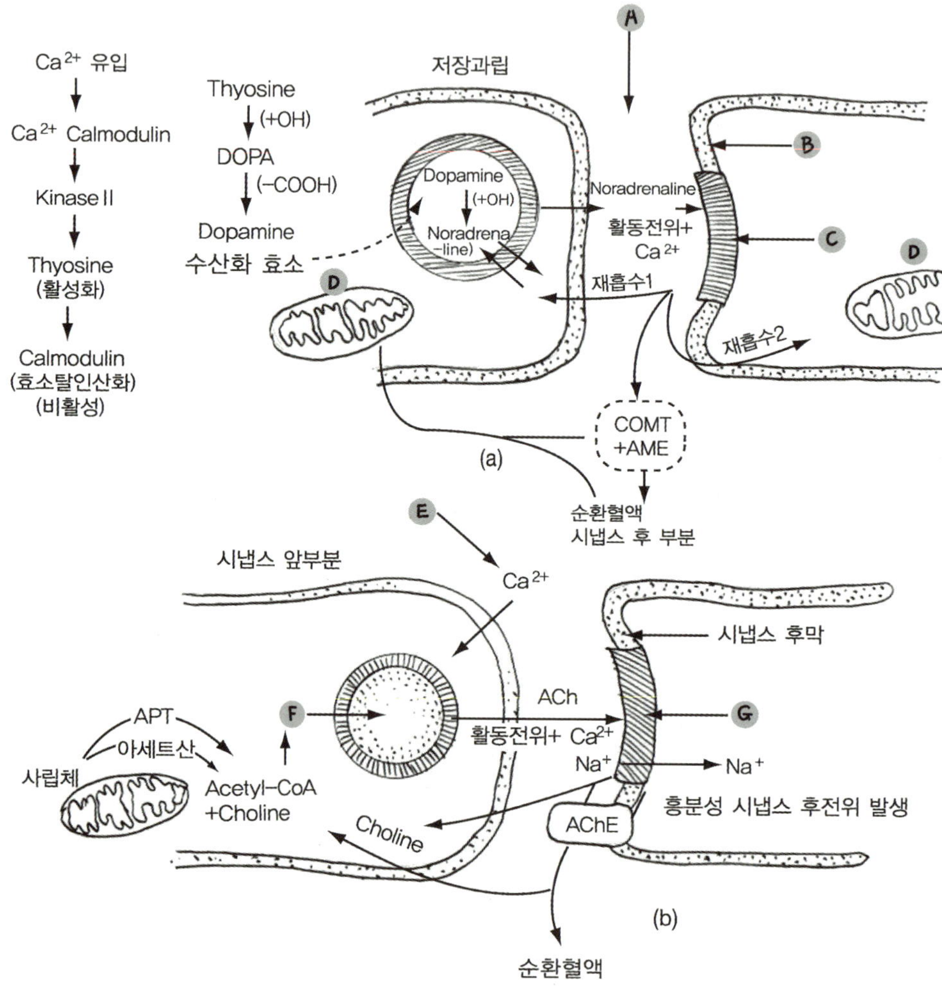

Ⓐ ______________ Ⓑ ______________ Ⓒ ______________

Ⓓ ______________ Ⓔ ______________ Ⓕ ______________

Ⓖ ______________

그림 1-11 시냅스의 물질전달 과정

제2장

인체의 구조

Human structure

1. 인체의 부위Position와 방향Direction
2. 머리의 뼈Bone of head
3. 머리의 근육Muscle of head
4. 머리의 맥관계Vessel system of head
5. 머리 · 목부위의 내분비 계통 Endocrine system of head and neck
6. 머리의 신경계통Nervous system of head

1. 인체의 부위Position와 방향Direction

1) 인체 외형(External feature)

인체의 외형은 몸통 뼈대와 팔다리 뼈대로 크게 구분된다.

몸통 뼈대는 머리, 목, 몸통은 가슴, 배, 골반으로 나누어지며, 팔다리 뼈대는 팔과 다리로 나누며, 팔은 위팔, 아래팔, 손으로 나누어지며, 다리는 넓적다리, 종아리, 발로 세분화된다. 따라서 인간의 형태는 206개의 뼈로서 구조물을 형성한다.

2) 인체 단면(Plane)

인체의 해부학적 자세에서는 시상면, 앞뒤두면, 가로단면, 정중면 등으로 나누어진다.

❑ 신체 각 면의 용어

- 정중면(Median plane) : 인체를 왼·오른쪽 대칭으로 분리시키는 수직면이다.
- 정중시상면(Medial sagittal plane) : 인체를 왼·오른쪽으로 나누는 수직면이다.
- 시상면(Oblique plane) : 인체를 정중면에 평행하게 나누는 수직면이다.
- 이마(Frontal plane) : 정중면에 직각을 이루는 수직면이다.
- 가로면(Transverse plane) : 정중면과 직각인 가로면이다.
- 경사면(Oblique plane) : 신체를 세로방향으로 나누는 시상면과, 가로방향으로 나누는 가로면 사이에 비스듬히 나누는 수직면이다.

3) 위치(Position)와 방향(Direction)

- 안쪽(Medial) : 인체의 기관이 정중면에 가까운 쪽이다.
- 가쪽(Lateral) : 인체의 기관이 정중면에 먼 쪽이다.
- 앞(Anterior) : 인체의 기관이 앞쪽이다.
- 뒤(Posterior) : 인체의 기관이 뒤쪽이다.
- 위(Superior) : 인체 장기의 위 쪽이다.
- 아래(Inferior) : 인체 장기의 아래 쪽이다.
- 몸쪽(Proximal) : 인체 장기의 중심과 가까운 쪽이다.
- 먼쪽(Distal) : 인체 장기의 중앙에서 먼 쪽이다.
- 벽측(Parietal) : 인체체강의 벽쪽이다.

- 장측(Visceral) : 인체체강의 장기쪽이다.
- 얕은(Suerficial) : 인체장기의 표면과 가까운 쪽이다.
- 깊은(Deep) : 인체장기의 표면과 먼 쪽이다.
- 속(Internal) : 인체의 중앙면과 가까운 쪽이다.
- 바깥(External) : 인체의 중앙면과 먼 쪽이다.

4) 체강(Body Cavity)

신체의 공간으로 주요 장기들을 수용하고 보호하고 있는 곳이 있다.
이곳을 체강이라 한다.

(1) 체강의 종류

□ 배측체강(등쪽공간)

- 머리뼈공간(Cranial cavity) : 뇌가 들어있는 공간이다.
- 척수공간(Spinal cavity) : 척수가 들어있는 공간이다.

□ 복측체강(배쪽공간)

- 가슴공간(Thoracic cavity) : 허파, 기관, 심장 등이 들어있는 공간이다.
- 배공간(Abdominal cavity) : 소화기, 내부장기 등이 들어있는 공간이다.
- 골반공간(Pelvic cavity) : 비뇨기, 생식기 등이 존재하는 공간이다.

□ 기타 체강

- 눈확공간(Orbital cavity) : 눈알이 있는 공간이다.
- 코뼈공간(Nasal cavity) : 코가 있는 공간이다.
- 입안공간(Oral cavity) : 입안의 공간이다.
- 귀안공간(Ear cavity) : 코가 있는 공간이다.
- 코곁굴(Paranasal sinus) : 눈확에서 공간이 있는 곳이다.

▶▶ 아래 그림의 밑줄 친 곳에 의학용어(한글 · 영어)로 기록하시오

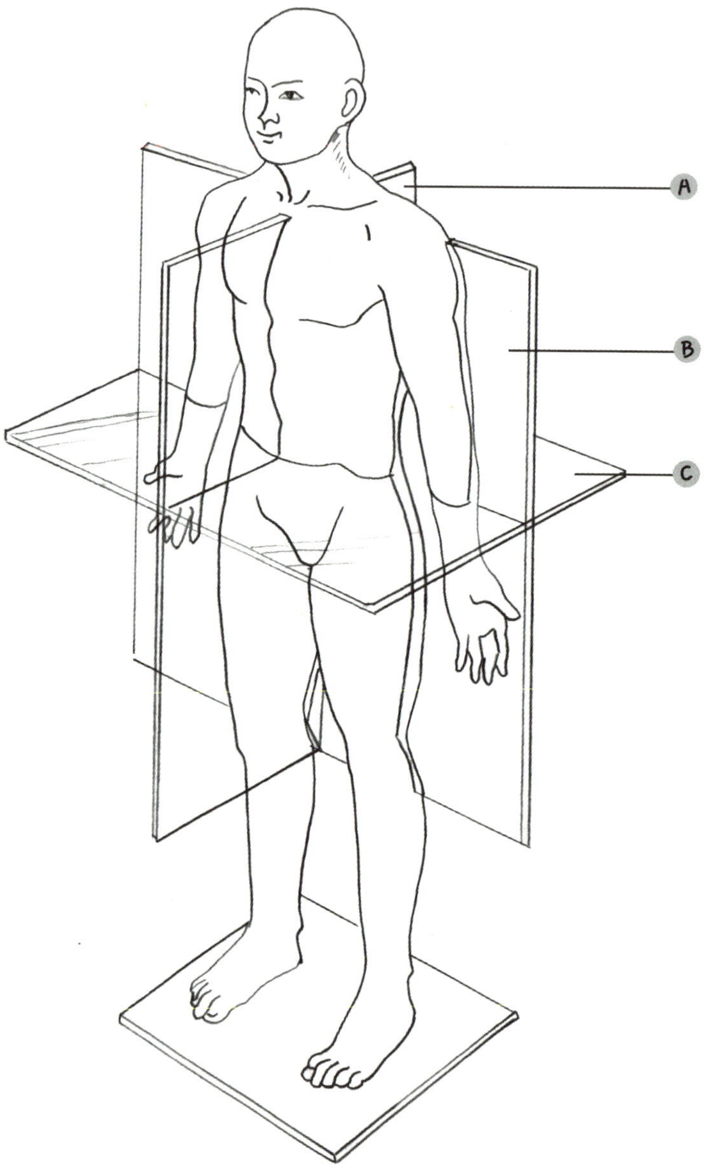

A ______________________ B ______________________ C ______________________

그림 2-1 인체의 절개면

▶▶ 아래 그림의 밑줄 친 곳에 의학용어(한글 · 영어)로 기록하시오

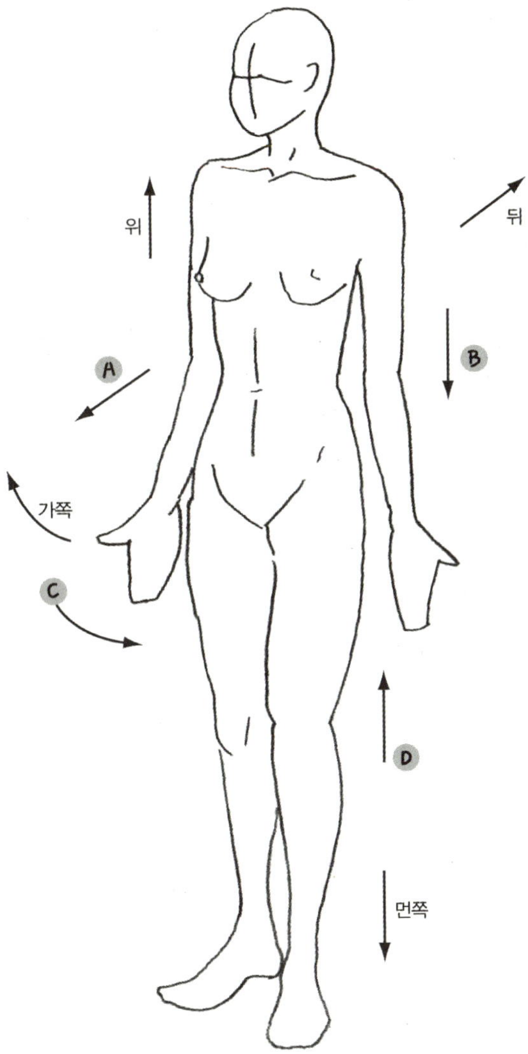

Ⓐ ________________ Ⓑ ________________ Ⓒ ________________

Ⓓ ________________

그림 2-2 인체의 방향

2. 머리의 뼈Bone of head

1) 머리뼈(Cranial Bone)

머리뼈는 15종의 29개 뼈로 구성되며, 이들은 머리뼈공간을 형성하여 뇌를 보호하는 뇌머리뼈와 얼굴을 형성하는 얼굴머리뼈로 나누어진다.

표 2-1 머리뼈의 분류

종류	명칭	개수	위치
뇌머리뼈	이마뼈	1개	머리뼈 전면과 이마
	뒤통수뼈	1개	머리뼈 후면과 바닥
	마루뼈	1쌍	머리뼈 양 가쪽과 상면
	관자뼈	1쌍	머리뼈 양 가쪽과 머리뼈바닥
	나비뼈	1개	머리뼈 눈확 바닥의 중앙 나비모양
	벌집뼈	1개	양쪽 눈확 사이
얼굴머리뼈	눈물뼈	1쌍	눈확의 안쪽, 눈물관
	코뼈	1쌍	코의 상부
	보습뼈	1개	코안, 코중격 하부
	광대뼈	1쌍	뺨
	코선반뼈	1쌍	코안 안쪽
	입천장뼈	1쌍	입천장 후방과 코 안바닥, 코의 안쪽면
	위턱뼈	1쌍	턱 윗부분
	아래턱뼈	1개	턱 아랫부분
	목불뼈	1개	후두와 턱 아래 사이

(1) 마루뼈(Parietal bone)

머리의 상부를 형성하는 사각형의 모양으로 한 쌍의 납작한 경골이다.

왼・오른쪽 마루뼈는 시상봉합(sagittal suture)으로 구성되며, 뒤통수뼈와 만나는 것은 람다봉합(lambdoid suture)이며, 이마뼈와 만나는 것은 관상봉합(coronary suture)이다.

(2) 관자뼈(Temporal bone)

이것은 머리뼈의 양측면에 있으며, 평형감각기관을 주 로 수용한다.

즉, 상부의 비늘부분 squameous part와 바위부분 peterous part로 분류된다.

(3) 이마뼈(Frontal bone)

머리뼈의 이마 부위를 구성하는 것으로 모양은 편평하게 되어있다.

이들은 다시 비늘부위(squameous part), 눈확부(orbital part), 코안부위(nasal part)로 구분된다.
한편 이마 뼈 내에는 이마뼈 동굴(frontal sinus)이 있다. 눈확의 상부에 위치한다.

(4) **뒤통수뼈** (Occipital bone)

머리뼈의 뒤통수 부위이다. 이들은 비늘부위((squameous part), 가쪽부위(lateral part), 바닥부위(basilar part)로 나누어진다. 특히 가쪽부위는 큰 구멍(foramen magnum)이 있다. 양쪽에는 바깥뒤통수뼈 융기가 있다.

(5) **나비뼈**(Sphenoid bone)

이것은 두개저의 중앙부위로서 나비모양을 형성하고 있다.
이 경골은 몸통(body), 작은 날개(lesser wing), 큰 날개(greater wing)로 나누어진다.
이들의 위쪽 내부에는 터키 말 안장 모양의 뇌하수체오목이 존재하여 뇌하수체가 들어있다.
몸통의 주변에는 각종 구멍이 있는데, 즉 원형구멍(foramen rotundum), 타원구멍(foramen ovale), 뇌막동맥구멍(foramen spinosum)이 있다.
또한 작은 날개에는 시각신경구멍(optic foramen)이 있으며, 작은 날개와 큰 날개 사이에는 위눈확틈새(superior orbital fissure)와 아래눈확틈새(inferior orbital fissure)가 있다. 눈확의 후방첨부를 구성한다.
한편 나비뼈 내에는 나비뼈동굴(sphenoid sinus)가 있다.

(6) **벌집뼈**(Ethmoid bone)

코안의 지붕, 가쪽벽, 코중격의 일부를 구성하는 경골이다.
벌집뼈는 벌집모양의 구멍을 가지는데 이를 벌집뼈동굴(ethmoid sinus)이라 한다.
이들의 상부는 사판(cribriform plate)를 형성하며, 이곳에는 후각신경(olfactory nerve)이 지나간다.
벌집뼈의 양쪽에는 위코선반(superior nasal concha)과 중간코선반(middle nasal concha)이 있다.
눈확의 내과측을 구성한다.

2) 얼굴 머리뼈(Facial bone)

(1) **코뼈**(Nasal bone)

이마뼈의 아래에 있으며 코를 구성하는 뼈이다.

(2) **눈물뼈**(Lacrimal bone)

눈확의 안쪽에 위치하며 눈물주머니(lacrimal sac)를 형성하는 눈물샘오목(lacrimal fossa)을 구성한다.
눈물샘오목을 일시 저장한다.
아래부위는 코눈물관(nasolacrimal canal)을 구성한다.

(3) **코선반뼈**(Nasal concha)

코 안의 가쪽에서 코눈물관의 일부를 형성하는 뼈이다.
이것의 모양은 조개껍질 모양을 가진다.

(4) **위턱뼈**(Maxilla)

얼굴의 중앙에서 위턱을 형성하는 뼈이다. 눈확의 아래부위를 구성한다.
내부에는 큰 공간이 있는데 이를 위턱뼈동굴(maxillary sinus)이라 부른다.

(5) **광대뼈**(Zygomatic bone)

불규칙한 사각형의 경골로서 눈확의 가쪽과 내하부를 이룬다.
통상 얼굴의 관상을 보는데 관계하는 뼈이다.

(6) **입천장뼈**(Palatine bone)

L자 모양의 뼈로서 입천장의 후반부 코 안의 가쪽과 바닥을 형성하는 뼈이다. 눈확의 내하측을 구성한다.

(7) **아래턱뼈**(Mandible)

아래턱을 형성하는 말의 발굽모양의 뼈이다.
이들의 주변에는 각종 근육이 부착되어 아래턱 운동에 관계한다.

(8) **보습뼈**(Vomer)

벌집뼈와 함께 코중격을 구성하는 아주 작은 뼈이다.

(9) **목뿔뼈**(Hyoid bone)

U자 모양의 작은 뼈로 방패연골의 윗부위에 존재한다.

3) 머리뼈의 봉합(Suture)

봉합은 머리뼈에서 뼈와 뼈가 서로 만나는 연결의 방식에 속한다.

- 시상봉합(sagittalsuture) : 마루뼈와 마루뼈 사이의 연결이다.
- 관상봉합(coronalsuture) : 마루뼈와 관자뼈 사이의 연결이다.
- 시옷봉합(lambdoidsuture) : 마루뼈와 뒤통수뼈 사이의 연결이다.

4) 머리뼈의 주요 통로

머리뼈 공간과 외부 사이에는 많은 연결통로가 있으며, 이 연결통로를 통해 많은 조직들이 지나간다(표 2-2).

표 2-2 머리뼈의 주요 통로

경골	통로	지나가는 구조물
이마뼈	눈확위 구멍 supraorbital foramen	눈확 위 신경과 동맥
관자뼈	목동맥관 carotid canal	속목동맥
	붓꼭지구멍 stylomastoid foramen	얼굴신경
	속귀길 internal auditoiry meatus	얼굴신경, 속귀신경, 속귀동맥
뒤통수뼈	큰구멍 foramen magnum	척수, 부신경, 추골동맥
	혀밑신경관 hypoglossal canal	혀밑신경
나비뼈	원형구멍 foramen rotundum	위턱신경
	타원구멍 foramen ovale	아래턱신경
	뇌막동맥구멍 foramen spinosum	중격막 동맥
	위눈확틈새 superior orbital fissure	눈돌림신경, 도르래신경, 갓돌림신경, 눈신경, 눈동맥
	시각신경구멍 optic canal	시각신경, 눈동맥
	날개관 pterygoid canal	교감신경, 부교감신경
	아래안와틈새 inferior orbital fissure	아래눈확신경, 광대신경
벌집뼈	후신경 구멍 olfactory foramen	후각신경
입천장뼈	앞뒤구개 구멍 palatine foramenia	입천장신경
광대뼈	광대얼굴뼈 zygomaticotemporal foramen	광대얼굴신경
	광대관자 구멍 zygomaticotemporal foramen	광대관자신경
위턱뼈	눈확아래 구멍 infraorbital foramen	아래눈확신경, 아래눈확동맥, 위턱신경
아래턱뼈	턱끝 구멍 mental foramen	턱끝신경과 동맥
	아래턱 구멍 mandibular foramen	하치조신경과 동정맥

표 2-3 머리뼈 분류

뇌머리뼈(cranial bones)		얼굴머리뼈(facial bones)	
마루뼈 parietal bone	2개	코뼈 nasal bone	2개
관자뼈 temporal bone	2개	눈물뼈 lacrimal bone	2개
이마뼈 frontal bone	1개	아래코선반 inferior nasal concha	2개
뒤통수뼈 occipital bone	1개	위턱뼈 maxilla	2개
나비뼈 sphenoid bone	1개	광대뼈 zygomatic bone	2개
벌집뼈 ethmoid bone	1개	입천장뼈 palatine bone	2개
		아래턱뼈 mandible	1개
		보습뼈 vomer	1개

▶▶ 아래 그림의 밑줄 친 곳에 의학용어(한글 · 영어)로 기록하시오

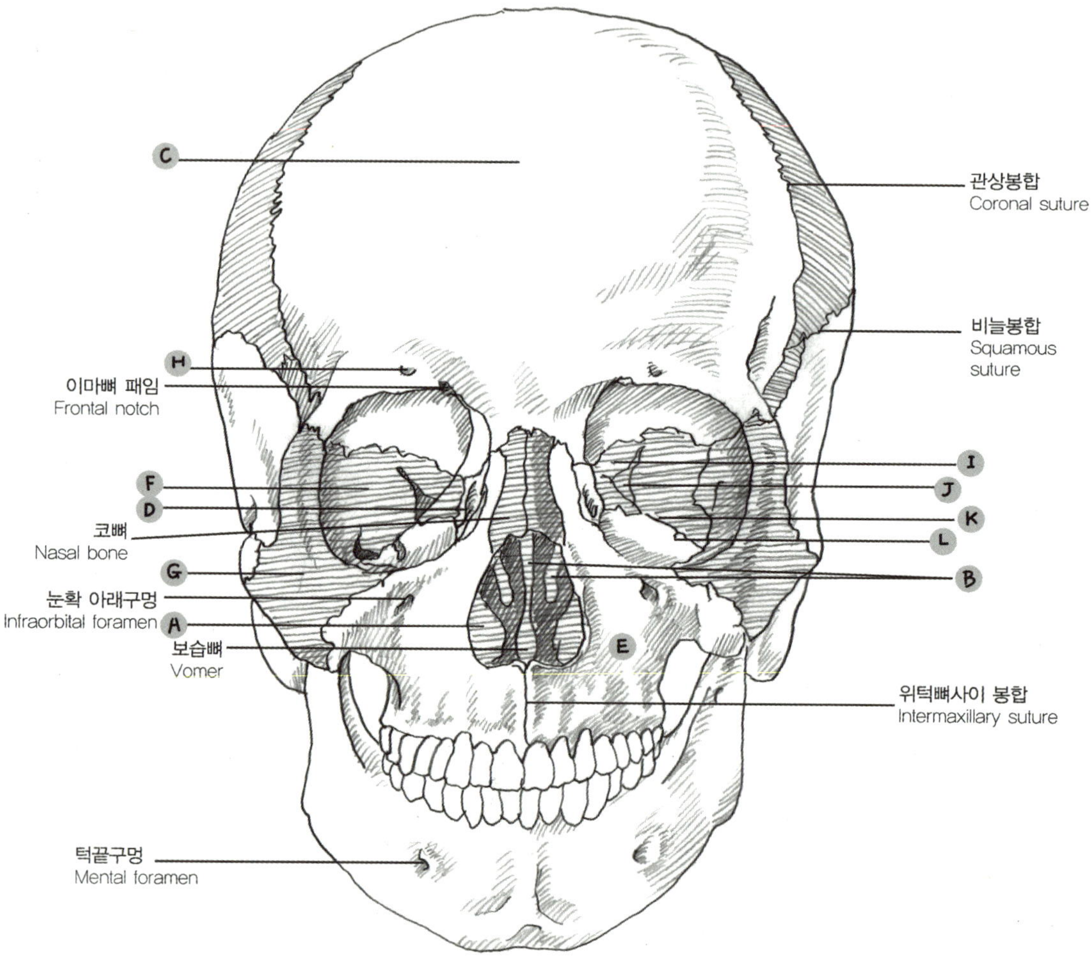

A ______	B ______	C ______
D ______	E ______	F ______
G ______	H ______	I ______
J ______	K ______	L ______

그림 2-3 머리뼈 전면

▶▶ 아래 그림의 밑줄 친 곳에 의학용어(한글 · 영어)로 기록하시오

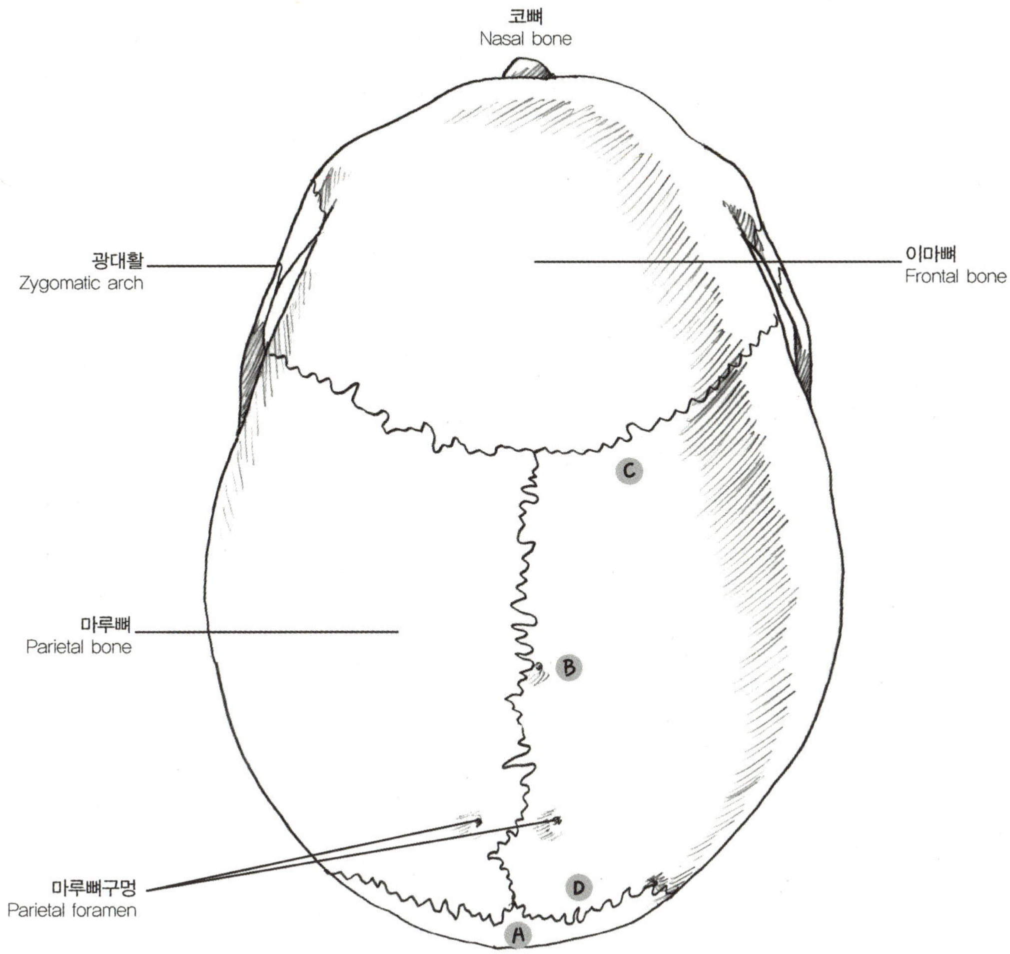

A ____________________ B ____________________ C ____________________

D ____________________

그림 2-4 머리뼈 윗면

▶▶ 아래 그림의 밑줄 친 곳에 의학용어(한글 · 영어)로 기록하시오

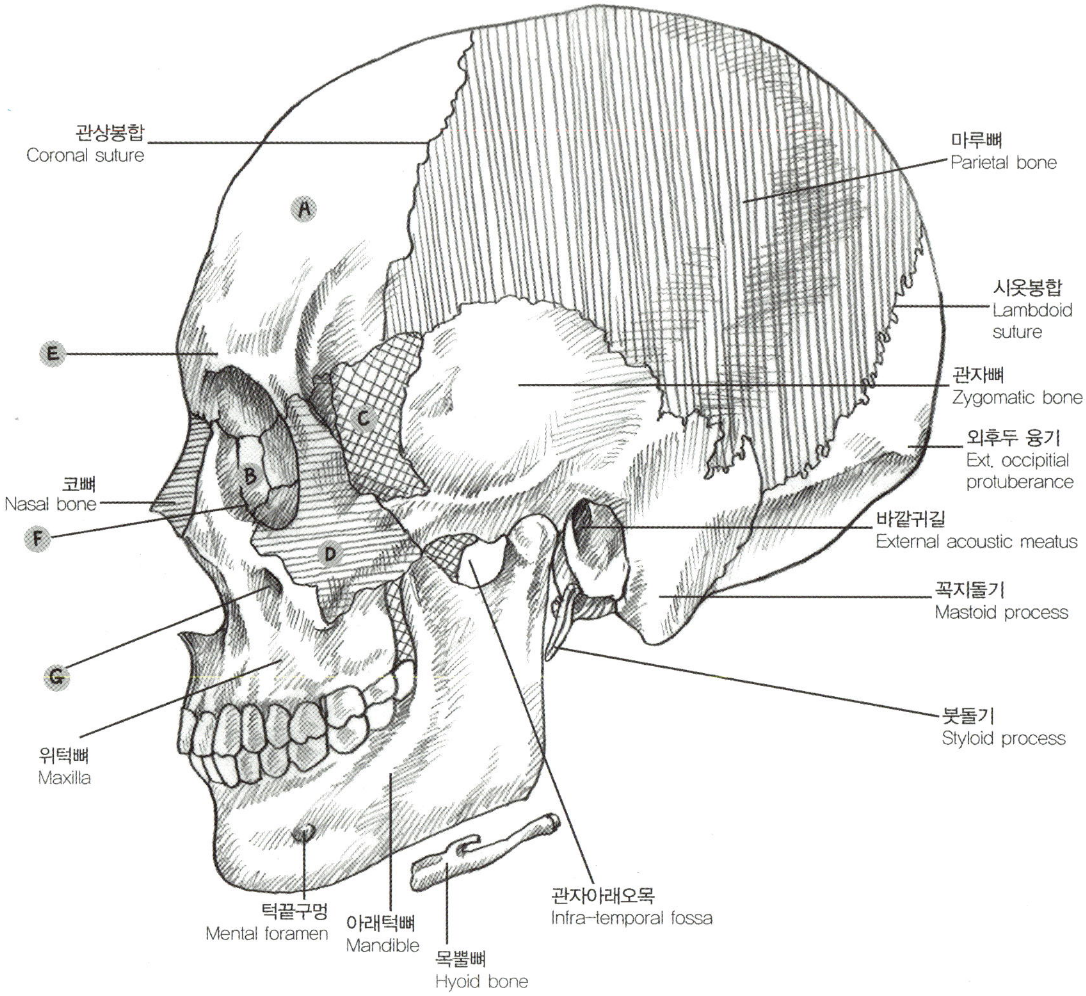

A ______________________ B ______________________ C ______________________

D ______________________ E ______________________ F ______________________

G ______________________

그림 2-5 머리뼈 측면

▶▶ 아래 그림의 밑줄 친 곳에 의학용어(한글 · 영어)로 기록하시오

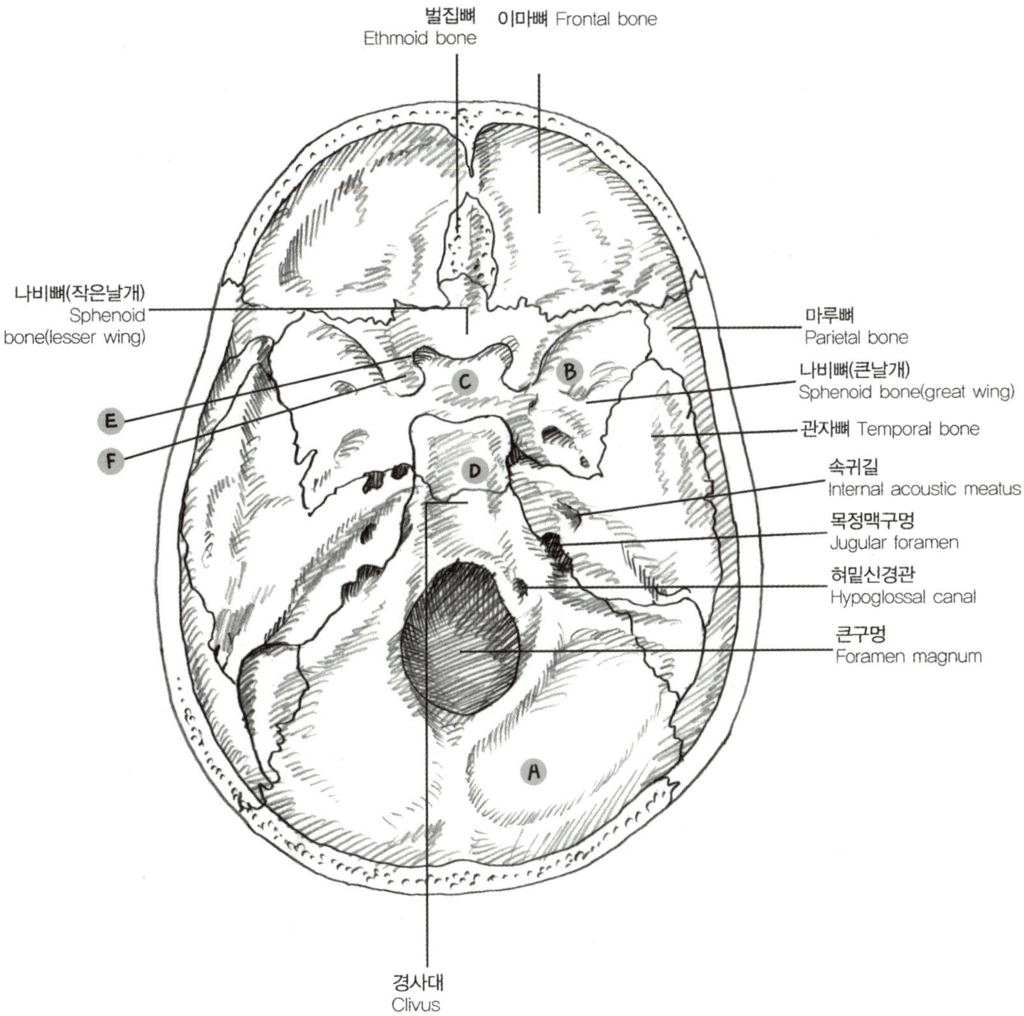

Ⓐ ____________________ Ⓑ ____________________ Ⓒ ____________________

Ⓓ ____________________ Ⓔ ____________________ Ⓕ ____________________

그림 2-6 머리뼈 바닥

▶▶ 아래 그림의 밑줄 친 곳에 의학용어(한글 · 영어)로 기록하시오

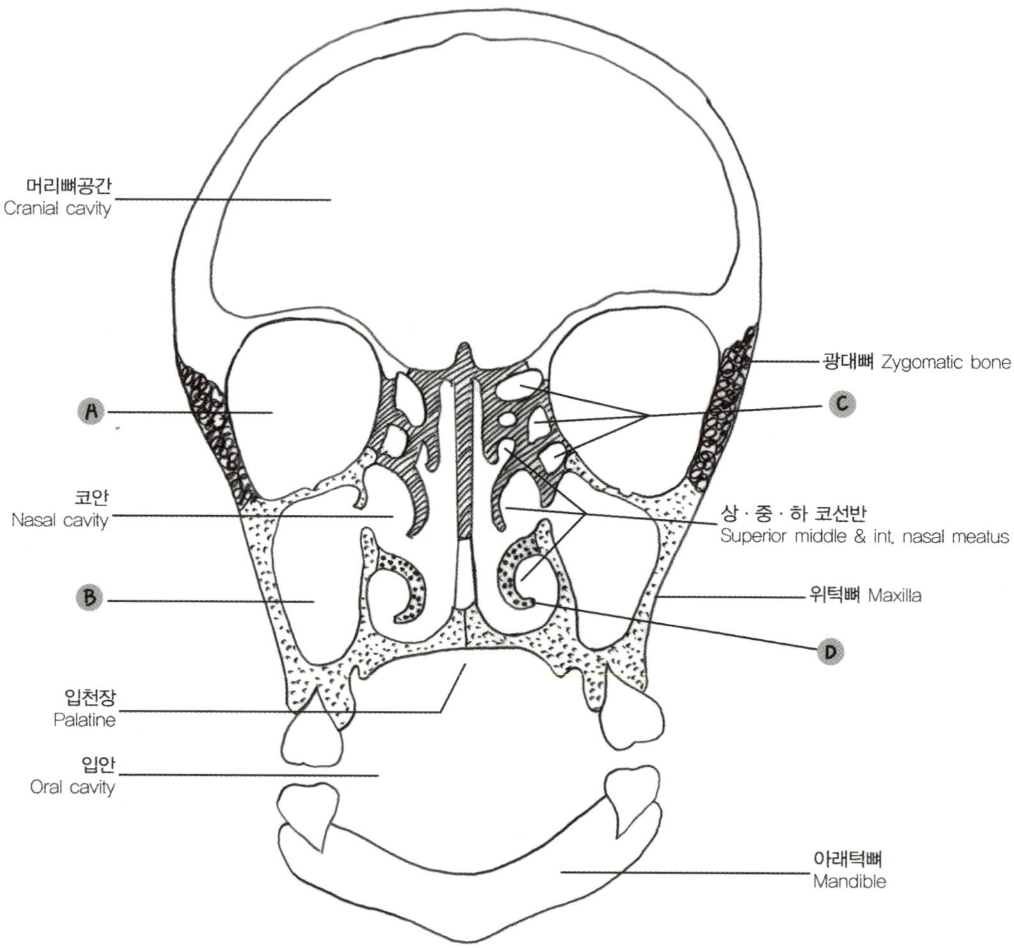

Ⓐ ____________________ Ⓑ ____________________ Ⓒ ____________________

Ⓓ ____________________

그림 2-7 머리뼈 이마면

▶▶ 아래 그림의 밑줄 친 곳에 의학용어(한글 · 영어)로 기록하시오

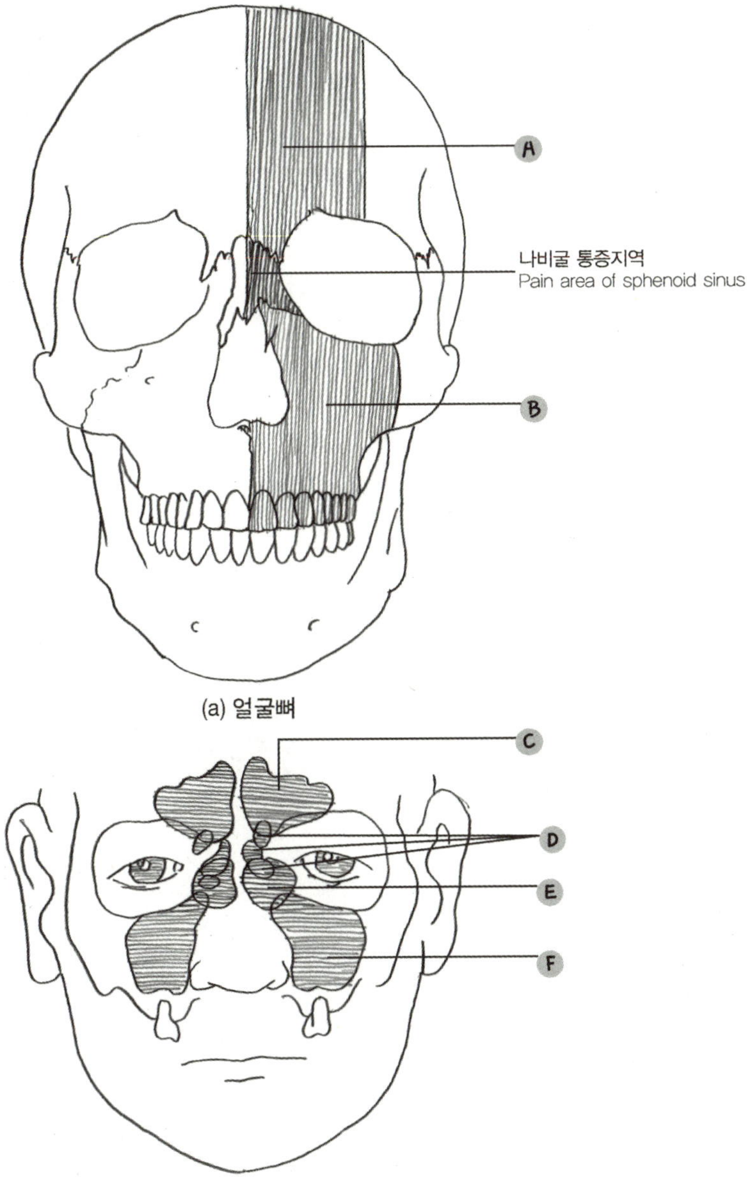

A ______________________ B ______________________ C ______________________

D ______________________ E ______________________ F ______________________

그림 2-8 **얼굴뼈(a)와 코곁굴(b)**

3. 머리의 근육Muscle of head

- 특징 : 머리의 근육은 머리뼈와 얼굴뼈에 부착되어 있으며, 이들은 대개 머리뼈와 얼굴뼈의 운동에 관여한다.
- 구분 : 머리의 근육은 횡문근으로서 머리뼈를 애워싸는 부분과 얼굴을 구성하는 근육으로 나누어진다. 머리의 근육에는 얼굴근(facial muscle), 두개근(epicranium muscle), 눈둘레근(orbicularis muscle), 눈썹주름근(corrugator supercilli muscle), 눈살근(proceous muscle), 코근(nasalis muscle), 입둘레근(orbicularis oris muscle), 위입술올림근(levator labii superioris muscle), 볼근(buccinator muscle) 등으로 구성된다.

한편 씹기근육(mastication muscle)에는 관자근(temporalis muscle), 깨물근(masseter muscle), 안쪽날개근(medial pterygoid muscle), 가쪽날개근(lateral pterygoid muscle) 등이 있다.

이들의 각 근육의 명칭과 기능은 다음과 같다(표 2-3).

표 2-3 머리의 근육

종류	기시	정지	작용
이마근	머리덮개널힘줄	눈썹의 피부	이마 주름, 눈썹 올림
뒤통수근	뒤통수뼈	머리덮개널힘줄	두피 주름
눈둘레근(눈꺼풀)	안쪽눈꺼풀인대	눈꺼풀	무의식적 폐안
(눈확)	위턱뼈 눈확가장자리	눈꺼풀	의식적 폐안
위눈꺼풀올림근	눈확하부	위눈꺼풀	개안
눈썹주름근	이마뼈	눈썹의 피부	눈썹 내림. 미간 주름
입둘레근	입술의 피부	입 주위 피부	입을 닫고 입술 오므림
볼근	위턱·아래턱뼈의 치조돌기	구각	뺨을 압박하여 공기 내뿜음
넓은목근	목 · 가슴 근막	아래턱뼈	아래턱 내림, 목 주름
눈살근	이마근	눈썹 피부	코 주름, 눈썹 내림
턱끝근	아래턱뼈	턱의 피부	턱 피부 주름
입꼬리당김근	깨물근 근막	구각	구각 당김(보조개)
입꼬리내림근	아래턱뼈	구각	구각 내림(슬픈 표정)
아래입술내림근	아래턱뼈	아래입술	아래입술 내림(입 내밈)
입꼬리올림근	위턱뼈	구각	구각 위로 당김
대 · 소광대뼈근	광대활	구각	구각을 위 · 아래쪽 당김
위입술올림근	위턱뼈	윗입술	윗입술 올림

대부분의 머리근육은 눈꺼풀올림근은 눈돌림신경이 지배하고 나머지는 모두 얼굴신경이 지배를 한다.

눈에 연관된 근육에서 눈알운동에 관계하는 것은 외안근(extraEye muscle)으로서 곧은근(rectus muscle)은 위곧은근(superior rectus muscle), 아래곧은근(inferior rectus muscle), 안쪽곧은근(medial rectus muscle), 가쪽곧은근(lateral rectus muscle)이 있으며, 빗근(oblique muscle)에는 위빗근(superior oblique muscle)과 아래빗근(inferior oblique muscle)이 있다.

이들의 기능은 주로 눈알운동을 하는 것이며, 지배신경은 눈돌림신경(oculomoter nerve, 제3뇌신경), 가돌림신경(abducent nerve, 제6뇌신경), 도르래신경(trochlear nerve, 제4뇌신경)이 한다.

한편 눈꺼풀 운동에 관계하는 것은 눈꺼풀을 올리는 눈꺼풀 올림근으로서 눈돌림신경이 지배하나, 눈꺼풀을 닫는 것은 눈둘레근으로 이는 얼굴신경이 지배한다. 이들은 길항작용으로 눈꺼풀의 순목기능에 참여한다.

▶▶ 아래 그림의 밑줄 친 곳에 의학용어(한글 · 영어)로 기록하시오

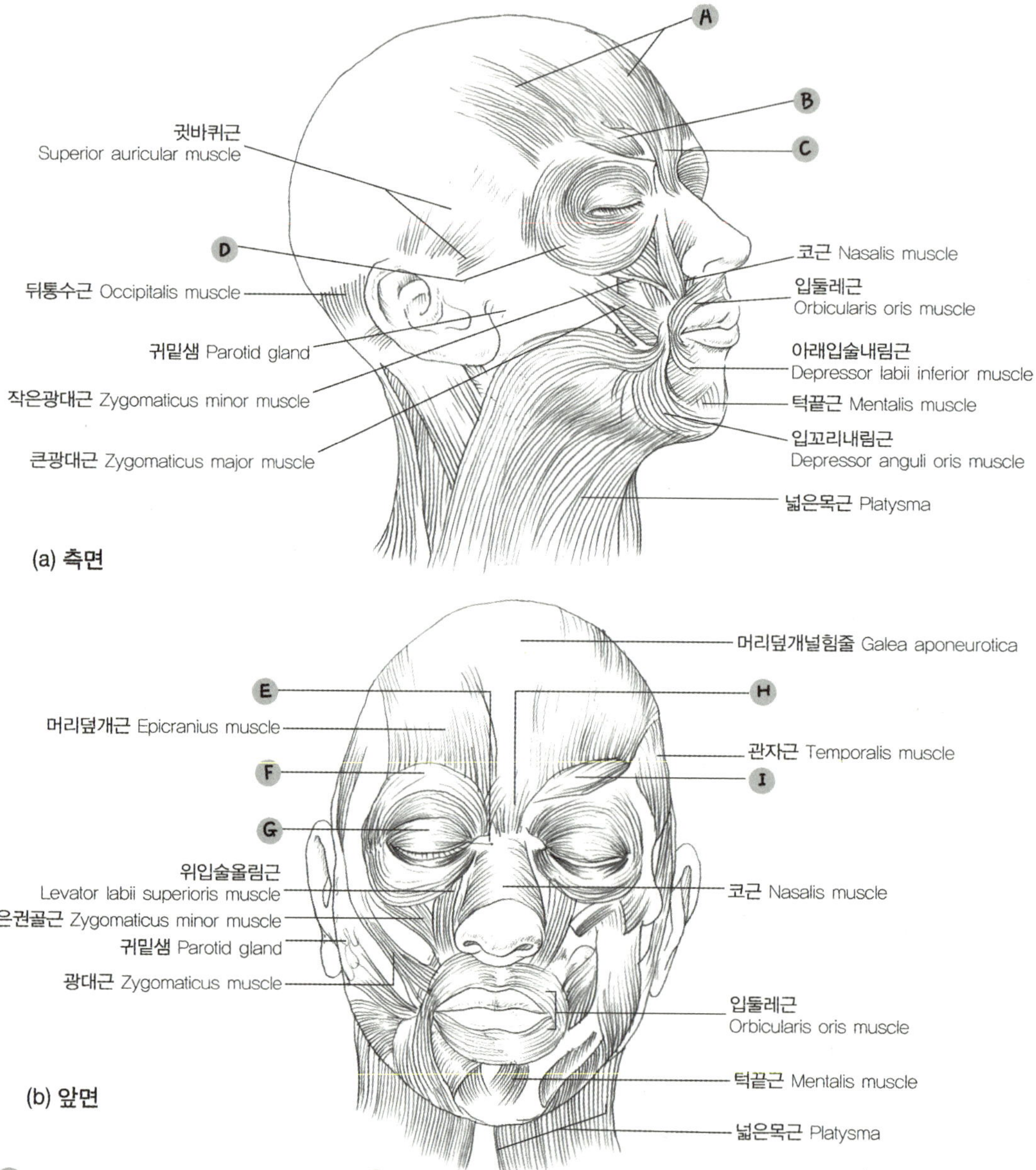

A ______________________ B ______________________ C ______________________

D ______________________ E ______________________ F ______________________

G ______________________ H ______________________ I ______________________

그림 2-9 얼굴근육 (a) 측면 (b) 앞면

▶▶ 아래 그림의 밑줄 친 곳에 의학용어(한글 · 영어)로 기록하시오

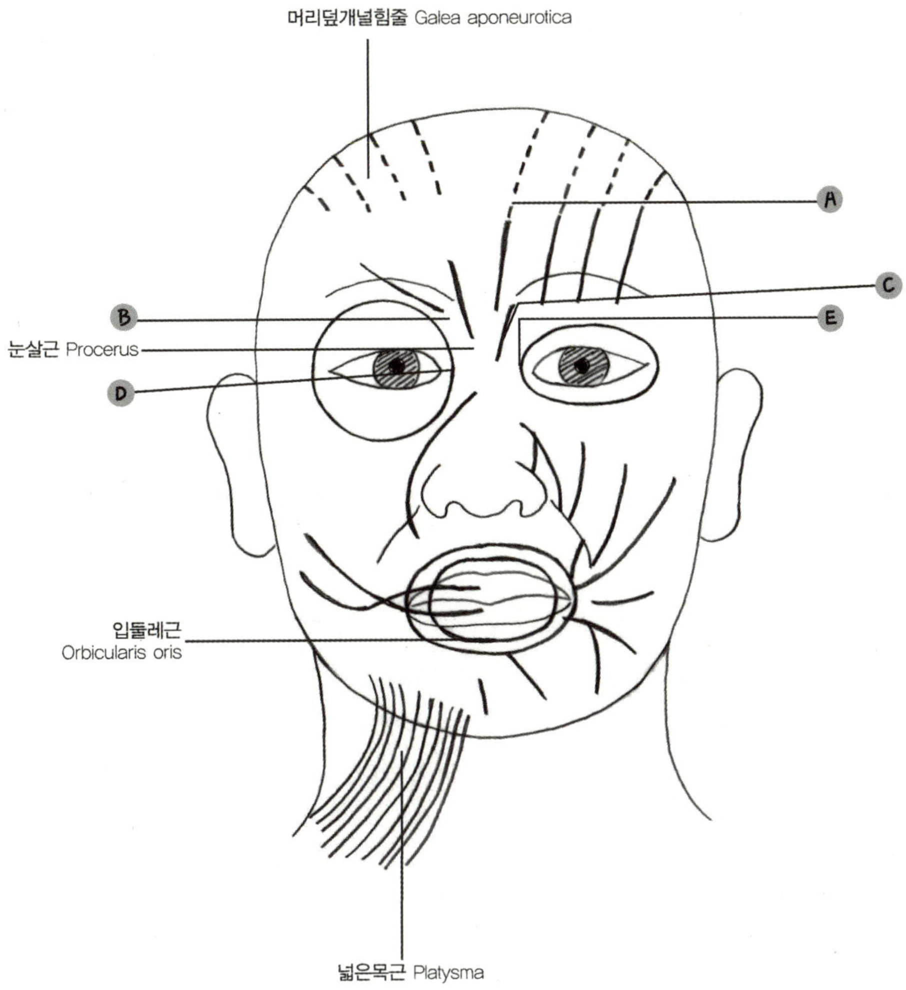

A ____________ B ____________ C ____________

D ____________ E ____________

그림 2-10 머리와 얼굴근육의 주행경로

4. 머리의 맥관계Vessel system of head

1) 혈관계통(Blood vessel system)

(1) 동맥계통(Artery system)

뇌(brain)는 대동맥활(aortic arch)에서 시작되는 온목동맥(common carotid artery)에서 분지되는 속목동맥(internal carotid artery)과 척추동맥(vertebral artery)을 통하여 혈액을 공급받는다. 이 두 동맥은 뇌의 바닥에서 서로 문합하여 대뇌동맥륜(cerebral arterial circle)을 형성하고, 대뇌동맥륜은 여러 교통동맥(communicating artery)으로 이루어져 어느 한 쪽이 차단되어도 다른 동맥을 통해 혈액을 공급받을 수 있다.

☐ 바깥목동맥(external carotid artery)

이것은 8개의 가지로 분지되며, 목, 얼굴, 머리, 귀, 인두, 치아 등에 분포된다.

- 위방패동맥(superior thyroid artery) : 방패샘과 후두에 분포한다.
- 오름인두동맥(ascending pharyngeal artery) : 인두, 입천장, 고실에 분포한다.
- 혀동맥(lingual artery) : 혀에 분포한다.
- 얼굴동맥(facial artery) : 입, 코, 눈 주위에 분포한다.
- 뒤통수동맥(occipital artery): 뒤통수와 마루부에 분포한다.
- 뒤귀바퀴동맥(posterior auricular artery) : 뒤통수와 마루부에 분포한다.
- 위턱동맥(maxillary artery) : 치아, 얼굴, 코안 등에 분포한다.
- 얕은관자동맥(superficial temporal artery) : 관자와 마루부에 분포한다.

☐ 속목동맥(internal carotid artery)

- 이것은 주로 뇌와 눈에 혈액을 공급한다.
- 앞대뇌동맥(anterior cerebral artery) : 대뇌의 안쪽에 분포한다.
- 중간대뇌동맥(middle cerebral artery) : 대뇌의 가쪽면에 분포한다.
- 눈동맥(ophthalmic artery) : 눈알과 이마 주변에 분포한다.

☐ 척추(Vertebral artery)동맥계통

- 뒤대뇌동맥 : 뒤통수엽과 관자엽의 안쪽부에 분포한다.
- 뇌바닥동맥 : 뇌바닥에 혈액을 공급한다.
- 소뇌동맥 : 소뇌에 분포한다.

2) 정맥계통(Vein system)

머리와 목의 정맥은 다음과 같이 이루어진다.

- 경질막정맥동굴(Venous sinuses of dura mater) : 뇌의 정맥 혈액을 모아서 속목정맥(internal carotid vein)으로 보내는 것이다.
- 판사이정맥(dipolic vein) : 두개관의 내판과 외판 사이에 있는 망상을 이루는 정맥이다.
- 이끌정맥(emissary vein) : 머리뼈의 두정공, 유돌공, 파열공 등의 많은 구멍을 통하여 머리뼈 안 공간 내부와 외부의 정맥을 연결하는 혈관이다.
- 속목정맥(internal carotid vein) : 두개강 내의 대부분의 정맥혈액을 받는 혈관이다.
- 바깥목정맥(external carotid vein) : 두피, 얼굴, 목의 혈액을 받아들이는 혈관이다.

이외에 뇌에는 위시상 정맥동굴(superior and inferior sagittal sinus), 곧은 정맥동굴(straight sinus), 정맥동굴합류(confluence sinus), 가로정맥동굴(transverse sinus), 구불정맥동굴(sigmoid sinus)등이 분포한다.

3) 림프계통(Lymph system)

림프계통은 세균감염 때에 면역작용을 통하여 신체의 방어기전인 면역기능을 수행한다.

림프계통의 구성은 다음과 같다.

- 림프(lymph) : 림프는 적혈구와 혈소판이 없는 삼출물로 백혈구, 효소, 항체를 소유하고 있다. 특히 조직액이 여과된 노란색의 액체를 가진다.
- 림프세포(lymphocyte) : 림프세포는 면역 기능을 수행할 수 있는 항체를 생산한다. 림프세포에는 B세포와 T세포가 있다.
- 림프관(Lymph vessel) : 림프관은 림프를 모으고 운반하는 기능을 한다.
- 림프절(lymph node) : 림프구와 조직형질세포를 생산하며 림프 내에 들어온 미생물과 이물질을 여과시킨다.
- 가슴샘(thymus) : 복장뼈의 뒤에 위치하며 림프구 및 항체를 생산하는 중요한 림프기관이다.
- 편도(tonsil) : 입 안과 코 안을 통해서 들어오는 세균, 바이러스, 진균 등에 대항하는 림프구를 생산하는 림프기관이다. 위치에 따라 입천장, 인두, 혀편도로 나누어진다.

표 2-4 림프의 분포지역

위치	장소	유입
두경부	얕은목 림프절, 깊은 목림프절	목림프본간
팔	겨드랑 림프절	빗장뼈아래 림프본간
가슴	왼 · 오른쪽 기관지 림프절	왼쪽은 가슴림프관, 오른쪽은 우림프관
위장과 이자	배안 림프절, 장림프본간	가슴림프관 팽대
골반, 복벽, 콩팥	온엉덩뼈 림프절, 허리 림프본간	가슴림프관 팽대
다리	얕은샅굴 림프절, 깊은샅굴서혜림프절	샅고랑 림프절

▶▶ 아래 그림의 밑줄 친 곳에 의학용어(한글 · 영어)로 기록하시오

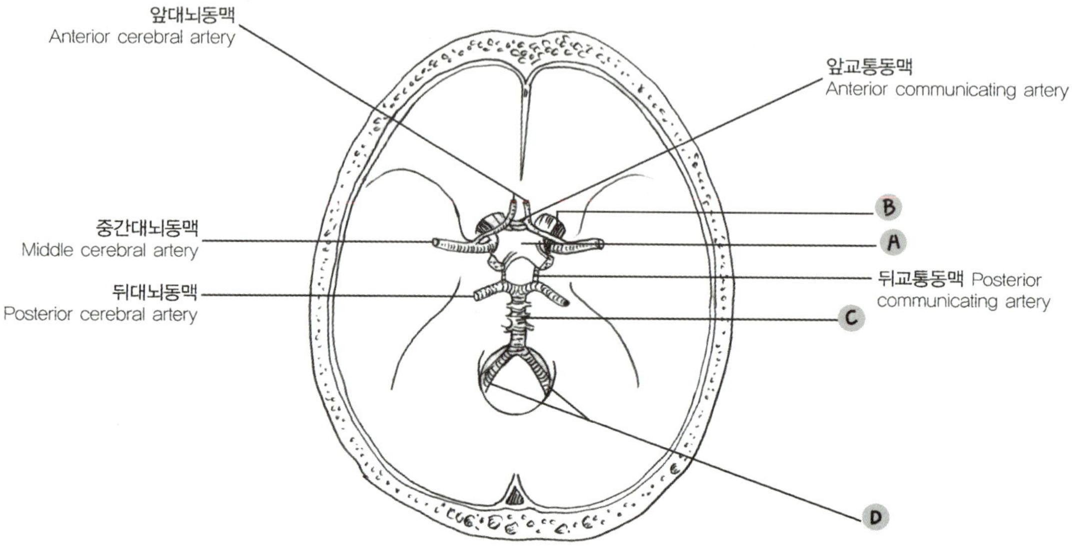

(a) 머리뼈 바닥

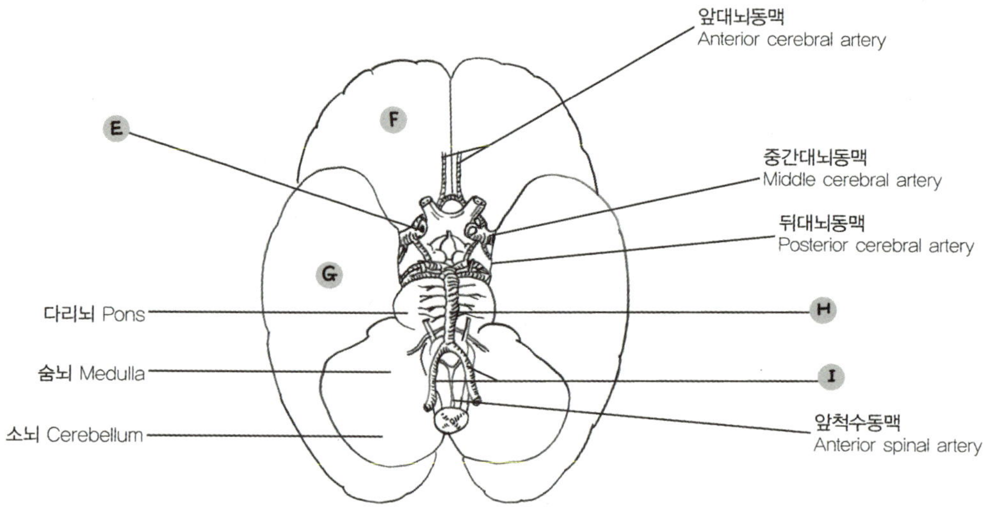

(b) 뇌 바닥

A ______________ B ______________ C ______________

D ______________ E ______________ F ______________

G ______________ H ______________ I ______________

그림 2-11 대뇌동맥륜. 머리뼈 바닥(a)과 뇌 바닥(b)

▶▶ 아래 그림의 밑줄 친 곳에 의학용어(한글 · 영어)로 기록하시오

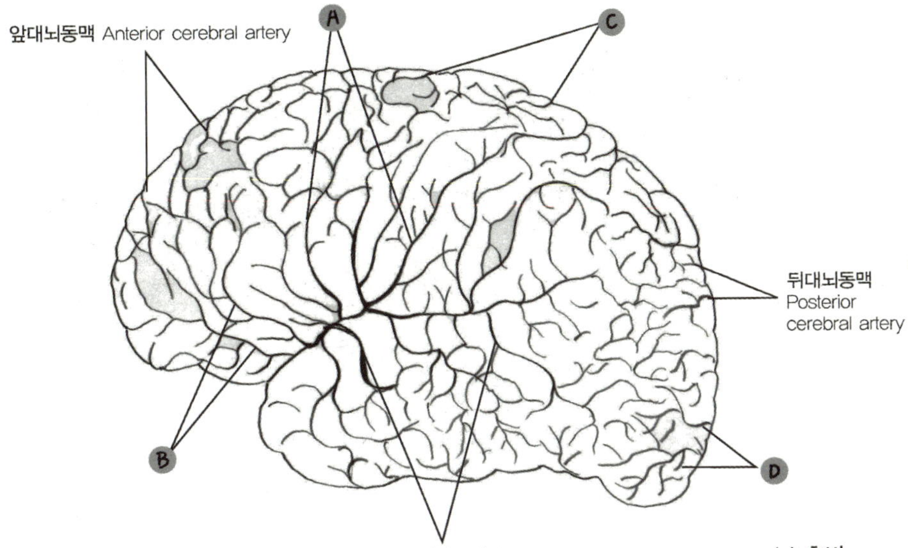

(a) 측방

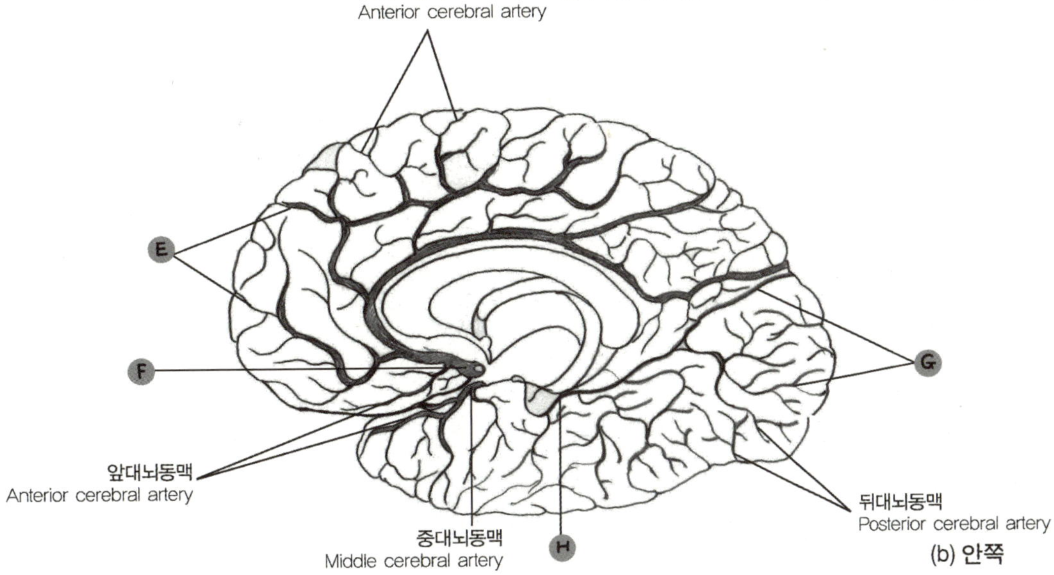

(b) 안쪽

Ⓐ ______________ Ⓑ ______________ Ⓒ ______________

Ⓓ ______________ Ⓔ ______________ Ⓕ ______________

Ⓖ ______________ Ⓗ ______________

그림 2-12 뇌동맥. 측면(a)과 내면(b)

▶▶ 아래 그림의 밑줄 친 곳에 의학용어(한글 · 영어)로 기록하시오

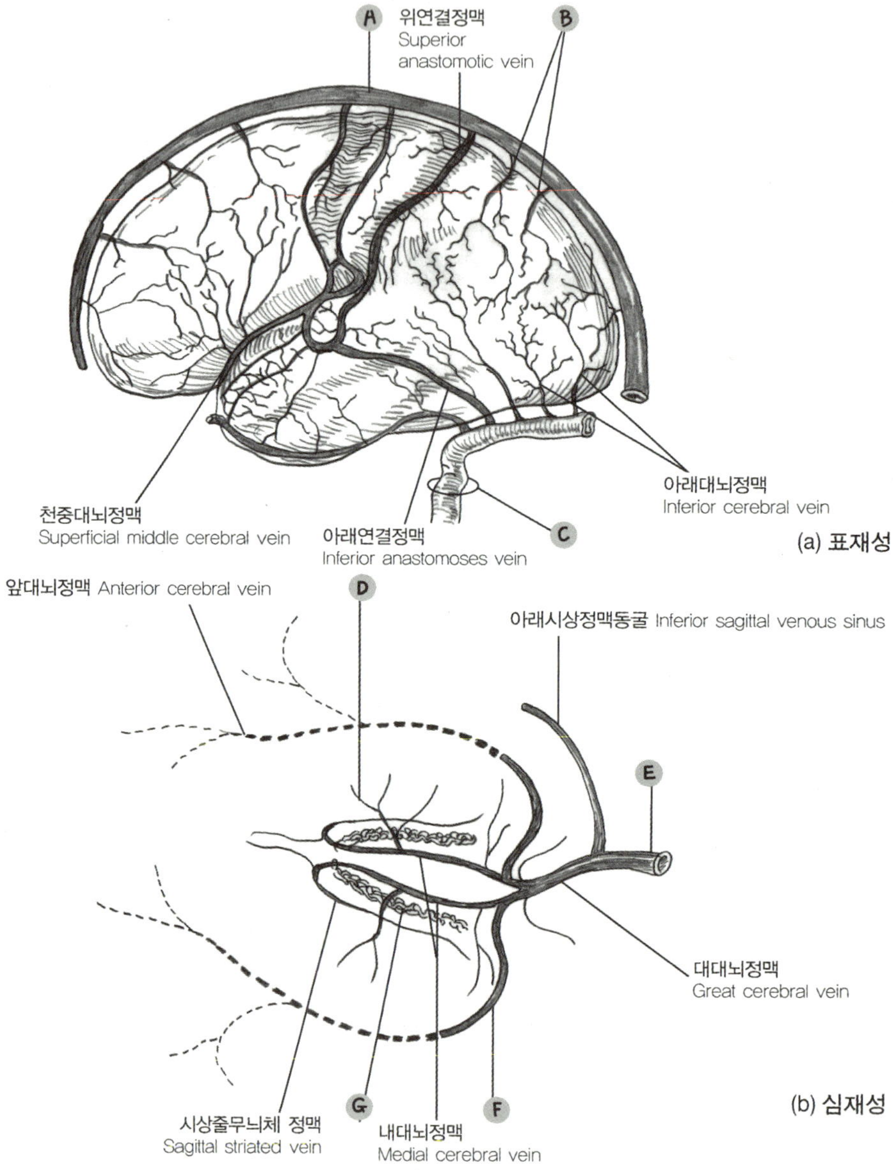

A ________________ B ________________ C ________________

D ________________ E ________________ F ________________

G ________________

그림 2-13 뇌의 정맥. 표재성(a)과 심재성(b)

▶▶ 아래 그림의 밑줄 친 곳에 의학용어(한글 · 영어)로 기록하시오

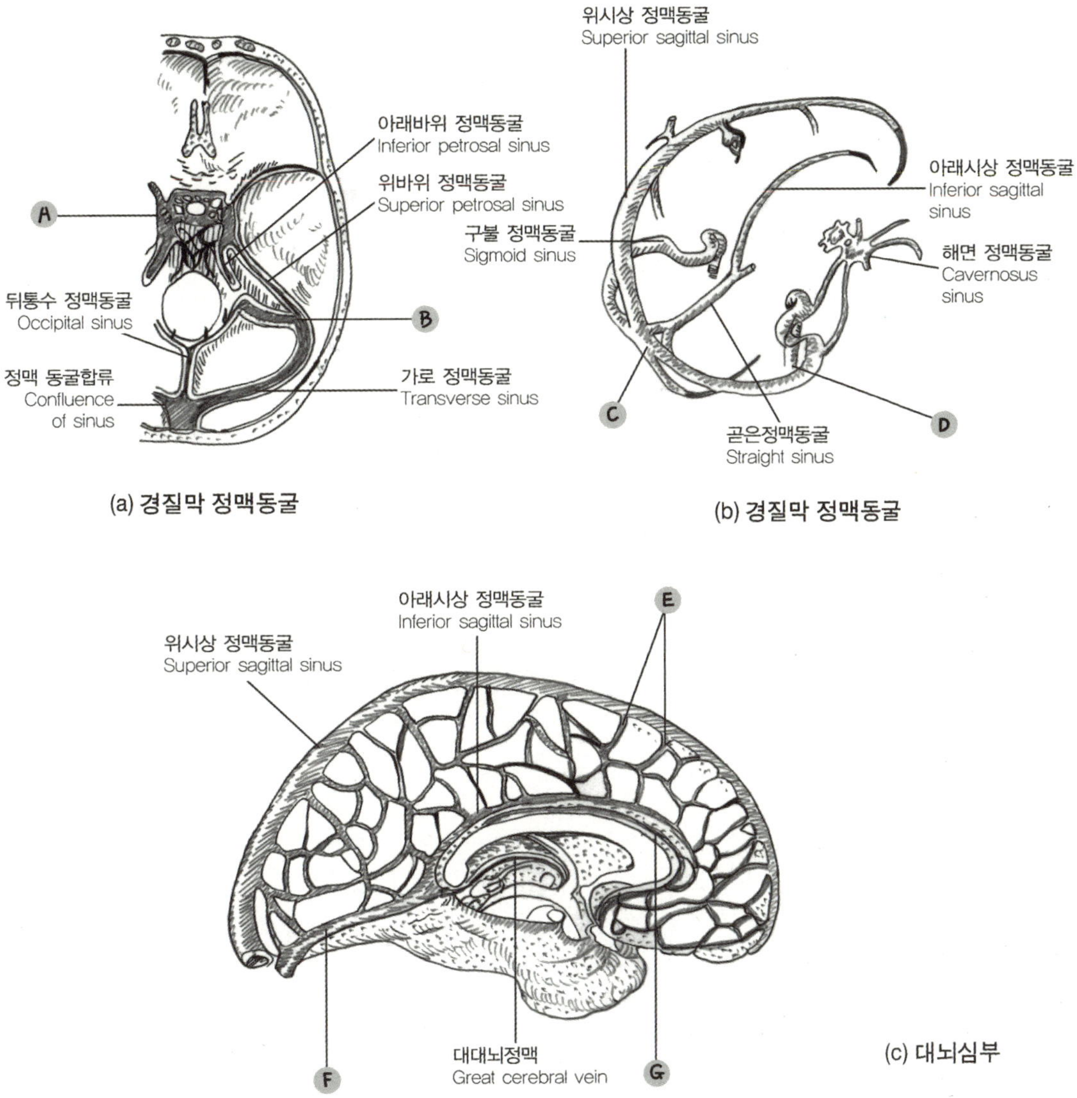

A ____________________ B ____________________ C ____________________

D ____________________ E ____________________ F ____________________

G ____________________

그림 2-14 뇌의 정맥계통. 경질막정맥동굴(a, b), 대뇌내부 정맥(c)

▶▶ 아래 그림의 밑줄 친 곳에 의학용어(한글 · 영어)로 기록하시오

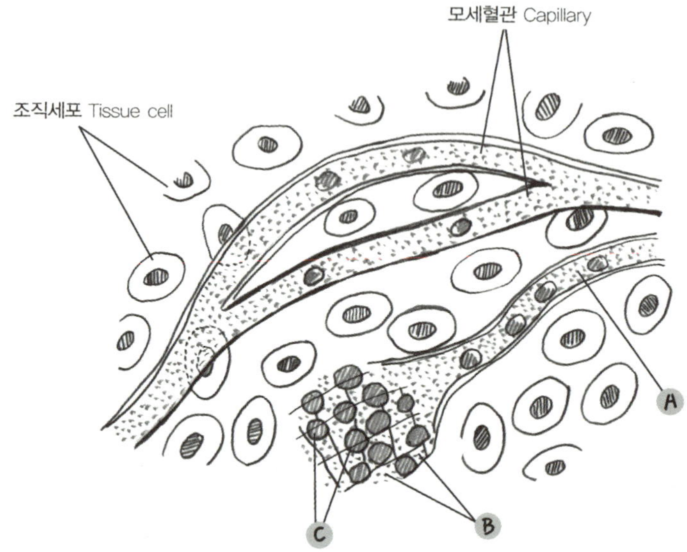

A ______________ B ______________ C ______________

그림 2-15 림프관 모양

▶▶ 아래 그림의 밑줄 친 곳에 의학용어(한글 · 영어)로 기록하시오

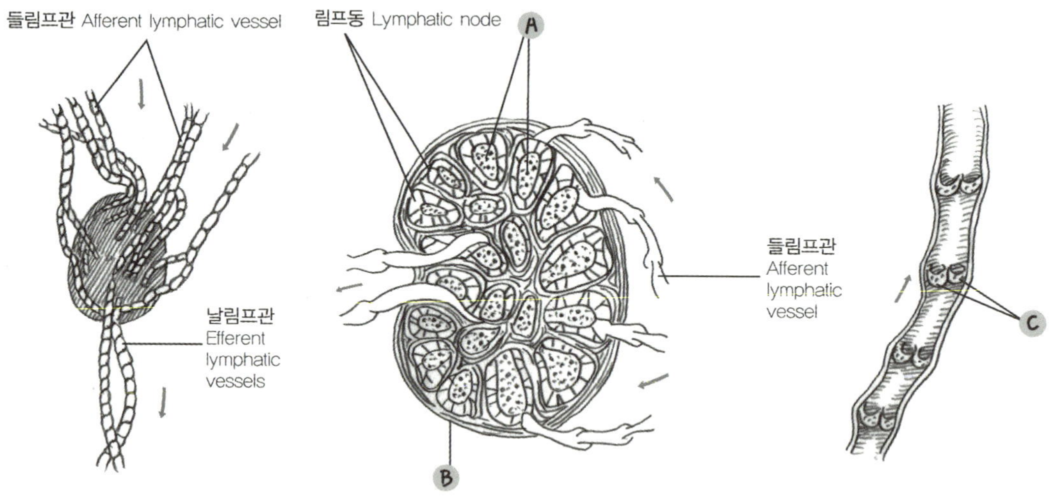

A ______________ B ______________ C ______________

그림 2-16 림프관과 림프절

5. 머리 · 목부 내분비Head and Neck Endocrine system

머리·목부의 내분비계통은 호르몬을 생산하여 신체의 여러 부위에 특정한 기능을 수행하도록 한다.

이들의 내분비계통은 크게 두 부분으로 나누어진다.

뇌하수체계통(Pituitary gland)과 방패샘(thyroid gland) 및 부갑상샘(parathyroid gland)으로 분류된다.

1) 뇌하수체(Hypophysis gland)

뇌하수체는 무게가 약 0.5g이며 신체의 대사기능에 가장 많은 영향을 미친다.

이것의 위치는 나비뼈몸통(sphenoid body)의 중앙부인 터키 안에 존재한다.

이들은 다시 샘뇌하수체와 신경뇌하수체로 나누어지며 이곳에서 생산되는 호르몬도 각각 기능이 다르다(표 2-5).

표 2-5 뇌하수체 호르몬의 종류와 기능

분비장소	호르몬 종류	기능
샘뇌하수체	성장호르몬 Growth hormone	뼈의 성장
샘뇌하수체	젖샘자극호르몬 Prolactin hormone	젖샘 분비
샘뇌하수체	방패샘자극호르몬 Thyroid stimulating hormone	방패샘자극호르몬의 분비자극 촉진
샘뇌하수체	난포자극호르몬 follicle stimulating hormone	난포 형성 자극
	황체형성호르몬 luteinizing hormone	황체 형성 자극
샘뇌하수체	부신겉질자극호르몬 adrenocorticotropic hormone	부신겉질자극호르몬 분비 촉진
신경뇌하수체	항이뇨호르몬 antidiuretic hormone	요 분비 억제
신경뇌하수체	자궁수축호르몬 Oxytocin	자궁수축 강화

2) 방패샘(Thyroid gland) 및 부갑상샘(parathyroid gland)

방패샘은 목의 후두부와 기관지 상부에 위치하는 왼엽과 오른엽을 형성한다.

이것은 약 20~30g의 무게를 가지며, 인체의 성장에 영향을 미치는 방패샘호르몬을 생산하고, 또한 혈중 칼슘의 농도를 조절하는 칼시토닌(calcitonin)을 생산한다.

만약 방패샘 호르몬의 생산이 과잉되면 갑상선종양인 바세도우씨병(Basedow'disease)으로서 체중 감소, 심장 박동 증가, 눈알돌출 등 신체의 이상 반응이 나타나나, 호르몬 생산이 저하되면 역시 대사의 기능 저하를 일으키는 점액수종(myxedma)으로서 피부온도 저하, 심장 박동 느림, 기초대사 기능의 저하로서 신체의 부작용이 발생된다.

부갑상샘(parathyroid gland)은 방패샘의 뒷면의 왼・오른쪽에 각각 2개로서 합계 4개로 구성된다.

무게는 0.5~2g이며, 이곳은 부갑상샘 호르몬을 생산하여, 신체의 체내 칼슘(Ca++)과 인(P++)의 농도를 조절한다. 부갑상샘 기능이 저하되면 혈액에서 칼슘농도가 저하되어 테타니(tetany) 증상이 발생된다. 한편 기능이 항진되면 연부조직에도 칼슘이 침착된다.

▶▶ 아래 그림의 밑줄 친 곳에 의학용어(한글 · 영어)로 기록하시오

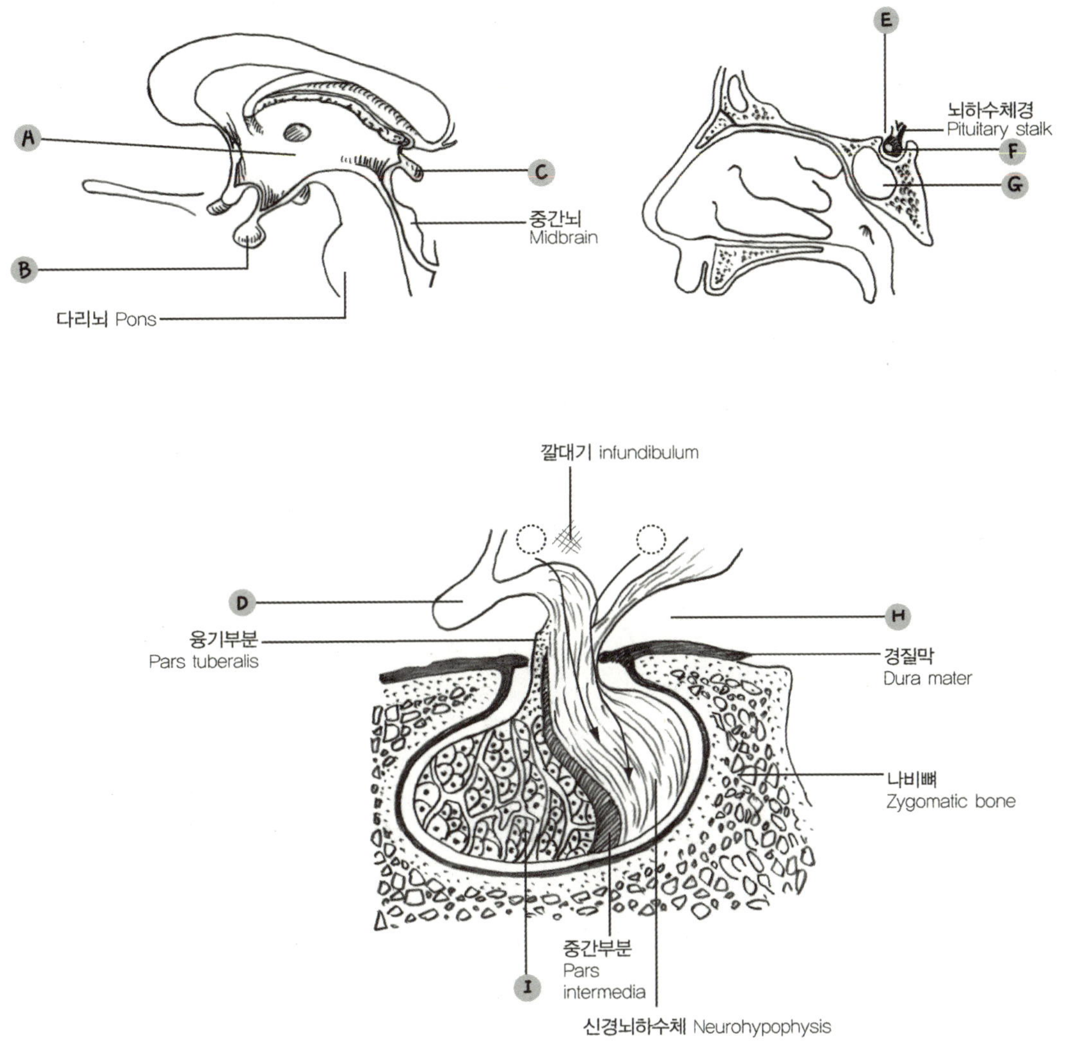

A ______________________ B ______________________ C ______________________

D ______________________ E ______________________ F ______________________

G ______________________ H ______________________ I ______________________

그림 2-17 **하수체 구조**

▶▶ 아래 그림의 밑줄 친 곳에 의학용어(한글 · 영어)로 기록하시오

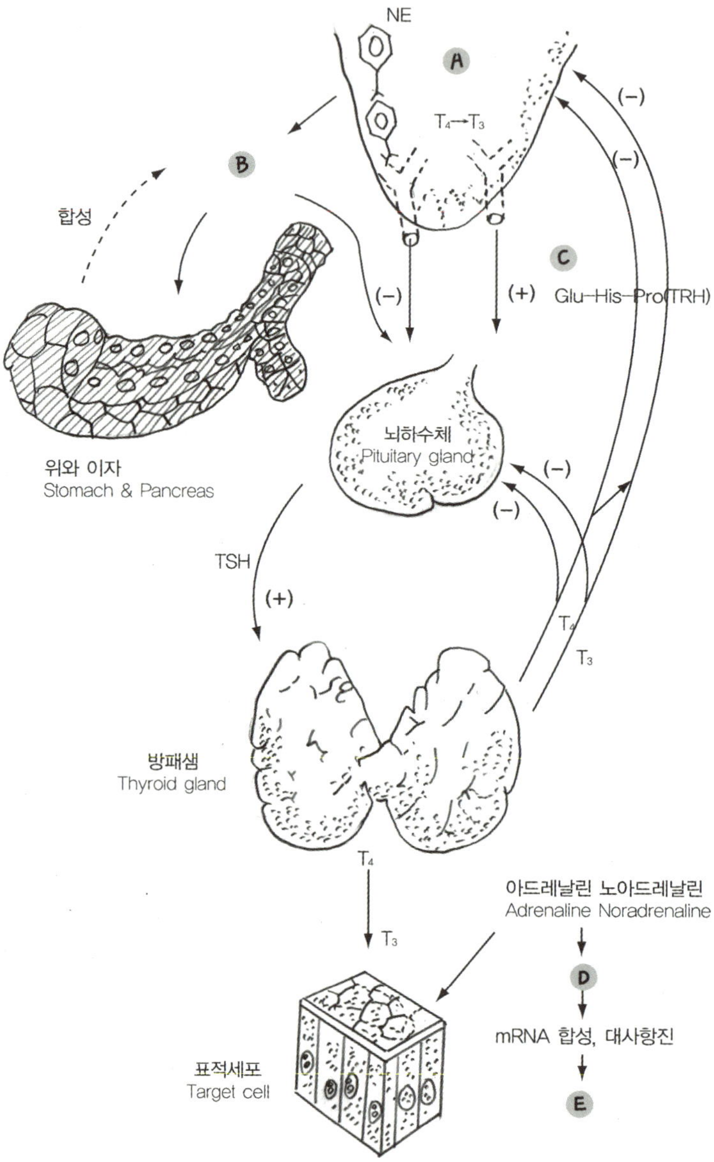

A ______________________ B ______________________ C ______________________

D ______________________ E ______________________

그림 2-18 방패샘 호르몬의 배출기전

▶▶ 아래 그림의 밑줄 친 곳에 의학용어(한글 · 영어)로 기록하시오

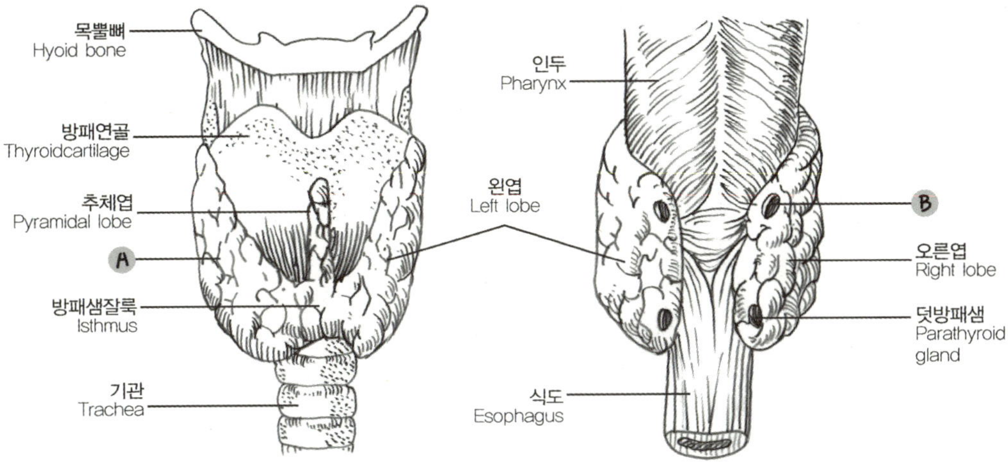

(a) 방패샘의 모양

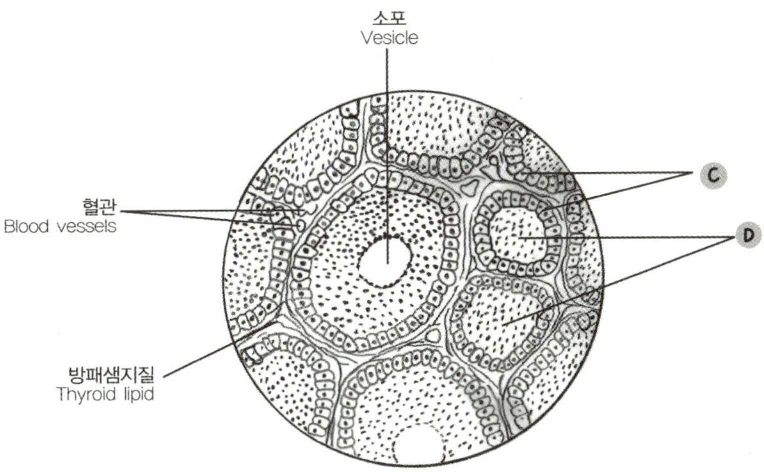

(b) 방패샘의 조직

A ______________________ B ______________________ C ______________________

D ______________________

그림 2-19 방패샘의 모양(a)과 조직(b)

6. 머리 신경계통Head nerve system

신경계통은 명령을 내리고 자극을 전달하며, 근육을 지배하는 기능을 수행한다.
신경계통은 중추신경계통과 말초신경계통으로 나누어진다.

1) 중추신경계통(Central nerve system)

중추신경계통은 뇌와 척수로 나누어진다. 인간의 눈은 주로 뇌와 연관이 깊다.
뇌는 다시 대뇌, 숨뇌, 소뇌, 사이뇌, 중간뇌, 다리뇌 등으로 세분화된다(표 2-6).

표 2-6 뇌의 구성과 기능

구성	기능
대뇌 cerebrum	감각 해석, 근육운동, 기억저장, 추측, 지능 등의 고유기능
사이뇌 diencephalon	호르몬 조절, 상행 경로
중간뇌 midbrain	반사중추, 내분비계통 연결
다리뇌 pons	숨뇌와 대뇌의 연결, 호흡 조절
숨뇌 medulla oblongata	생명 중추, 반사중추 기능
소뇌 cerebellum	신체의 위치와 균형 유지, 근육운동 조절 등

한편 뇌줄기 brain stem은 뇌에서 위치와 기능이 유사한 뇌를 말하는데, 이것은 중간뇌, 다리뇌, 숨뇌를 합쳐서 말한다.

(1) 뇌의 구조와 기능

대뇌는 세로 틈새에 의해 왼·오른쪽으로 나누어지며, 이들은 다시 구(고랑)에 의해 나누어진다. 대뇌의 겉질은 여러 구역으로 나누어진다(표 2-7).

표 2-7 대뇌엽의 구성과 기능

종류	기능
이마엽 frontal lobe	뼈대근육 운동, 청각, 통합기능의 연합영역
마루엽 parietal lobe	지각, 기억, 학습, 감정 등의 통합 영역
뒤통수엽 occipital lobe	시각 영역
관자엽 temporal lobe	청각, 후각, 미각 영역

(2) 뇌의 단면

뇌의 속질은 대부분 신경전도로인 유수신경섬유로 되어 있어 흰색을 띄는 백색질(white mater)이며, 이들의 속에 여러 개의 회색질(gray mater)가 있어 이를 대뇌핵(nucleus)이라한다.

(3) 뇌실(Brain ventricle)

뇌실은 뇌척수액(cerebrospinal fluid)의 생산과 순환을 담당하는 뇌조직의 공간으로 가쪽뇌실, 셋째뇌실, 넷째뇌실이 있으며, 실간공, 중간뇌수도관에 의해 연결된다.

각 뇌실에는 맥락총(choroid plexus)에서 뇌척수액을 생산된다.

- 가쪽뇌실(lateral ventricle) : 왼・오른쪽 대뇌반구 내에 이마엽, 마루엽, 관자엽 및 뒤통수엽에 걸쳐있는 공간이다.
- 셋째뇌실(3th ventricle) : 사이뇌 속에 형성된 폭이 좁고 길이가 긴 공간이다.
- 넷째뇌실(4th ventricle) : 다리뇌와 연수에 걸쳐있는 비교적 큰 공간이다.
- 중심관(central canal) : 뇌실의 뇌척수액이 척추쪽으로 흘러가는 중심관이다.

(4) 뇌막(Menings)

중추신경계통(CNS)은 뇌막, 즉 경질막(dura mater), 거미막(arachnoid membrane), 연질막(piamater)의 결합조직으로 싸여있다.

- 경질막 : 뇌와 척수의 바깥을 애워싸는 겉막구조를 가진다.
- 대뇌낫(falx cerebri) : 대뇌반구를 왼・오른쪽으로 분리하는 수직주름으로 낫모양을 가진다.
- 소뇌천막(tentorium cerebelli) : 대뇌와 소뇌를 분리하는 수평주름이다.
- 소뇌낫(falx cerebelli) : 소뇌반구를 왼・오른쪽으로 분리하는 수직주름이다.
- 거미막 : 경질막과 연질막 사이에 있는 얇은 막이다.
- 연질막 : 뇌와 척수를 애워싸는 혈관이 풍부한 얇은 막으로 뇌와 척수의 실질표면에 부착되어있다.
- 뇌실막(ependyma) : 뇌실을 애워싸는 막이다.

(5) 뇌신경(Cranial nerve)

뇌신경은말초신경으로 여러 감각기관을 지배한다.

이들은 뇌의 하면에서 기시하여 머리안(cranial cavity)을 지나서 외부로 나온다. 뇌신경은 기능에 따라 감각신경, 운동신경, 혼합신경으로 분류할 수 있다(표 2-8).

표 2-8 뇌신경 종류, 분포, 기능

종류	형태	통과	기능	분포
i. 후각신경	감각	사판	후각	후각점막
ii. 시각신경	감각	시각신경판	시각	가쪽무릎체
iii. 눈돌림신경	운동	위눈확틈새	눈알운동	눈알의 위 · 아래 및 안쪽곧은근, 아래빗근, 동공 축소, 섬모체근 조절
iv. 도르래신경	운동	위눈확틈새	눈알운동	눈알의 위빗근
v. 삼차신경	혼합			
눈신경	감각	위눈확틈새	감각	눈확 및 이마의 피부
위턱신경	감각	원형구멍		상악부, 눈물샘, 윗입술 등
아래턱신경	혼합	타원구멍		하악부, 혀 등
vi. 갓돌림신경	운동	위눈확틈새	눈알운동	눈알의 가쪽곧은근
vii. 얼굴신경	혼합	속귀길	표정	표정근, 혀, 침샘, 패검 등
viii. 속귀신경				
안뜰신경	감각	속귀길	평형각	삼반규관, 난형낭, 구형낭
달팽이신경	감각	속귀길	청각	코르티 나선관
ix. 혀인두신경	혼합	목정맥구멍	연하	인두근, 이하샘
x. 미주신경	혼합	목정맥구멍	발성, 미각	인두근 · 뒤통수근, 가슴 · 복부 내장
xi. 더부신경				
뇌	운동	목정맥구멍	연하, 발성	인두근과 뒤통수근
척수	운동	척수신경절	운동	등세모근, 목빗근
xii. 혀밑신경	운동	혀밑신경관	운동	혀 근육과 고유설근

(6) 자율신경(Automatic nerve system)

자율신경은 신체의 자율적인 지배를 통해서 신체의 항상성에 관여를 한다.

이것은 교감신경(sympathetic nerve)과 부교감신경(parasympathetic nerve)으로 분류되며 각각의 기능은 다양하다(표 2-9). 이들의 기능은 길항작용을 한다.

표 2-9 자율신경의 구분

구분	교감신경	부교감신경
기시	척수의 외측각(T1-L2)	뇌, 천수(S2-S4)
신경절 위치	추골방 신경절, 추골전 신경절	종신경절
기능	신체의 흥분, 근육활동 촉진	신체의 안정
상위 조절	시상하부	시상하부
신경전달 물질	Epinephrine, dopamine 등	acetylcholine
절전 섬유	유수성	유수성
절후 섬유	무수성, 길다	무수성, 짧다
증례	동공확대, 혈압상승 등	동공 축소, 눈물샘 분비 촉진 등

▶▶ 아래 그림의 밑줄 친 곳에 의학용어(한글 · 영어)로 기록하시오

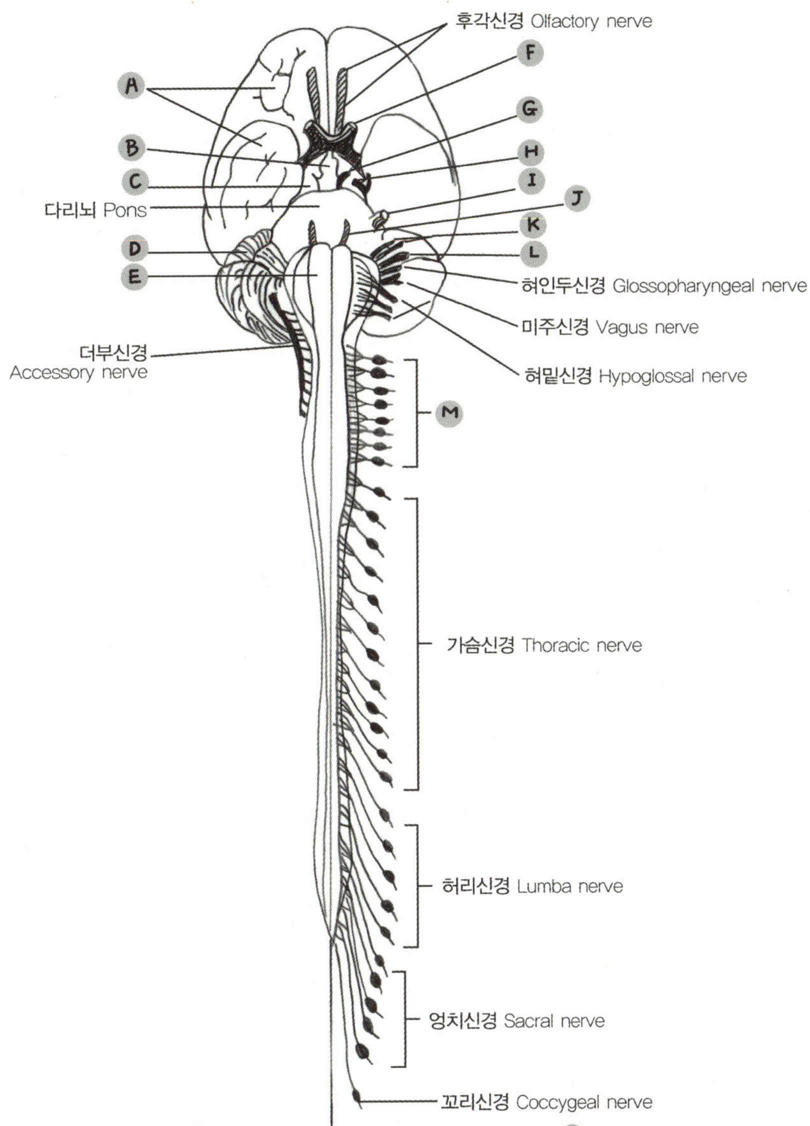

Ⓐ ______________ Ⓑ ______________ Ⓒ ______________

Ⓓ ______________ Ⓔ ______________ Ⓕ ______________

Ⓖ ______________ Ⓗ ______________ Ⓘ ______________

Ⓙ ______________ Ⓚ ______________ Ⓛ ______________

Ⓜ ______________

그림 2-20 **뇌신경과 척수신경**

▶▶ 아래 그림의 밑줄 친 곳에 의학용어(한글 · 영어)로 기록하시오

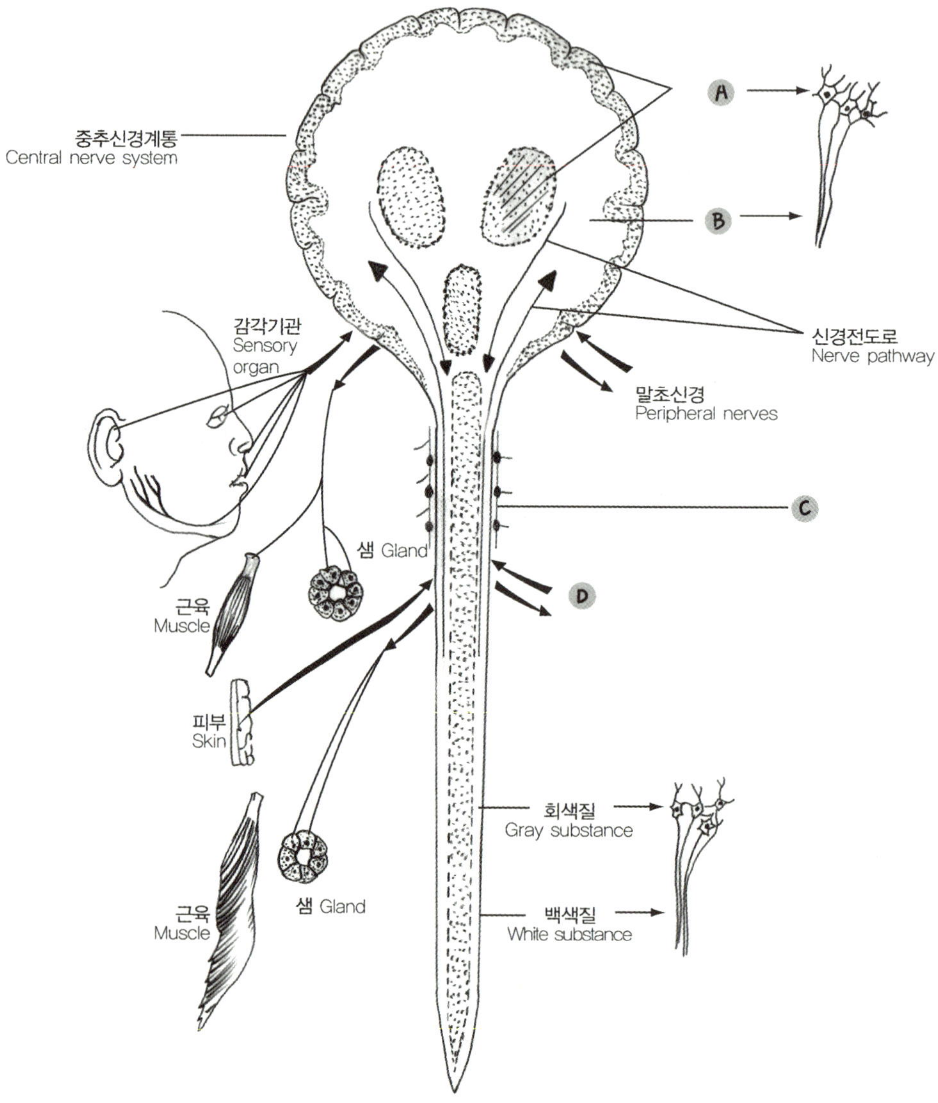

Ⓐ ____________ Ⓑ ____________ Ⓒ ____________

Ⓓ ____________

그림 2-21 신경계통 구조

▶▶ 아래 그림의 밑줄 친 곳에 의학용어(한글 · 영어)로 기록하시오

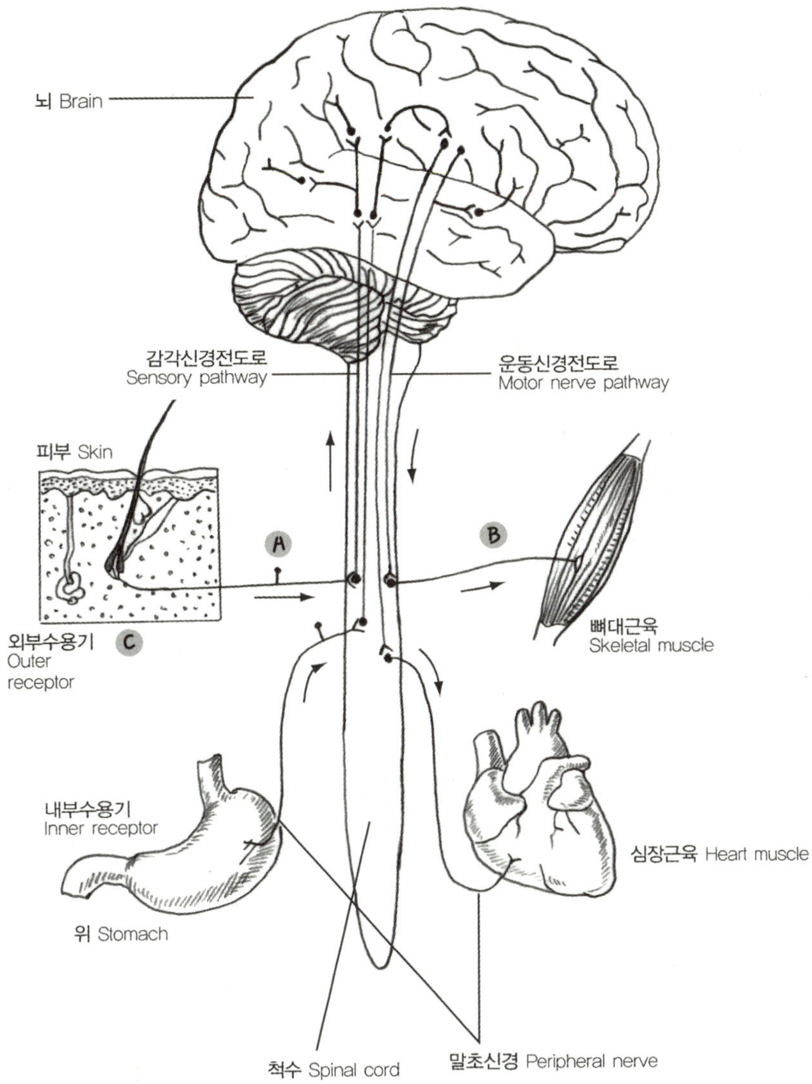

A ______________________ B ______________________ C ______________________

그림 2-22 신경계통의 구조

▶▶ 아래 그림의 밑줄 친 곳에 의학용어(한글 · 영어)로 기록하시오

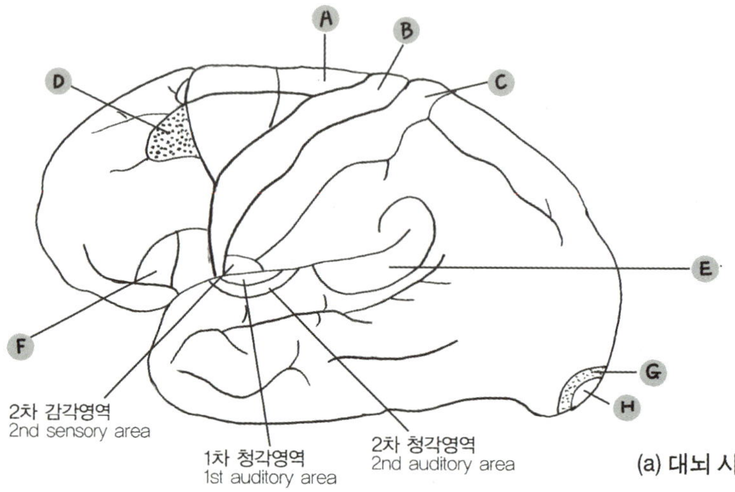

(a) 대뇌 시각겉질 표면

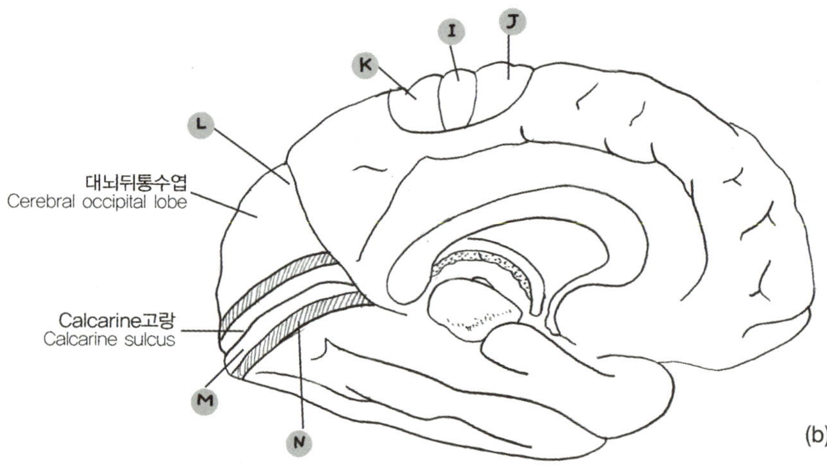

(b) 대뇌 시각겉질 단면

A ______________ B ______________ C ______________

D ______________ E ______________ F ______________

G ______________ H ______________ I ______________

J ______________ K ______________ L ______________

M ______________ N ______________

그림 2-23 대뇌 시각겉질의 표면(a)과 단면(b)

▶▶ 아래 그림의 밑줄 친 곳에 의학용어(한글 · 영어)로 기록하시오

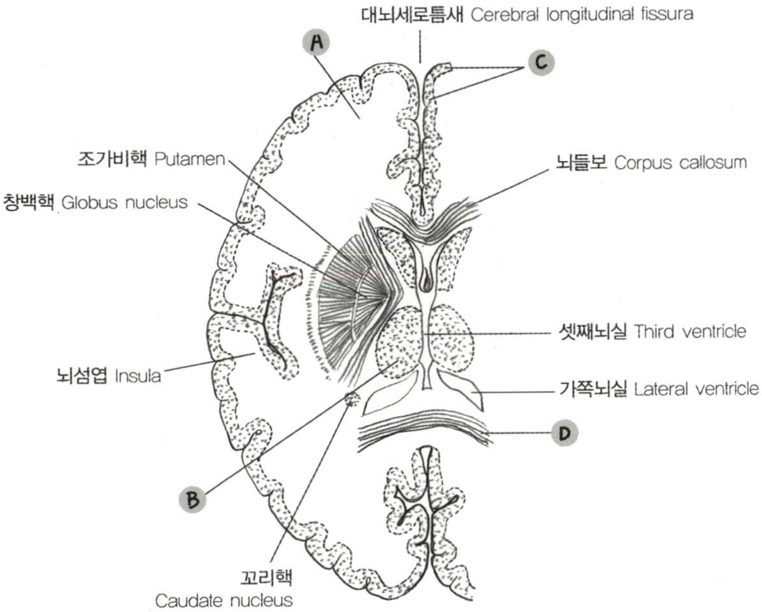

A ______________________ B ______________________ C ______________________

D ______________________

그림 2-24 대뇌고랑과 대뇌핵

▶▶ 아래 그림의 밑줄 친 곳에 의학용어(한글 · 영어)로 기록하시오

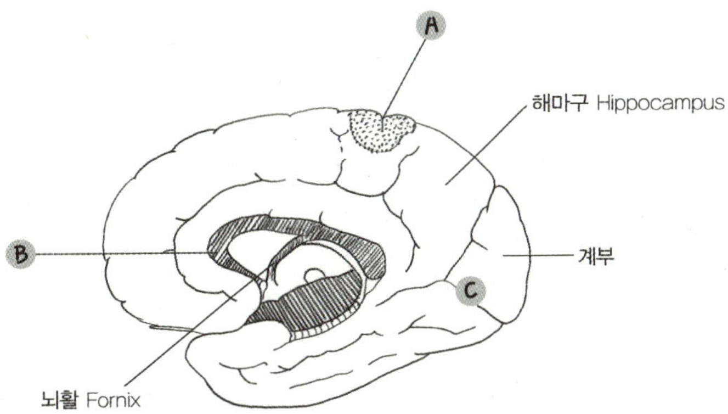

A ______________________ B ______________________ C ______________________

그림 2-25 대뇌반구 내면

▶▶ 아래 그림의 밑줄 친 곳에 의학용어(한글 · 영어)로 기록하시오

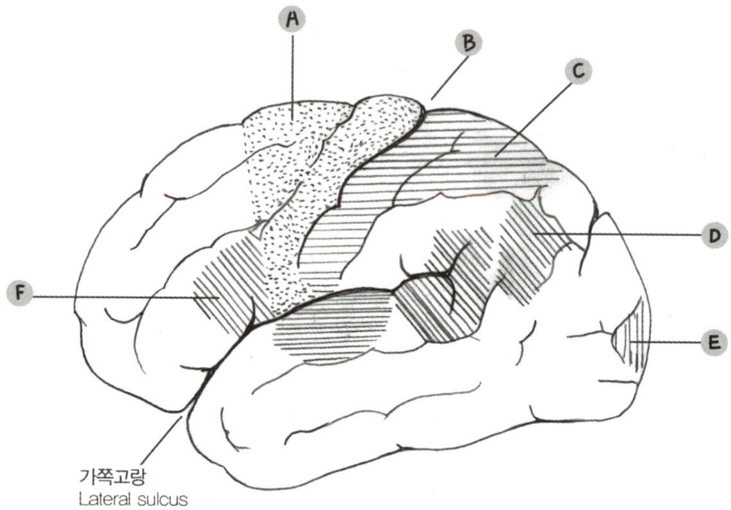

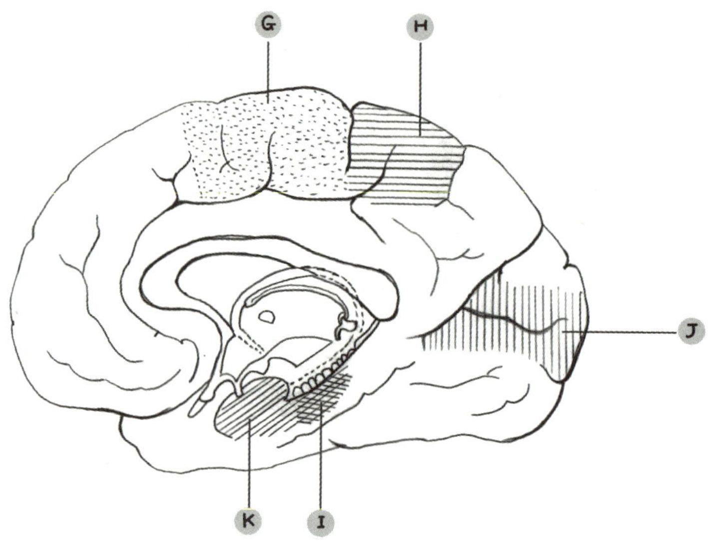

A ______________________ B ______________________ C ______________________

D ______________________ E ______________________ F ______________________

G ______________________ H ______________________ I ______________________

J ______________________ K ______________________

그림 2-26 대뇌겉질의 구역

▶▶ 아래 그림의 밑줄 친 곳에 의학용어(한글 · 영어)로 기록하시오

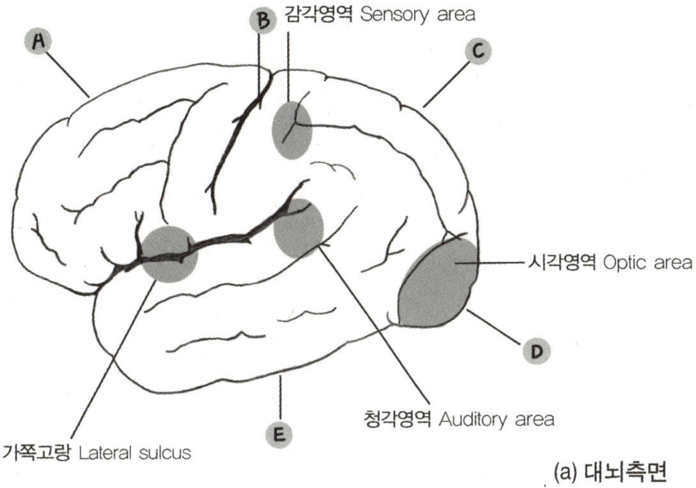

(a) 대뇌측면

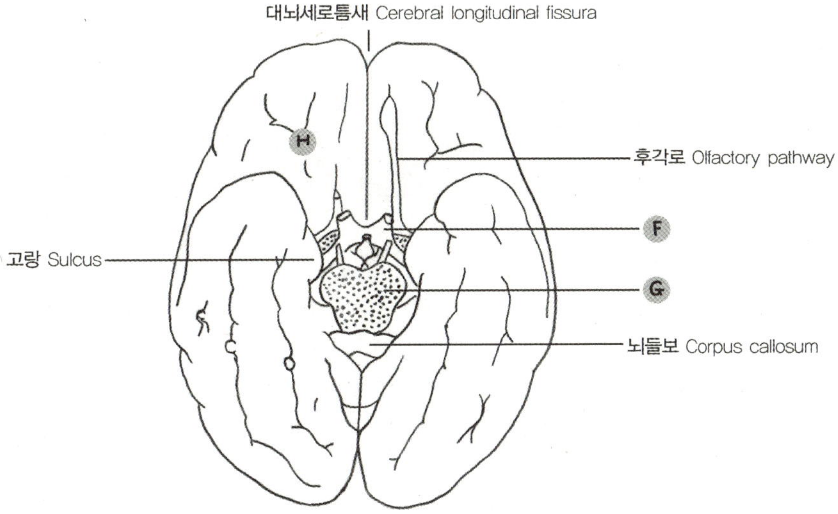

(b) 대뇌 바닥

A ________________ B ________________ C ________________

D ________________ E ________________ F ________________

G ________________ H ________________

그림 2-27 대뇌구와 대뇌회, 측면(a), 바닥(b)

▶▶ 아래 그림의 밑줄 친 곳에 의학용어(한글 · 영어)로 기록하시오

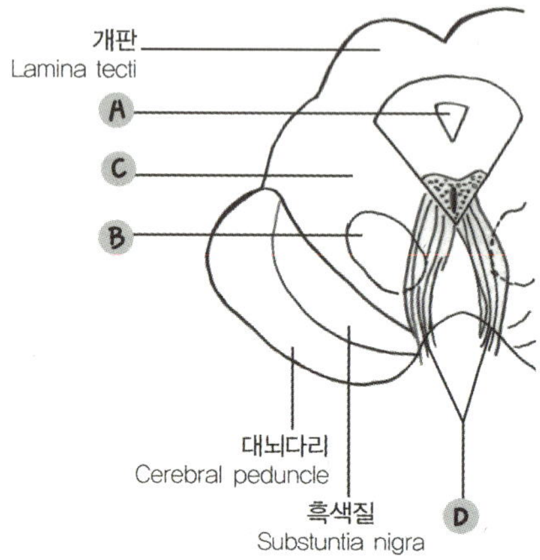

(a) 중간뇌 측면

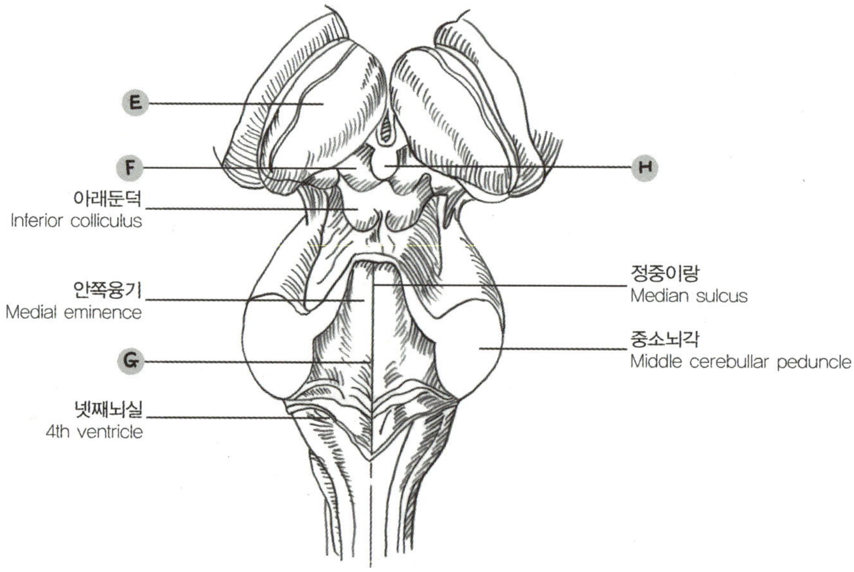

(b) 중간뇌 바닥

A ____________ B ____________ C ____________

D ____________ E ____________ F ____________

G ____________ H ____________

그림 2-28 중간뇌 측면(a), 바닥(b)

▶▶ 아래 그림의 밑줄 친 곳에 의학용어(한글 · 영어)로 기록하시오

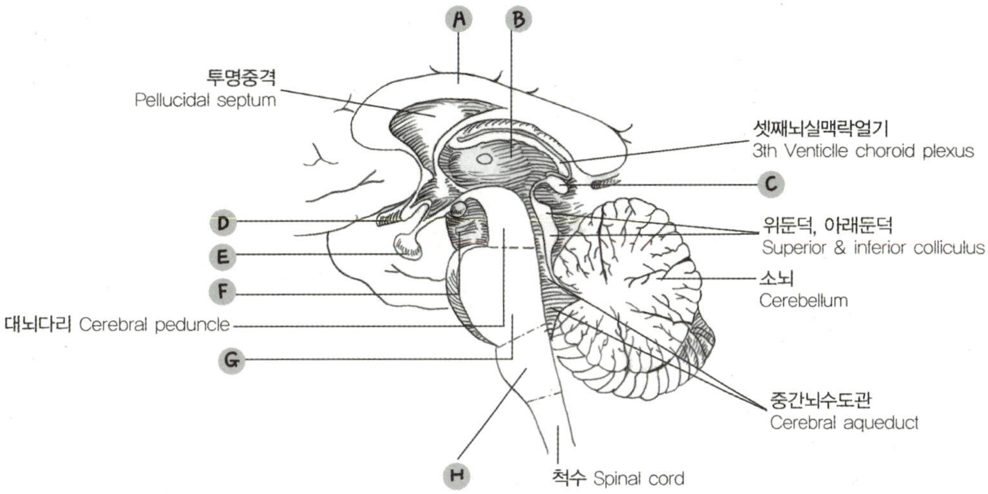

(a) 뇌줄기 정중면

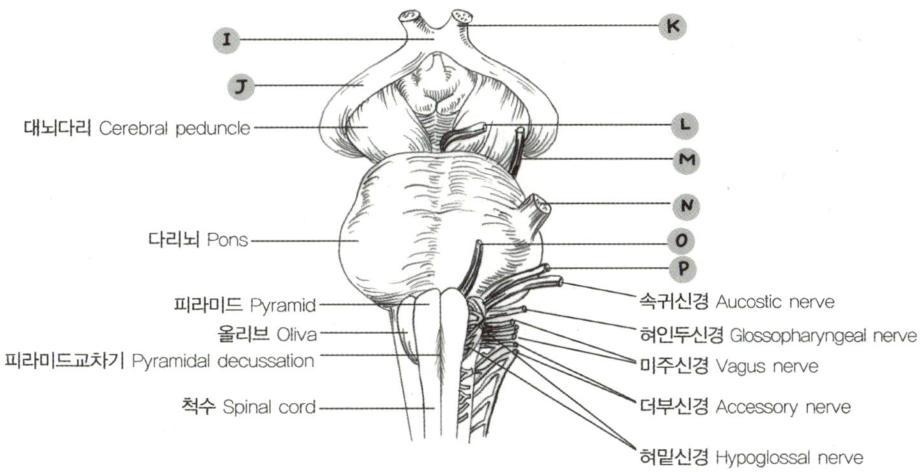

(b) 뇌줄기 복측면

A ____________________ B ____________________ C ____________________

D ____________________ E ____________________ F ____________________

G ____________________ H ____________________ I ____________________

J ____________________ K ____________________ L ____________________

M ____________________ N ____________________ O ____________________

P ____________________

그림 2-29 뇌줄기. (a)정중면, (b)복측면

▶▶ 아래 그림의 밑줄 친 곳에 의학용어(한글 · 영어)로 기록하시오

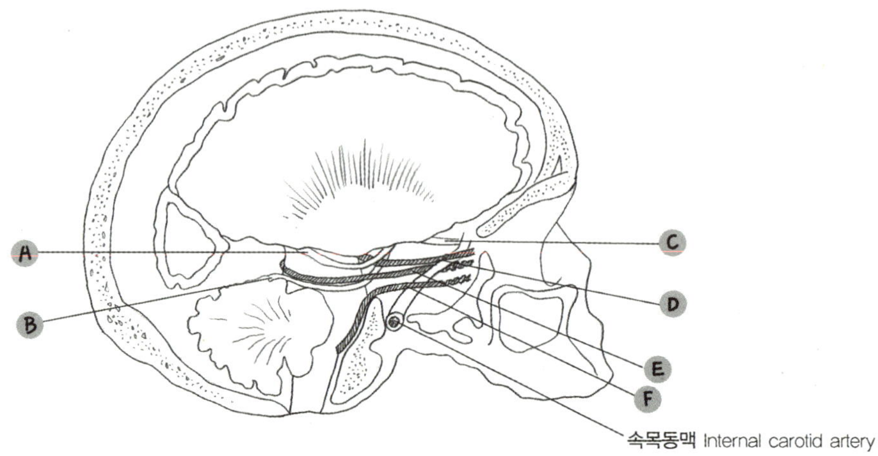

A________ B________ C________
D________ E________ F________

그림 2-30 뇌의 가로면과 신경분포

▶▶ 아래 그림의 밑줄 친 곳에 의학용어(한글 · 영어)로 기록하시오

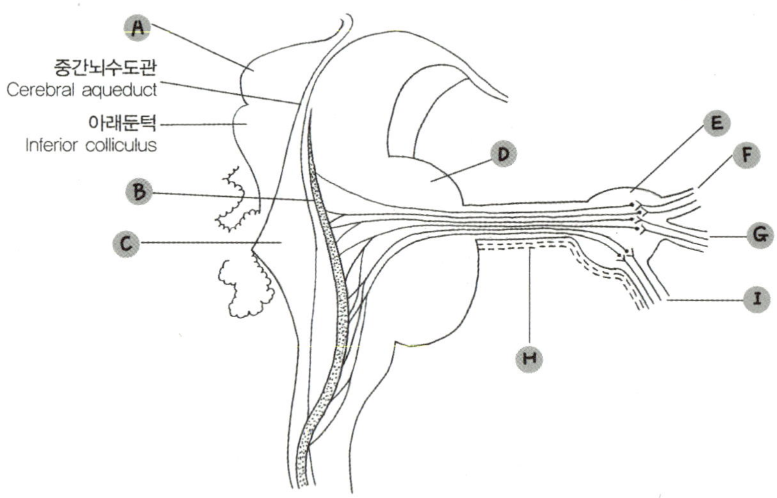

A________ B________ C________
D________ E________ F________
G________ H________ I________

그림 2-31 뇌줄기의 시상면

▶▶ 아래 그림의 밑줄 친 곳에 의학용어(한글 · 영어)로 기록하시오

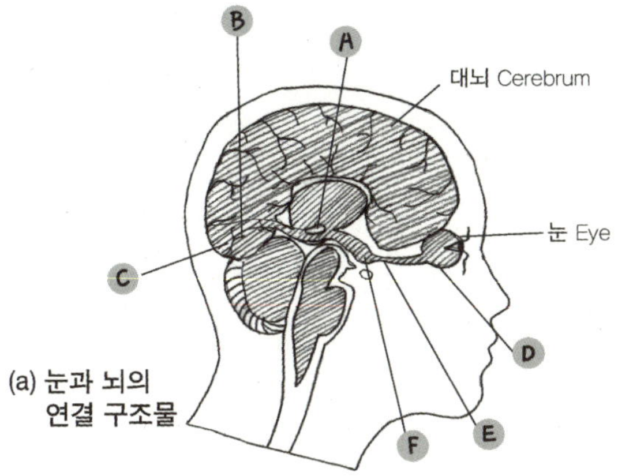

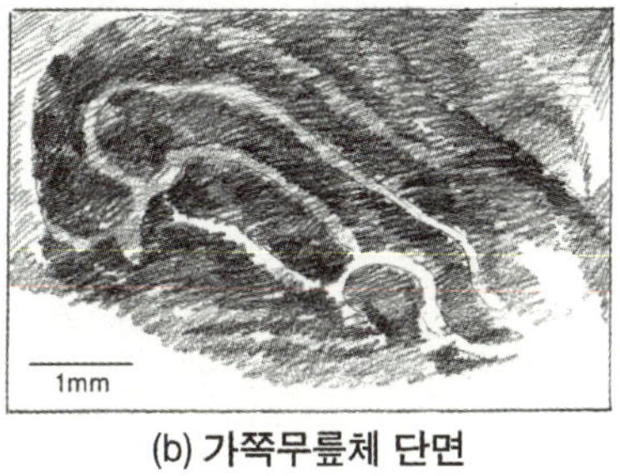

Ⓐ ______________ Ⓑ ______________ Ⓒ ______________

Ⓓ ______________ Ⓔ ______________ Ⓕ ______________

그림 2-32 눈과 뇌의 연결 구조물(a)과 가쪽무릎체 단면(b)

▶▶ 아래 그림의 밑줄 친 곳에 의학용어(한글 · 영어)로 기록하시오

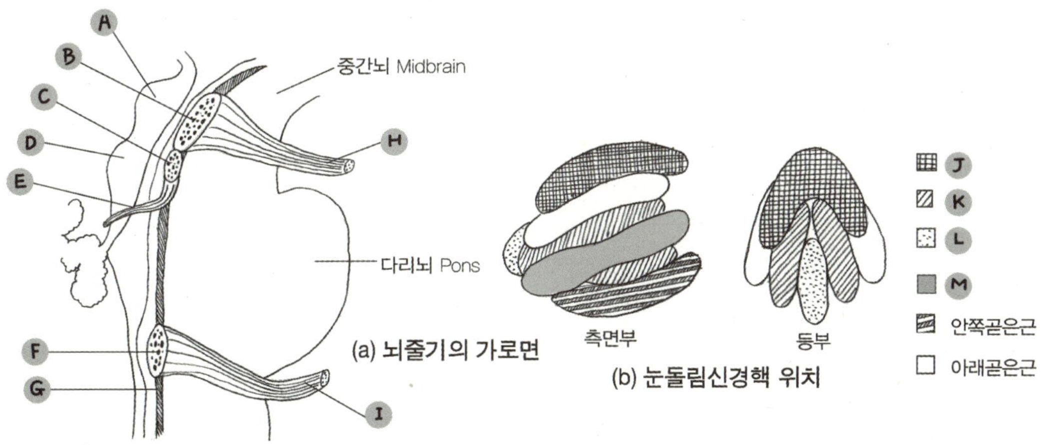

Ⓐ ______________ Ⓑ ______________ Ⓒ ______________

Ⓓ ______________ Ⓔ ______________ Ⓕ ______________

Ⓖ ______________ Ⓗ ______________ Ⓘ ______________

Ⓙ ______________ Ⓚ ______________ Ⓛ ______________

Ⓜ ______________

그림 2-33 뇌줄기의 가로면(a)과 눈돌림신경핵 위치(b)

▶▶ 아래 그림의 밑줄 친 곳에 의학용어(한글 · 영어)로 기록하시오

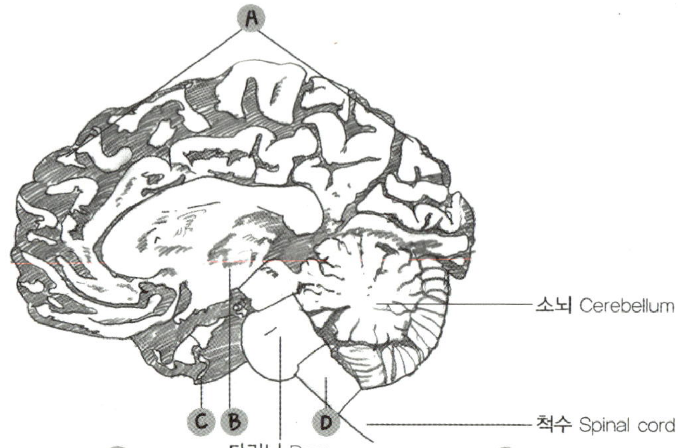

A ____________ B ____________ C ____________

D ____________

그림 2-34 뇌의 단면

▶▶ 아래 그림의 밑줄 친 곳에 의학용어(한글 · 영어)로 기록하시오

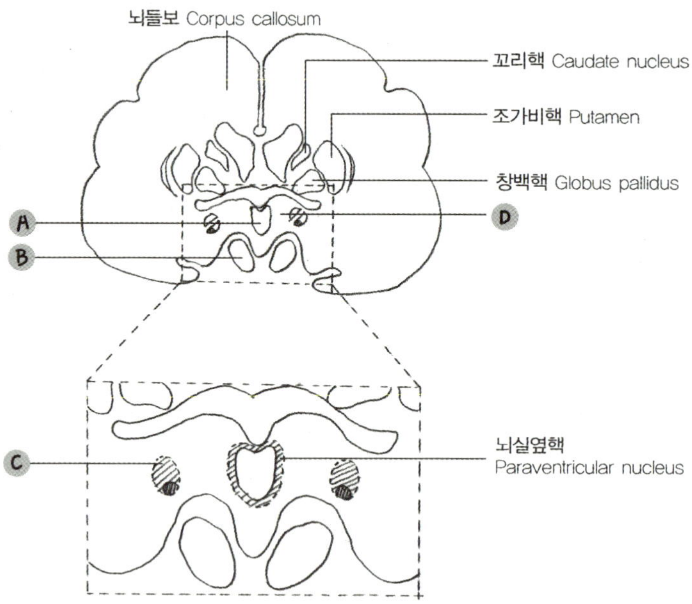

A ____________ B ____________ C ____________

D ____________

그림 2-35 뇌 절단에 의한 조직

▶▶ 아래 그림의 밑줄 친 곳에 의학용어(한글 · 영어)로 기록하시오

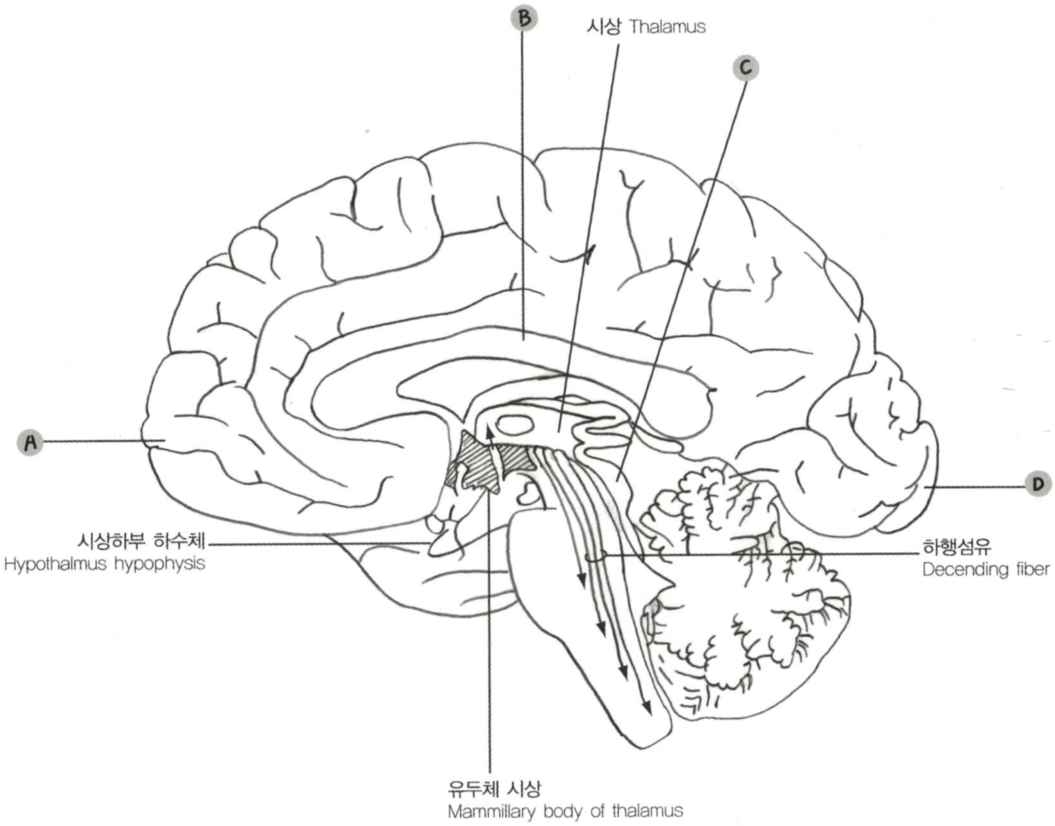

Ⓐ ____________ Ⓑ ____________ Ⓒ ____________

Ⓓ ____________

그림 2-36 원심성 전도

▶▶ 아래 그림의 밑줄 친 곳에 의학용어(한글 · 영어)로 기록하시오

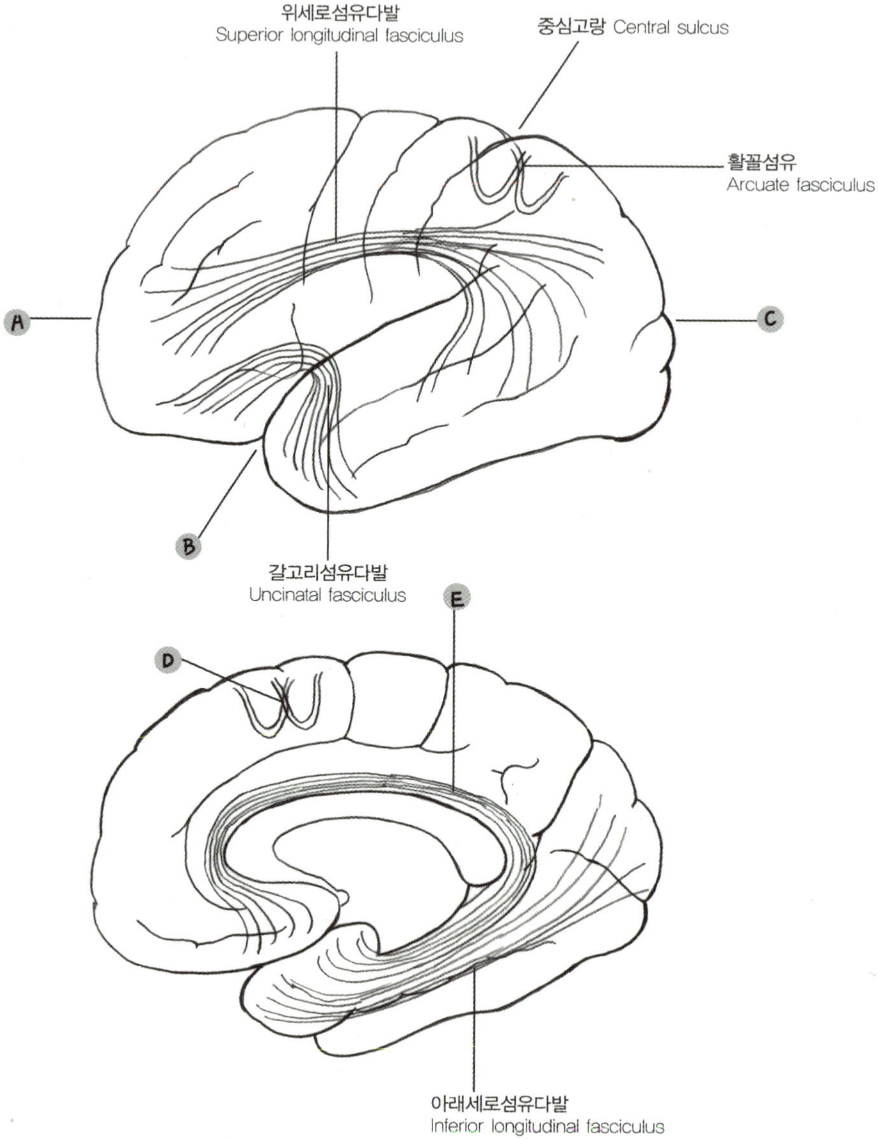

Ⓐ ______________________ Ⓑ ______________________ Ⓒ ______________________

Ⓓ ______________________ Ⓔ ______________________

그림 2-37 연합신경로 주행

▶▶ 아래 그림의 밑줄 친 곳에 의학용어(한글 · 영어)로 기록하시오

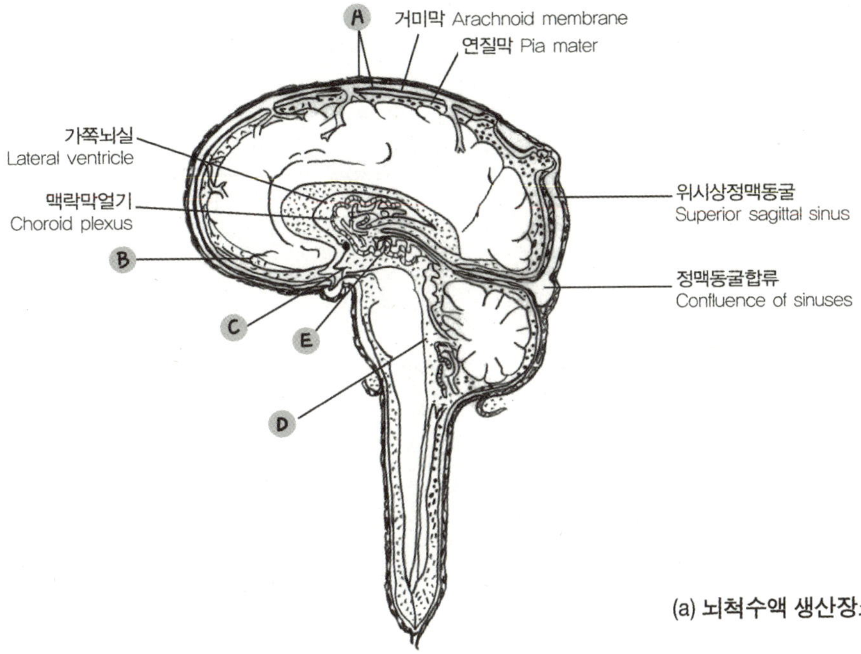

(a) 뇌척수액 생산장소

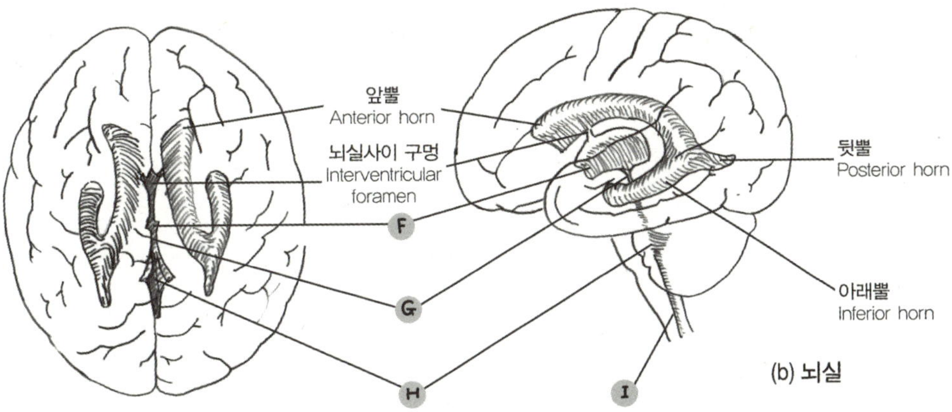

(b) 뇌실

A ______________________ B ______________________ C ______________________

D ______________________ E ______________________ F ______________________

G ______________________ H ______________________ I ______________________

그림 2-38 뇌척수액 생성(a)과 뇌실(b)

▶▶ 아래 그림의 밑줄 친 곳에 의학용어(한글 · 영어)로 기록하시오

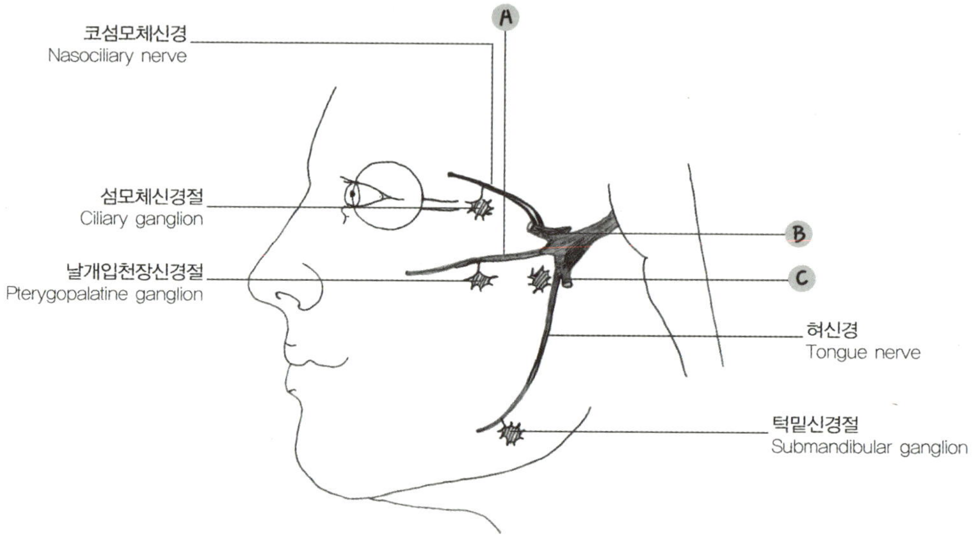

A ______________ B ______________ C ______________

그림 2-39 뇌신경 관련 자율신경절

▶▶ 아래 그림의 밑줄 친 곳에 의학용어(한글 · 영어)로 기록하시오

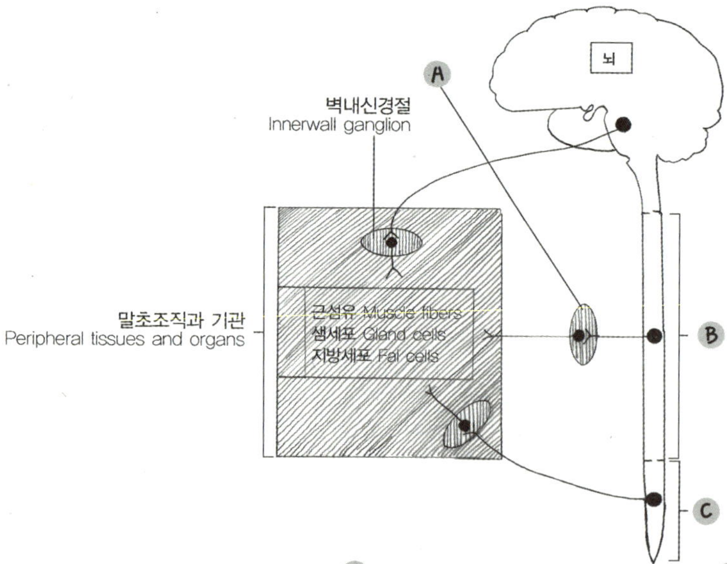

A ______________ B ______________ C ______________

그림 2-35 자율신경계통 체제

Clinical Ocular Anatomy Practice

제3장

눈의 발생과 유전

Eye Development and Genetics

1. 배 발생Embryo development

인간의 배 발생은 이형 접합체로서 남성의 정자와 여성의 난자가 결합하여 수정함으로서 배 발생은 시작된다.

남성은 정자형성과정을 거처 완성된 정자를 사춘기 이후부터 생산하고, 여성은 난자형성과정을 거처 역시 사춘기부터 폐경기까지 거의 주기적으로 난자를 배란한다.

2. 신경의 발생Nerve development

신경은 초기 배의 외배엽(ectoderm)에서 최초로 발생된다.

이곳의 특수한 세포들은 모여서 신경판(neural plate)를 형성하고, 이것은 다시 신경습(neural crest)을 거처 신경관(neural tube)이 되어 최종 신경계통(neural system)을 만든다. 신경계통은 다시 중추신경계통(표 3-1)과 말초신경계통으로 나누어진다.

수정 후 약 2주일이 지나면 배(embryo)는 외배엽의 정중선에 깊게 고랑이 생겨 신경구가 형성된다. 신경구의 가장자리가 점차 성장하여 신경주름이 되고 이들 주름이 점점 성장하여 신경구 위를 덮어 신경관이 형성된다.

신경외배엽은 표면외배엽으로부터 발달하여 뇌를 형성하고 앞뇌의 양쪽이 가쪽으로 발달하여 눈소포와 눈소포줄기를 형성한다. 표면외배엽은 더욱 발달하여 수정체판이 되고, 판의 아래 부분이 함몰하여 수정체 함몰부를 만든다.

중추신경계통은 뇌와 척수로 나누어지고, 말초신경계통은 뇌신경과 척수신경으로 분류된다.

표 3-1 중추신경계통의 발생

초기배	후기배	성인	강	기능
앞뇌	종뇌	대뇌	가쪽뇌실	고유기능
	사이뇌	사이뇌	셋째뇌실	호르몬 조절, 자율신경 조절
중간뇌	중간뇌	중간뇌	중간뇌수도관	반사센타, 신경 경로
후뇌	후뇌	소뇌, 다리뇌	넷째뇌실	반사중추, 균형, 신경 경로
	숨뇌	숨뇌	중심관	반사센타, 신경 경로

▶▶ 아래 그림의 밑줄 친 곳에 의학용어(한글 · 영어)로 기록하시오

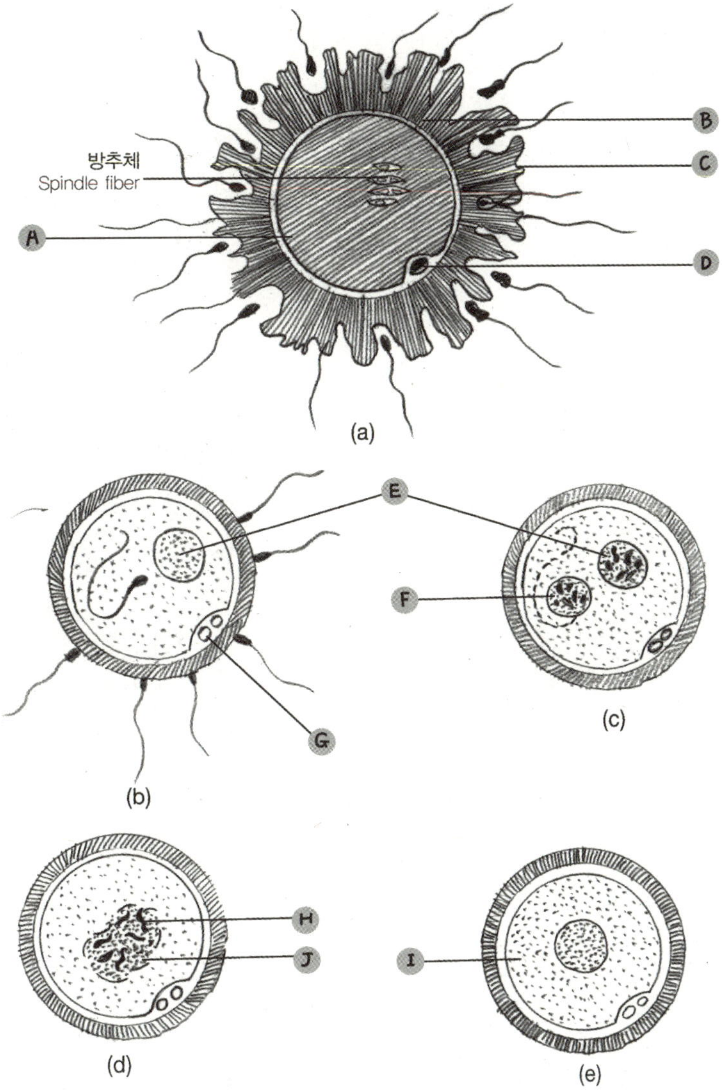

A ______________________
B ______________________
C ______________________
D ______________________
E ______________________
F ______________________
G ______________________
H ______________________
I ______________________
J ______________________

그림 3-1 수정과정

▶▶ 아래 그림의 밑줄 친 곳에 의학용어(한글 · 영어)로 기록하시오

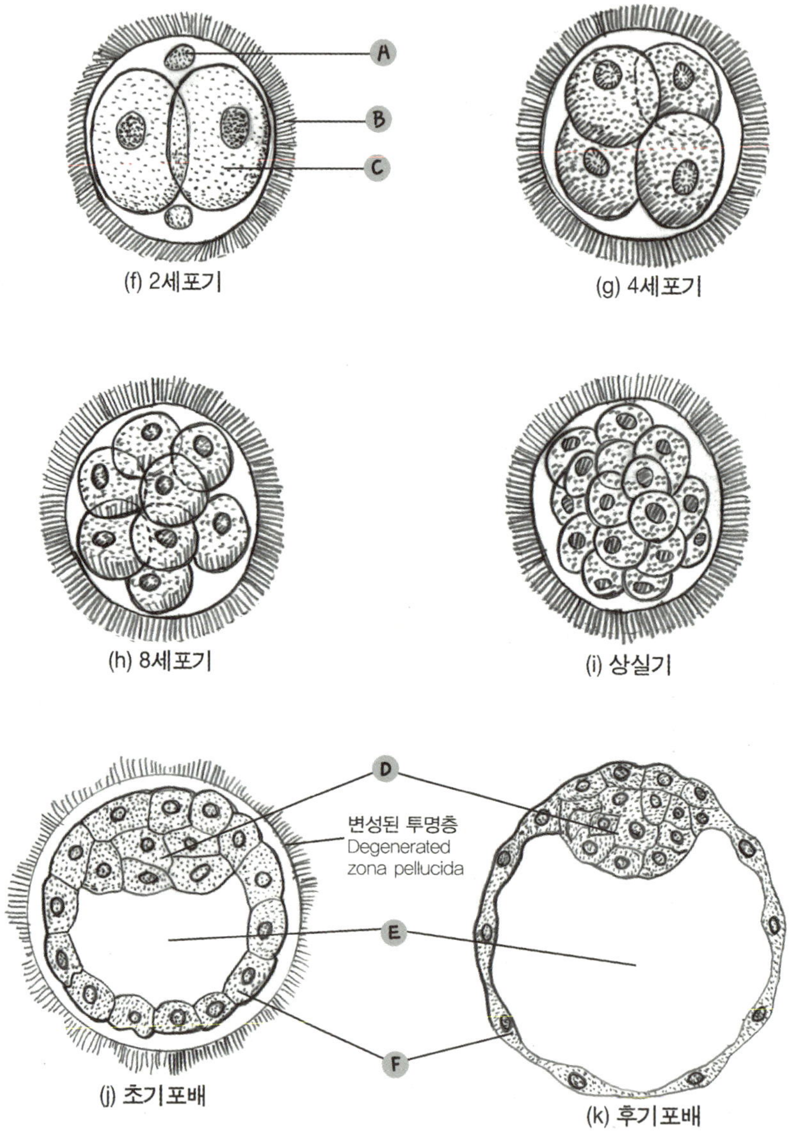

A ______________ B ______________ C ______________

D ______________ E ______________ F ______________

그림 3-2 난할과 포배 형성

▶▶ 아래 그림의 밑줄 친 곳에 의학용어(한글 · 영어)로 기록하시오

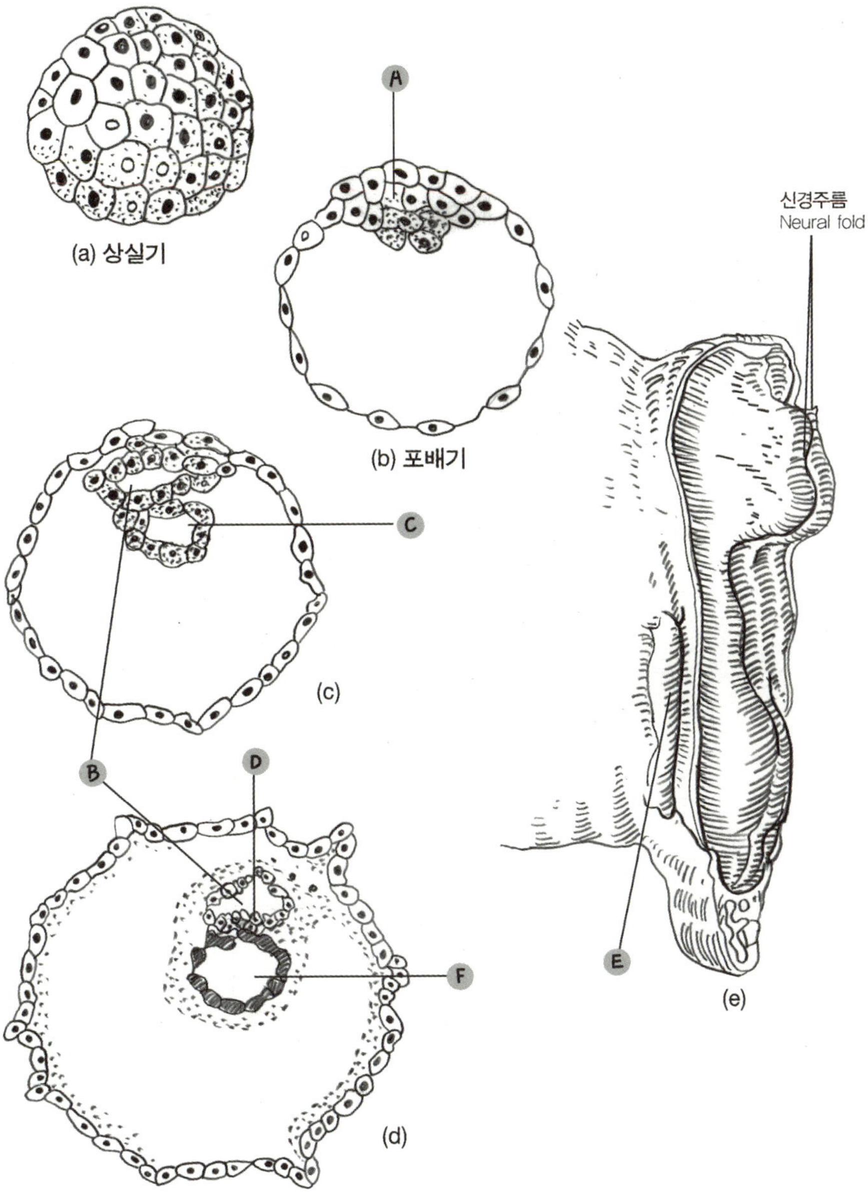

A ______________________ B ______________________ C ______________________

D ______________________ E ______________________ F ______________________

그림 3-3 발생 초기 배 형성과정

▶▶ 아래 그림의 밑줄 친 곳에 의학용어(한글 · 영어)로 기록하시오

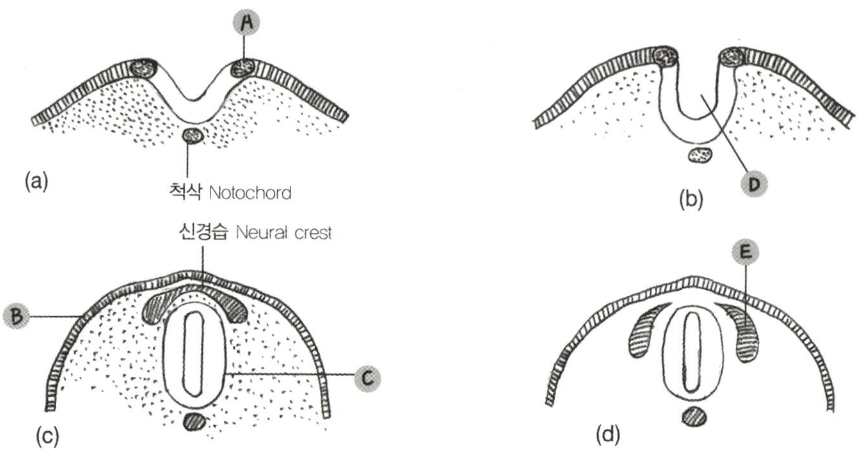

A ____________ B ____________ C ____________

D ____________ E ____________

그림 3-4 신경의 형성과정

▶▶ 아래 그림의 밑줄 친 곳에 의학용어(한글 · 영어)로 기록하시오

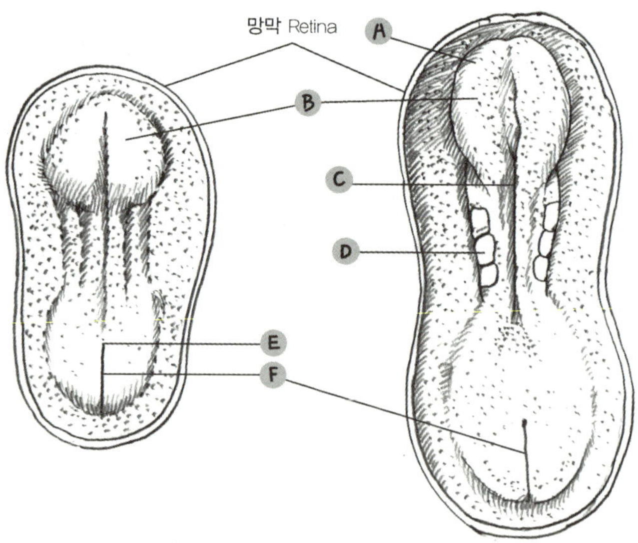

A ____________ B ____________ C ____________

D ____________ E ____________ F ____________

그림 3-5 신경발생 초기

3. 뇌 발생Brain development

1) 뇌포(Brain vesicle)

뇌포는 배 발생 4주 말에 3개의 1차 뇌소포(앞뇌, 중간뇌, 마름뇌)가 출현하고, 발생 5주 동안 5개의 2차 뇌소포(끝뇌, 사이뇌, 중간뇌, 숨뇌, 후뇌)가 된다. 뇌소포에서는 뇌의 발생이 이루어진다.

출생 전 뇌는 1차 뇌포에서, 2차 뇌포로 이는 다시 성숙 뇌소포로 된다(표 3-2, 3-3).

성숙 뇌포는 뇌로 발달된다.

표 3-2 뇌포에서 뇌 발생 과정

1차 뇌포	2차 뇌포	성숙 뇌포	신경관
마름뇌	숨뇌 후뇌	숨뇌 다리뇌와 소뇌	넷째 뇌실
중간뇌	중간뇌	중간뇌	중간뇌수도관
앞뇌	사이뇌 끝뇌	시상, 시상하부, 하시상 대뇌, 선조체, 대뇌겉질과 속질	셋째 뇌실 가쪽뇌실

표 3-3 뇌의 발생

종류	구분
앞뇌	끝뇌, 사이뇌
중간뇌	중간뇌
후뇌	후뇌, 숨뇌
척수	척수

▶▶ 아래 그림의 밑줄 친 곳에 의학용어(한글 · 영어)로 기록하시오

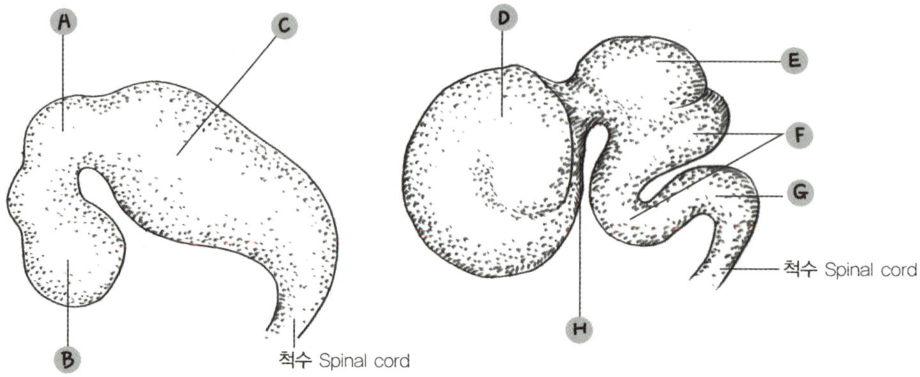

A ______________________ B ______________________ C ______________________

D ______________________ E ______________________ F ______________________

G ______________________ H ______________________

그림 3-6 뇌 발생과정

▶▶ 아래 그림의 밑줄 친 곳에 의학용어(한글 · 영어)로 기록하시오

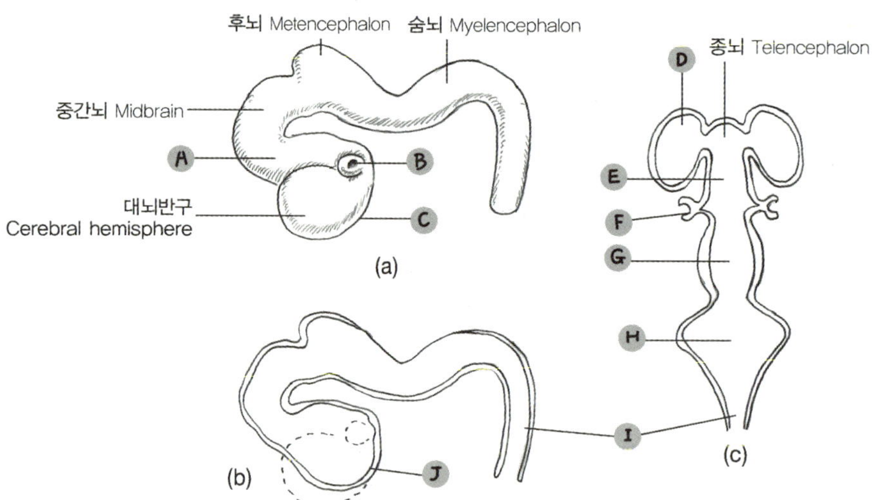

A ______________________ B ______________________ C ______________________

D ______________________ E ______________________ F ______________________

G ______________________ H ______________________ I ______________________

J ______________________

그림 3-7 초기 뇌 형성과정

▶▶ 아래 그림의 밑줄 친 곳에 의학용어(한글 · 영어)로 기록하시오

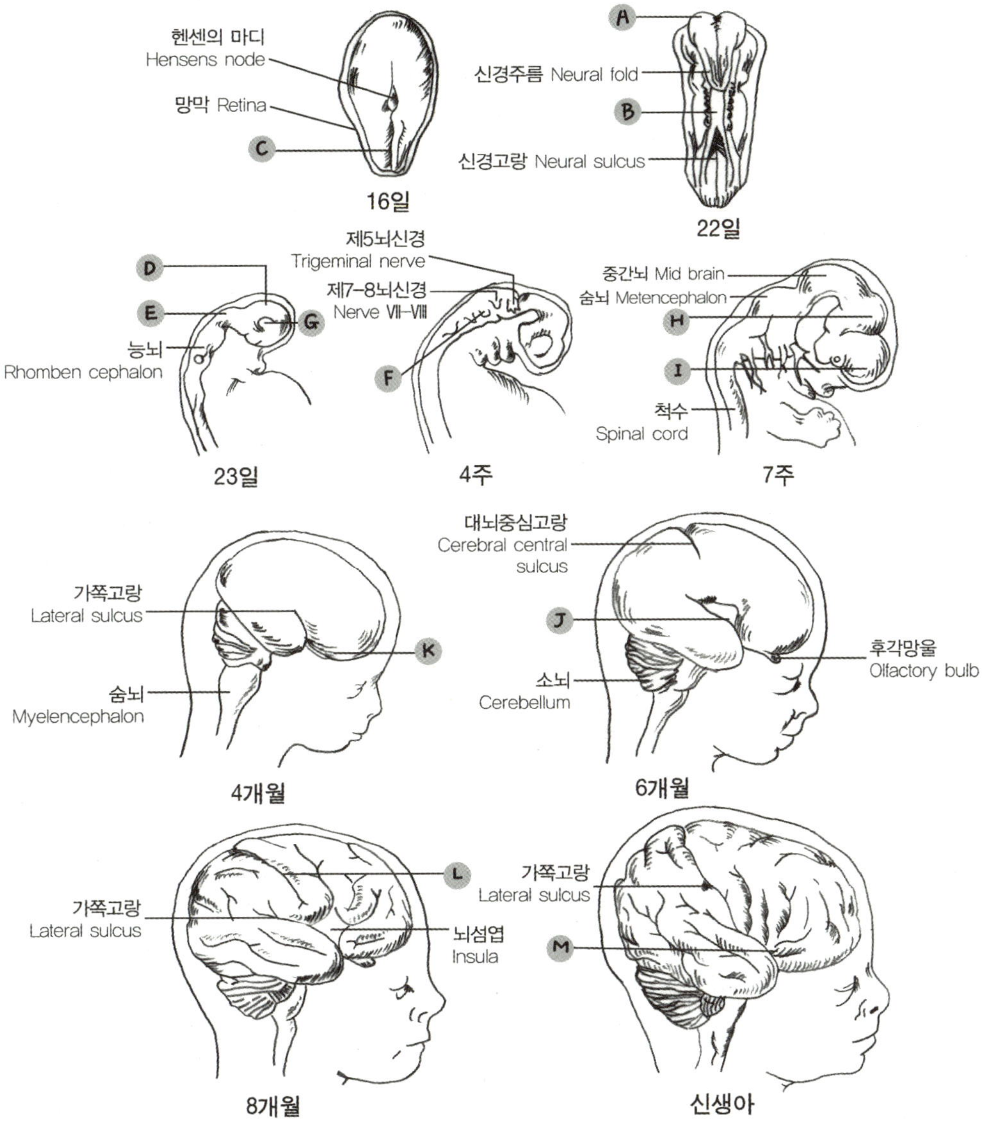

A ______ B ______ C ______

D ______ E ______ F ______

G ______ H ______ I ______

J ______ K ______ L ______

M ______

그림 3-8 뇌의 발생

4. 눈의 발생Eye development

1) 눈소포(Optic vesicle)

눈의 발생은 앞뇌의 양쪽 측면에서 함입이 시작되며, 이것은 얇은 고랑이 형성되는 배 발생 3주에 처음 나타난다. 이곳은 신경관 주변에 있는 이랑이 앞뇌의 돌출 장소인 눈소포를 형성하고 이것이 눈을 형성하는 최초 눈 소포가 된다.

2) 눈술잔(Optic cup)

눈소포는 눈술잔의 형성을 위해 4주가 되면 눈소포의 가쪽벽이 안쪽벽에 접근하여 구형인 눈소포는 이중벽을 가지는 눈술잔을 만든다. 발생 7주에 눈술잔열의 끝이 융합되고 눈술잔은 입구가 둥근 개구부를 형성하며 추후 동공이 된다.

망막신경절세포의 축삭은 눈소포줄기와 눈술잔의 이행부에서 시각신경원반이 된다. 눈소포줄기의 세포는 축삭 지지조직인 신경아교로 되고, 눈소포줄기 내강은 소실되고 이것은 축삭과 함께 시각신경이 된다. 시각신경축삭이 교차해서 시각신경아교를 형성하고, 이는 다시 유리체동맥과 망막중심동맥과 정맥이 된다.

눈술잔의 중앙부는 공간이 형성되어 이는 눈술잔틈새가 되고, 공간의 안·가쪽에 조직이 만들어지면서 이것이 눈의 여러 가지 배엽으로 분화된다(표 3-4).

표 3-4 눈 배엽의 분화

기원	분화 기관
표면외배엽	수정체, 각막상피, 눈썹, 속눈썹 결막상피, 눈물샘 눈꺼풀상피, Meibomian선, 눈물지나가는 길 상피
신경외배엽	망막색소 상피, 섬모체 상피 동공 후면 색소 상피 동공조임근, 동공확대근 시각신경, 눈돌림신경, 가돌림 신경 등
중배엽	혈관, 포도막, 섬모체근, 눈꺼풀올림근 시각신경막, 홍채실질, 외안근 각막실질, 각막 내피, 눈둘레근 눈확, 위 아래 눈꺼풀 결합조직

3) 눈의 발달

눈술잔 기간이 끝나면 다시 눈을 구성하는 각종 기관이 시기별로 나타난다(표 3-5).

표 3-5 눈의 발생

시기	부위
태아 3주	눈소포
태아 4주	눈술잔, 수정체 소포
태아 5주	눈술잔 틈새 폐쇄, 맥락막
태아 6주	1차 유리체, 각막
태아 7주	외안근, 눈꺼풀
태아 8주	망막, 시각신경교차, 공막
태아 9주	2차 유리체
태아 10주	광수용체세포(원뿔세포, 막대세포)
태아 14주	섬모체, 뒷방
태아 7개월	동공막 소실
신생아	유리체 동맥소실, 망막혈관 완성

(1) 수정체(Lens)

수정체는 표면 외배엽에서 수정체판이 형성되고, 이것은 다시 수정체와를 만들며, 4주말이 되면 원통형의 수정체소포가 된다.

수정체소포는 점차 커지면서 주변에 수정체 겉막이 만들어지고, 내부에서는 수정체 상피세포가 1차 수정체 섬유를 만들어낸다. 이는 다시 이차 수정체 섬유가 되면서 수정체 내부의 강은 소실되고 수정체는 완성된다. 이차수정체 섬유는 일생 동안 성장한다.

(2) 망막(Retina)

망막은 눈술잔의 두 벽에서 발달된다. 가쪽벽에서는 색소상피를 생산하고 내벽에서는 감각상피를 형성한다. 특히 안쪽벽의 각 지역은 특수한 세포들과 섬유들이 모여서 여러 층으로 분화되어진다. 그러나 황색반지역은 임신 말기에 거의 완성된다.

(3) 시각신경(Optic nerve)

시각신경은 망막의 신경절 세포층에 있는 세포들의 축삭돌기는 내부의 신경섬유층을 만든다.

이들은 모여서 눈소포줄기를 관통해서 앞뇌로 들어간다. 이것이 시각신경이 되는 것이다.

태아 약 7개월에는 시각신경의 주변에서는 말이집이 형성된다. 그러나 말이집이 사상판에 도달하는 시기는 출생 후에 완성된다.

(4) **섬모체**(Ciliary body)**와 홍채**(iris)

섬모체는 망막의 망막맹부에서 시작된 맹부망막이 섬모체 구성에 관여한다. 섬모체 상피의 색소화 부위는 눈술잔에서 유래하며, 이들은 망막색소상피와 연속된다. 섬모체돌기는 섬모체의 상피층에 주름이 만들어지게 된다. 섬모체근육과 섬모체에 있는 결합조직은 눈술잔의 가장자리에 있는 중배엽에서 발생된다.

망막의 망막맹부에서 분화된 망막 홍채부가 홍채를 형성한다. 홍채의 동공확대근과 동공조임근은 눈술잔의 신경외배엽에서 발달된다. 홍채 중앙부의 열 개가 동공으로 형성된다.

(5) **맥락막**(Choroid)

맥락막은 대개 중배엽에서 형성된다. 이는 1차 눈소포의 둘레에 혈관이 형성되며, 7개월에 멜라닌 색소를 가지는 세포들이 형성되면서 맥락막은 거의 완성된다.

(6) **유리체**(Viterous body)

유리체는 미분화된 간충조직의 세포들이 모여서 유리체를 형성한다.

유리체는 다른 조직과는 다르게 혈관을 가진 1차 유리체가 형성된 후, 다시 2차 유리체가 형성되고, 마지막으로 3차 유리체가 임신 중기에 완성된다.

(7) **각막**(Cornea)

각막은 수정체와 눈술잔에 의해 형성되며, 상피는 표면외배엽, 실질층은 중배엽에서 기원이 된다.

(8) **공막**(Sclera)

공막은 눈술잔을 둘러싸는 간충조직인 중배엽에서 주로 형성된다.

이외의 눈의 기관은 3배엽을 기원으로 각각 형성된다(표 3-6).

표 3-6 눈의 각 부위의 발생

기관	기원
눈썹, 속눈썹	표면외배엽
망막, 시각신경, 눈신경	신경외배엽
수정체, 눈꺼풀	표면외배엽
각막 상피	표면외배엽, 중배엽
유리체, 맥락막, 공막	신경습
섬유주망	신경습
슐렘관	중배엽
섬모체, 홍채	신경외배엽, 신경습
외안근, 눈둘레근, 눈거풀 올림근	중배엽
홍채근육	신경외배엽
눈돌림신경, 가돌림신경, 도르래신경, 삼차신경	신경외배엽

▶▶ 아래 그림의 밑줄 친 곳에 의학용어(한글 · 영어)로 기록하시오

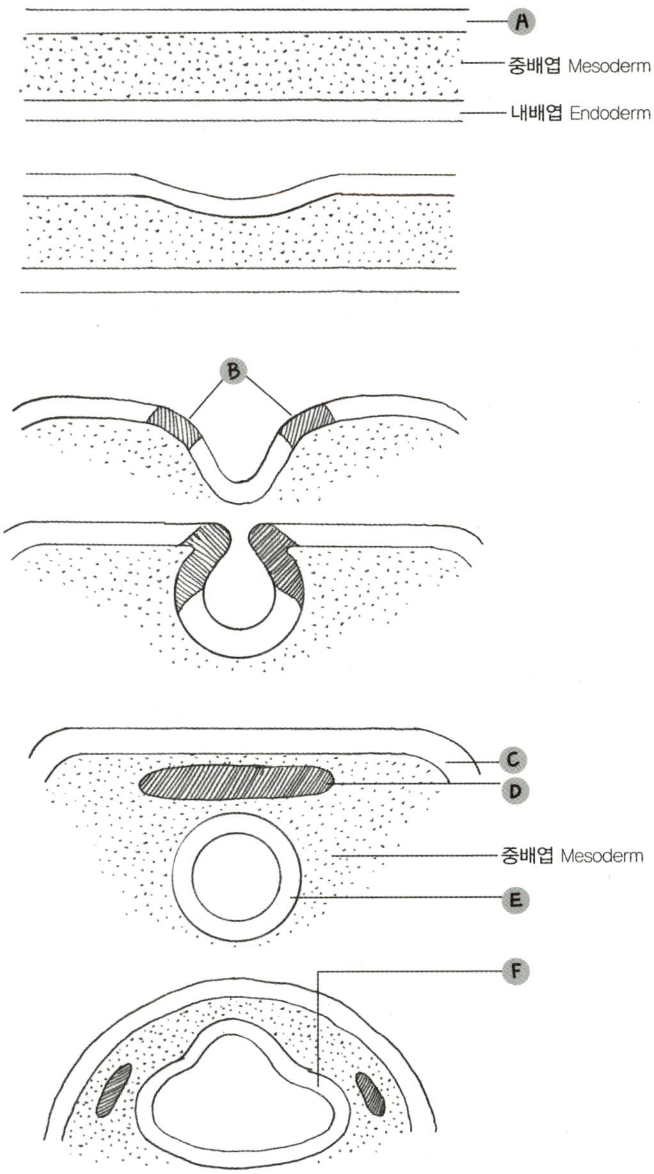

A ______________ B ______________ C ______________

D ______________ E ______________ F ______________

그림 3-9 눈소포의 발생과정

▶▶ 아래 그림의 밑줄 친 곳에 의학용어(한글 · 영어)로 기록하시오

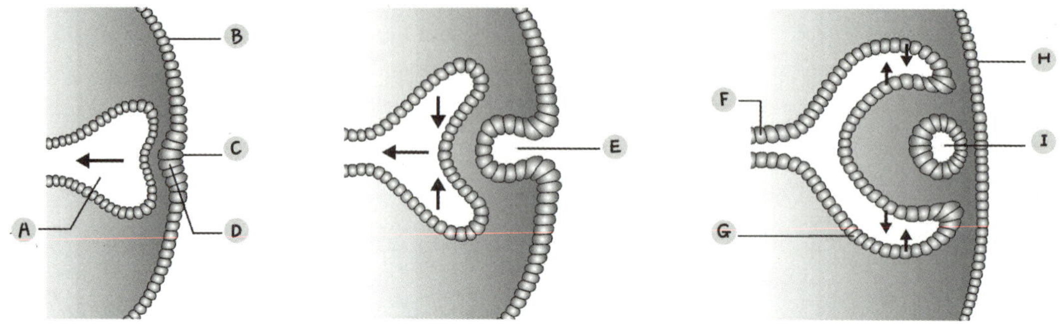

A ______________ B ______________ C ______________

D ______________ E ______________ F ______________

G ______________ H ______________ I ______________

J ______________ K ______________

그림 3-10 눈술잔 형성과정(I)

▶▶ 아래 그림의 밑줄 친 곳에 의학용어(한글 · 영어)로 기록하시오

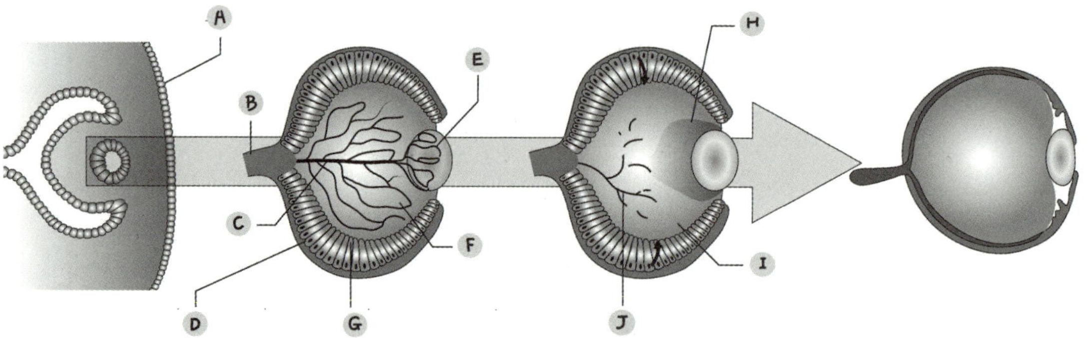

A ______________ B ______________ C ______________

D ______________ E ______________ F ______________

G ______________ H ______________ I ______________

J ______________

그림 3-11 눈술잔 형성과정(II)

▶▶ 아래 그림의 밑줄 친 곳에 의학용어(한글 · 영어)로 기록하시오

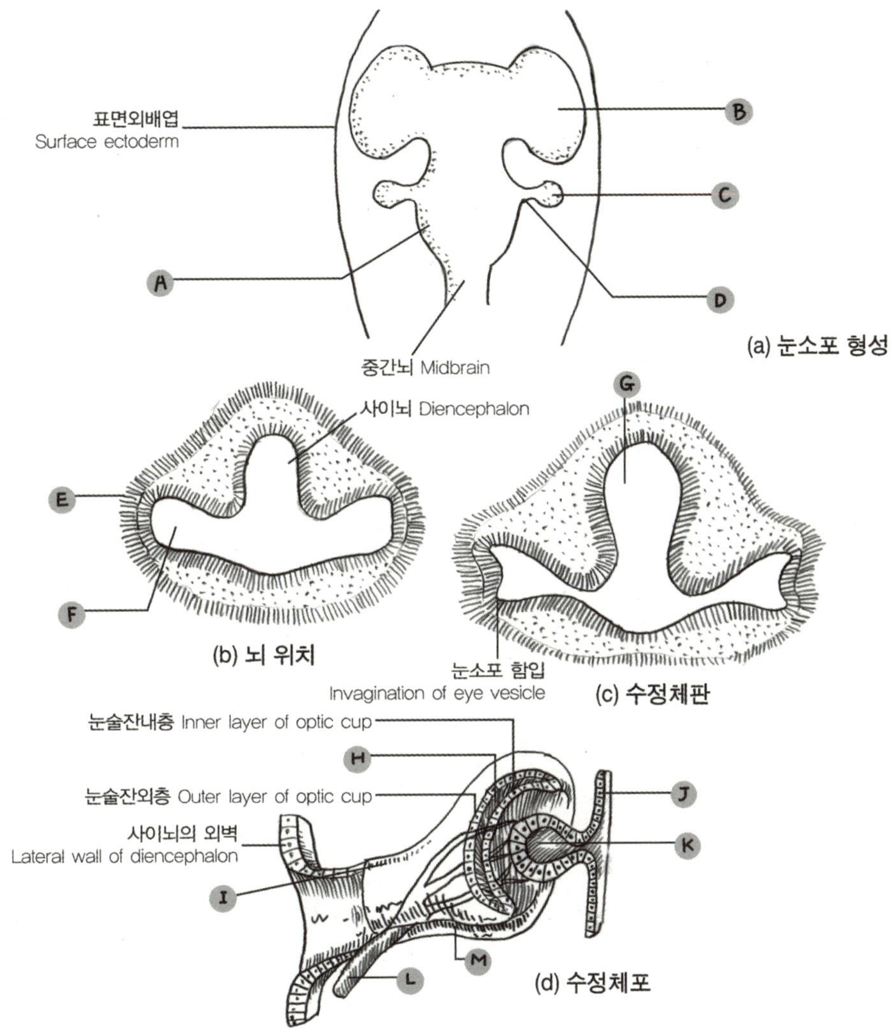

Ⓐ ______________ Ⓑ ______________ Ⓒ ______________

Ⓓ ______________ Ⓔ ______________ Ⓕ ______________

Ⓖ ______________ Ⓗ ______________ Ⓘ ______________

Ⓙ ______________ Ⓚ ______________ Ⓛ ______________

Ⓜ ______________

그림 3-12 눈소포의 형성(a), 뇌 위치(b), 수정체판(c) 및 수정체포(d)의 형성

▶▶ 아래 그림의 밑줄 친 곳에 의학용어(한글 · 영어)로 기록하시오

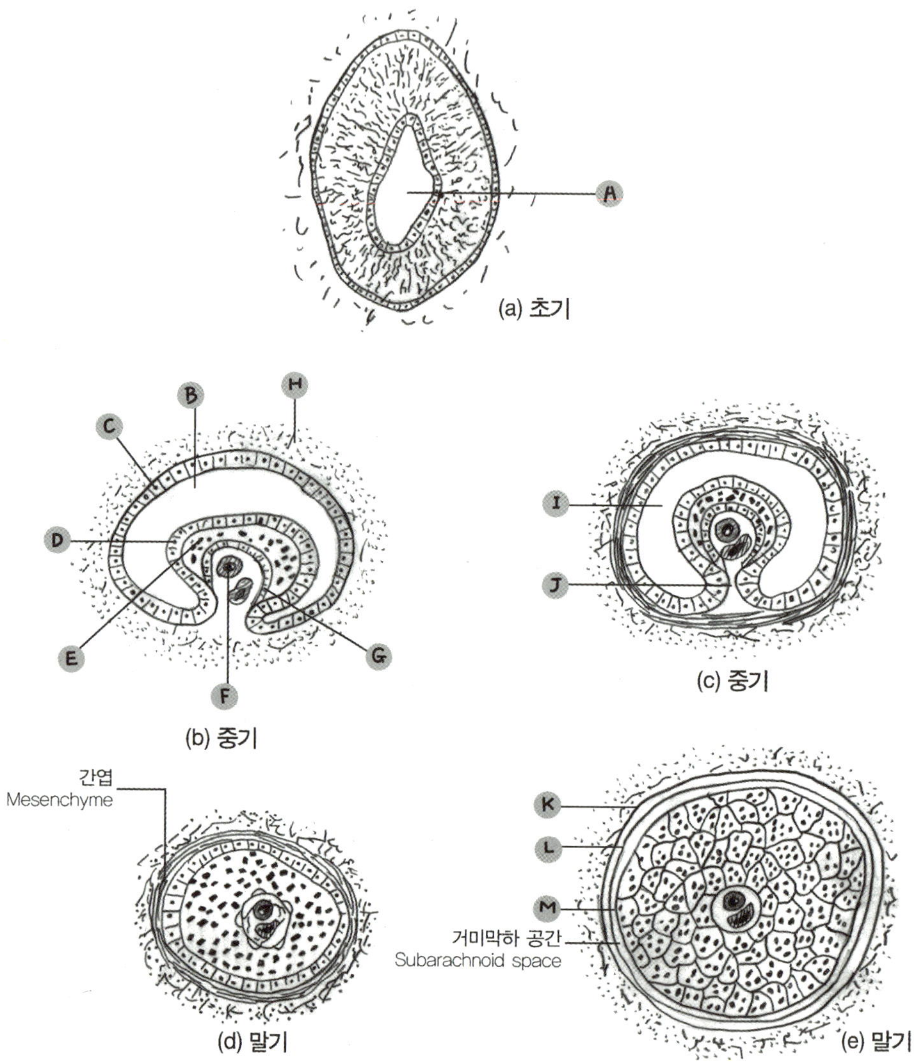

A ______________________ B ______________________ C ______________________

D ______________________ E ______________________ F ______________________

G ______________________ H ______________________ I ______________________

J ______________________ K ______________________ L ______________________

M ______________________

그림 3-13 눈소포줄기에서 시각신경 발생단계. 초기(a), 중기(b, c), 말기(d, e)

▶▶ 아래 그림의 밑줄 친 곳에 의학용어(한글 · 영어)로 기록하시오

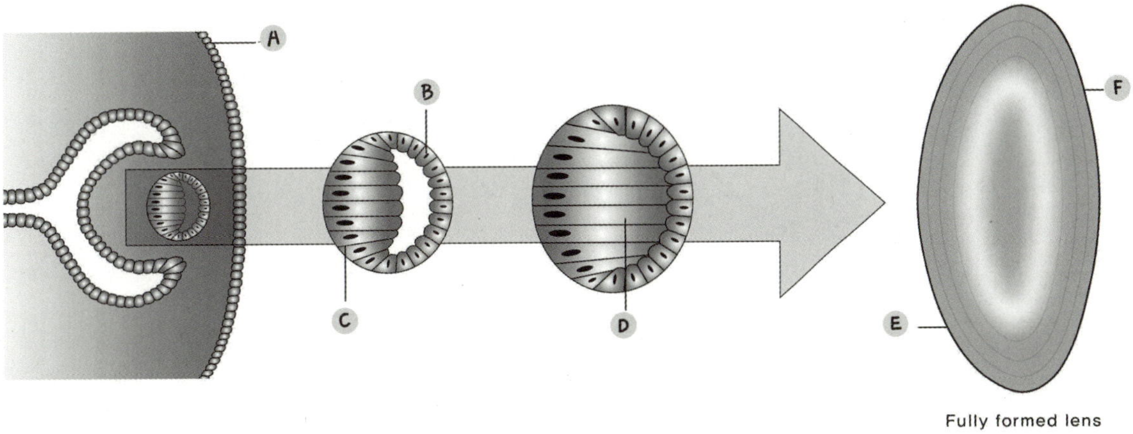

A ____________________ B ____________________ C ____________________

D ____________________ E ____________________ F ____________________

그림 3-14 수정체의 발생

▶▶ 아래 그림의 밑줄 친 곳에 의학용어(한글 · 영어)로 기록하시오

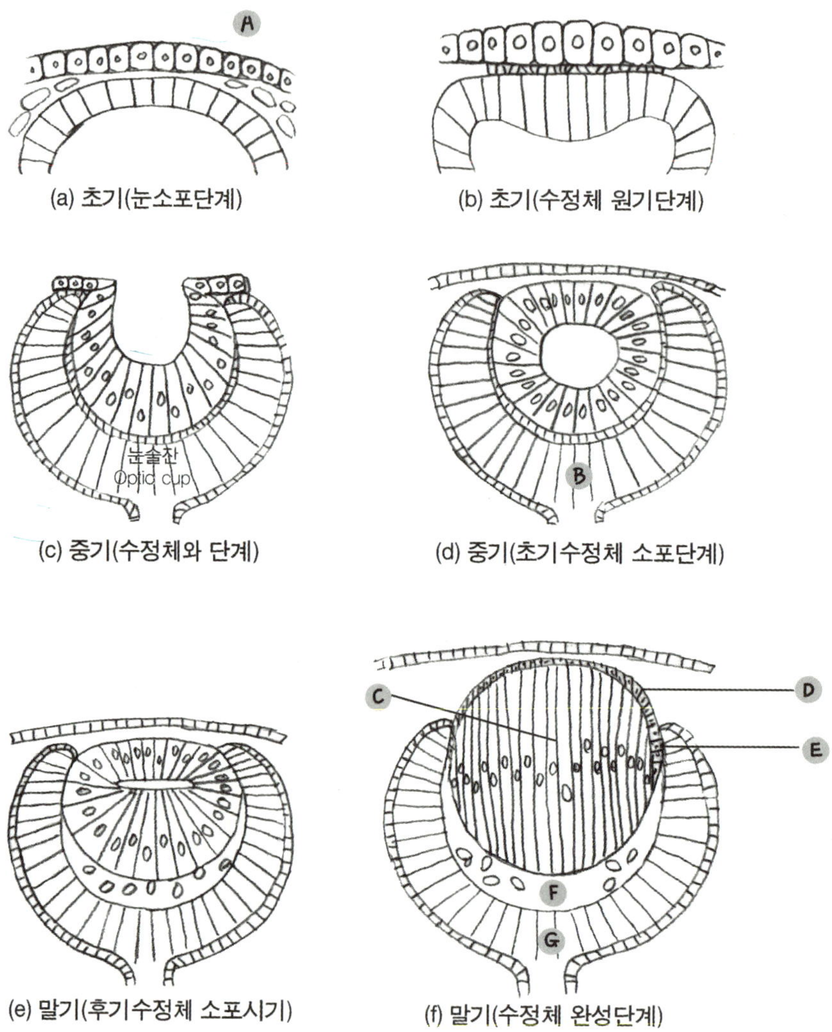

A ______________ B ______________ C ______________

D ______________ E ______________ F ______________

G ______________

그림 3-15 수정체 발생단계. 초기(a, b), 중기(c, d), 말기(e, f)

▶▶ 아래 그림의 밑줄 친 곳에 의학용어(한글 · 영어)로 기록하시오

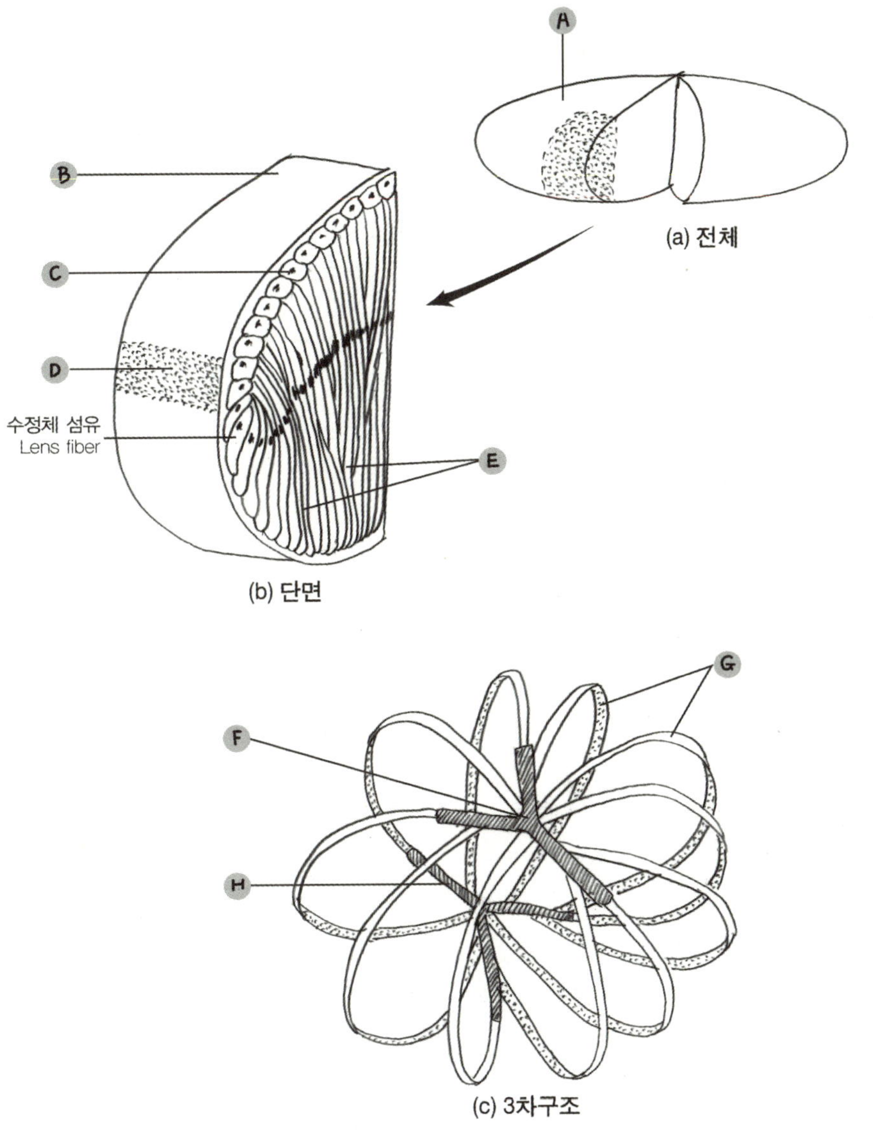

A ____________ B ____________ C ____________

D ____________ E ____________ F ____________

G ____________ H ____________

그림 3-16 2차 수정체 섬유의 형성과 구조. 전체(a), 단면(b), 3차구조(c)

▶▶ 아래 그림의 밑줄 친 곳에 의학용어(한글 · 영어)로 기록하시오

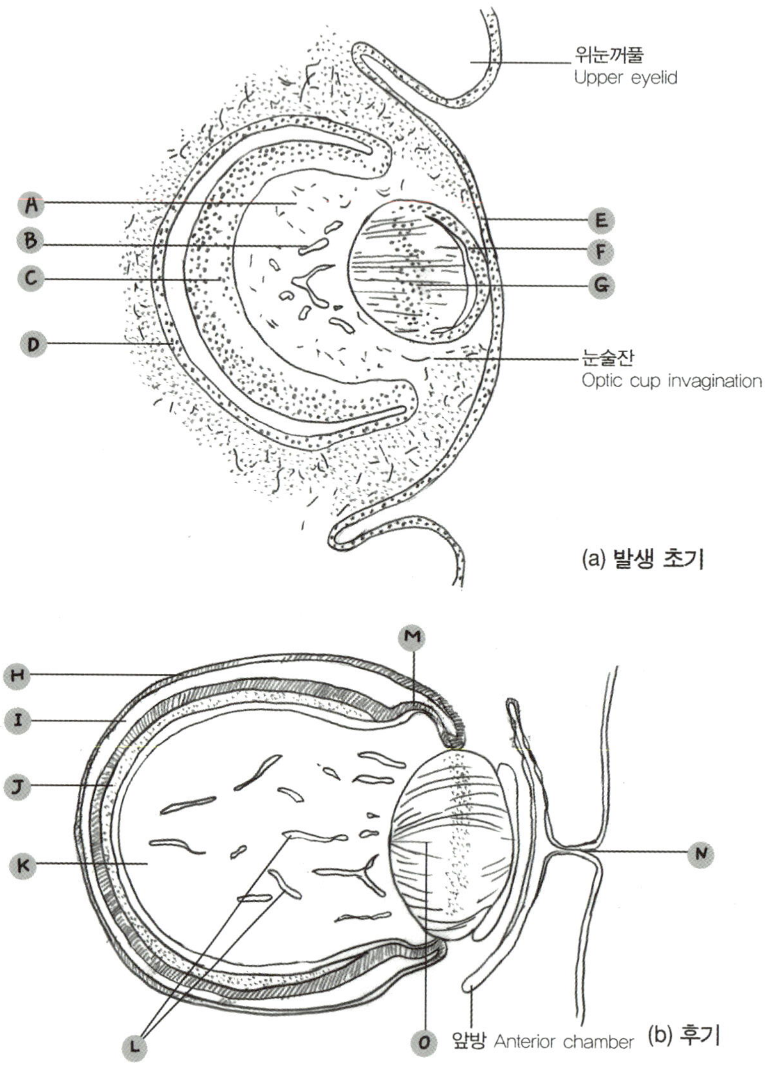

A ______ B ______ C ______

D ______ E ______ F ______

G ______ H ______ I ______

J ______ K ______ L ______

M ______ N ______ O ______

그림 3-17 눈술잔의 발생 초기(a)와 후기(b)

▶▶ 아래 그림의 밑줄 친 곳에 의학용어(한글 · 영어)로 기록하시오

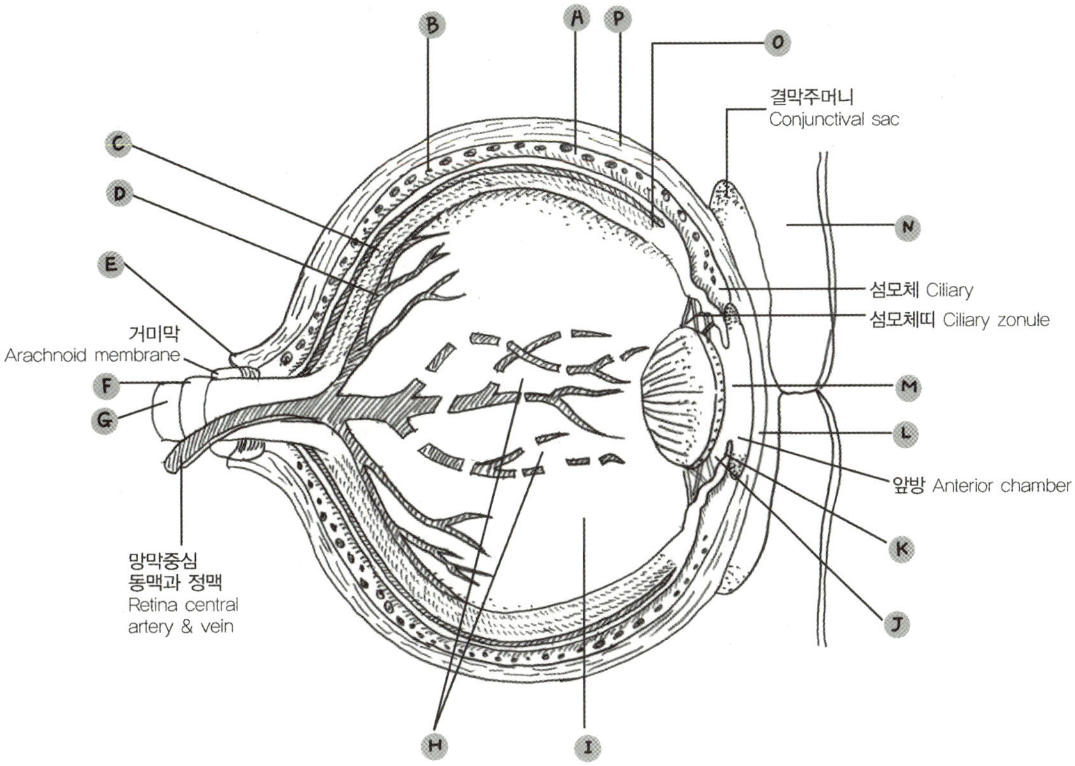

A ______________ B ______________ C ______________

D ______________ E ______________ F ______________

G ______________ H ______________ I ______________

J ______________ K ______________ L ______________

M ______________ N ______________ O ______________

P ______________

그림 3-18 눈의 발생에 따른 조직

▶▶ 아래 그림의 밑줄 친 곳에 의학용어(한글 · 영어)로 기록하시오

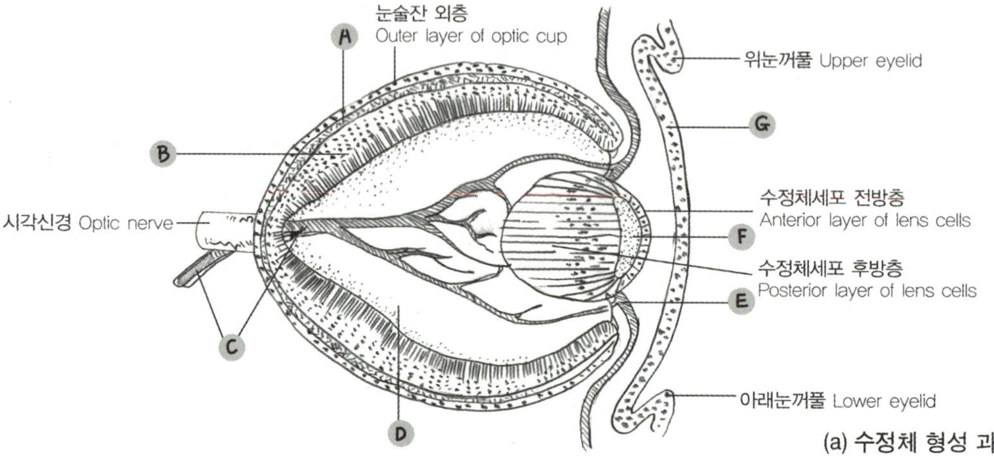

(a) 수정체 형성 과정

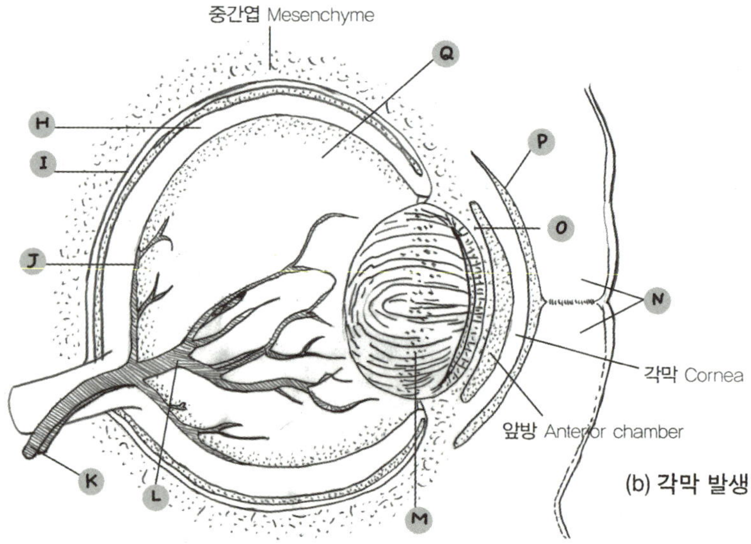

(b) 각막 발생 과정

A____________ B____________ C____________

D____________ E____________ F____________

G____________ H____________ I____________

J____________ K____________ L____________

M____________ N____________ O____________

P____________ Q____________

그림 3-19 눈의 발생단계. 수정체 형성 과정(a)과 각막 발생 과정(b)

▶▶ 아래 그림의 밑줄 친 곳에 의학용어(한글 · 영어)로 기록하시오

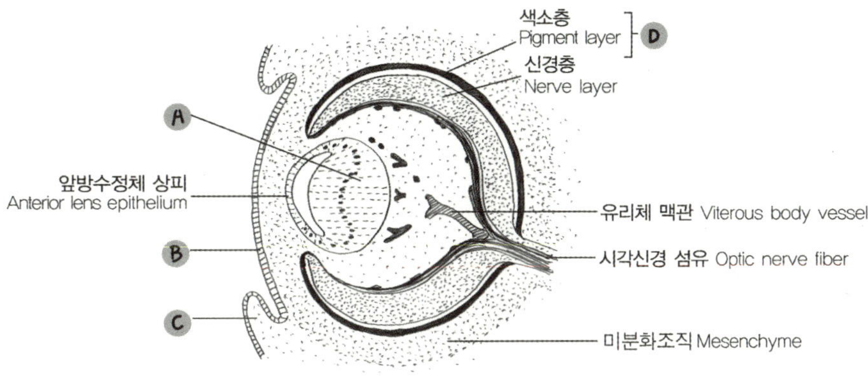

A ______________________ B ______________________ C ______________________

D ______________________

그림 3-20 눈의 발생 7주

▶▶ 아래 그림의 밑줄 친 곳에 의학용어(한글 · 영어)로 기록하시오

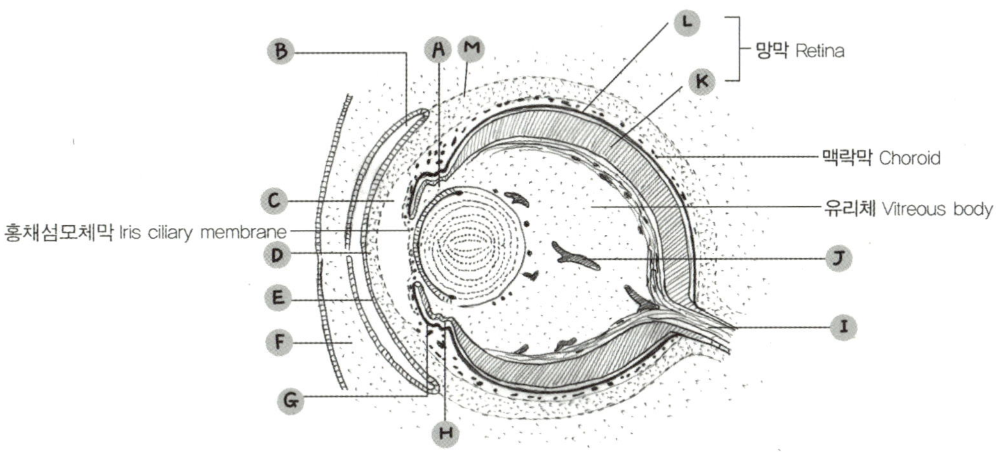

A ______________________ B ______________________ C ______________________

D ______________________ E ______________________ F ______________________

G ______________________ H ______________________ I ______________________

J ______________________ K ______________________ L ______________________

M ______________________

그림 3-21 눈의 발생 15주

▶▶ 아래 그림의 밑줄 친 곳에 의학용어(한글 · 영어)로 기록하시오

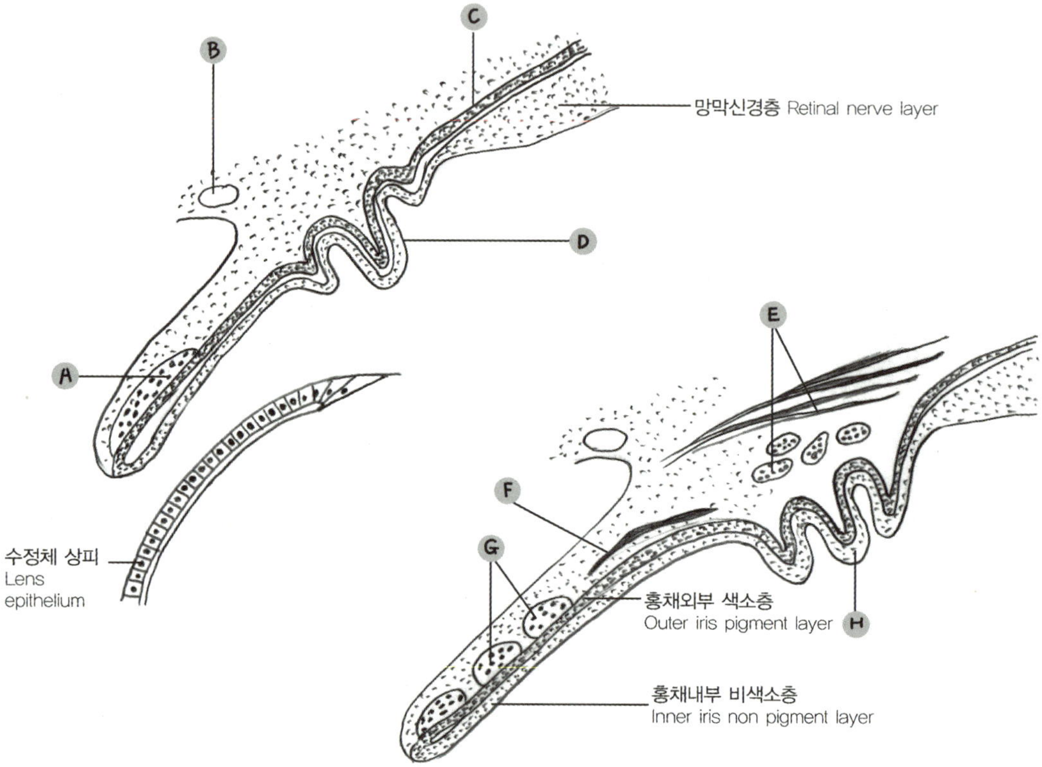

Ⓐ ______________ Ⓑ ______________ Ⓒ ______________

Ⓓ ______________ Ⓔ ______________ Ⓕ ______________

Ⓖ ______________ Ⓗ ______________

그림 3-22 홍채와 섬모체 발생

▶▶ 아래 그림의 밑줄 친 곳에 의학용어(한글 · 영어)로 기록하시오

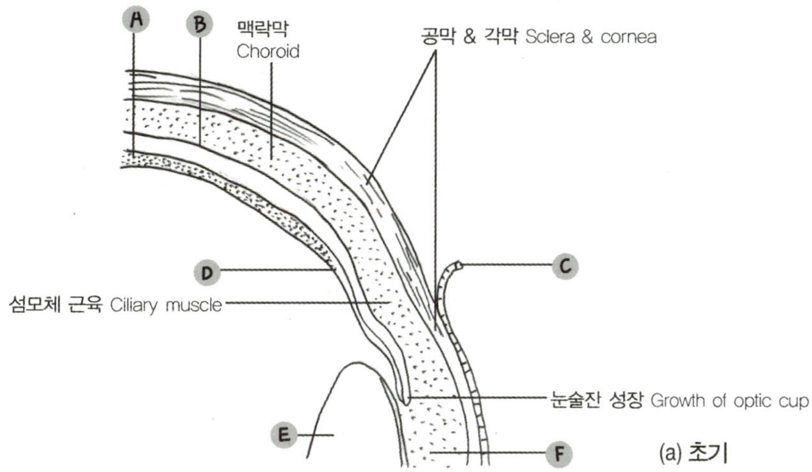

(a) 초기

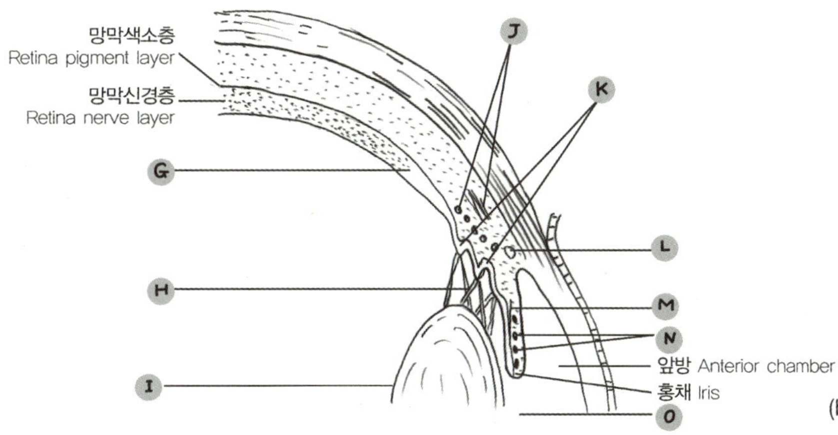

(b) 후기

A ______	B ______	C ______
D ______	E ______	F ______
G ______	H ______	I ______
J ______	K ______	L ______
M ______	N ______	O ______

그림 3-23 섬모체와 홍채의 발생. 초기(a)와 후기(b)

▶▶ 아래 그림의 밑줄 친 곳에 의학용어(한글 · 영어)로 기록하시오

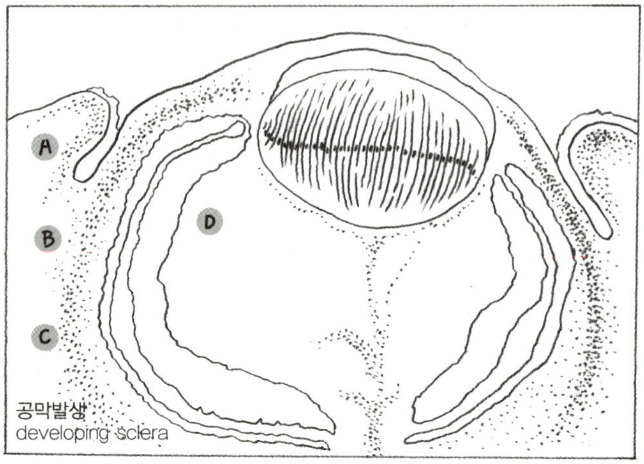

A ____________ B ____________ C ____________

D ____________

그림 3-24 눈확 발생(7주)

▶▶ 아래 그림의 밑줄 친 곳에 의학용어(한글 · 영어)로 기록하시오

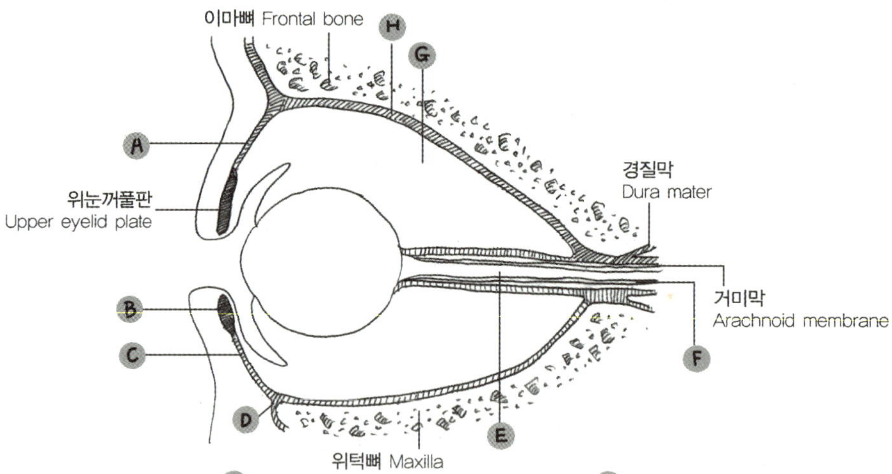

A ____________ B ____________ C ____________

D ____________ E ____________ F ____________

G ____________ H ____________ ____________

그림 3-25 눈확의 형성(시상면)

▶▶ 아래 그림의 밑줄 친 곳에 의학용어(한글 · 영어)로 기록하시오

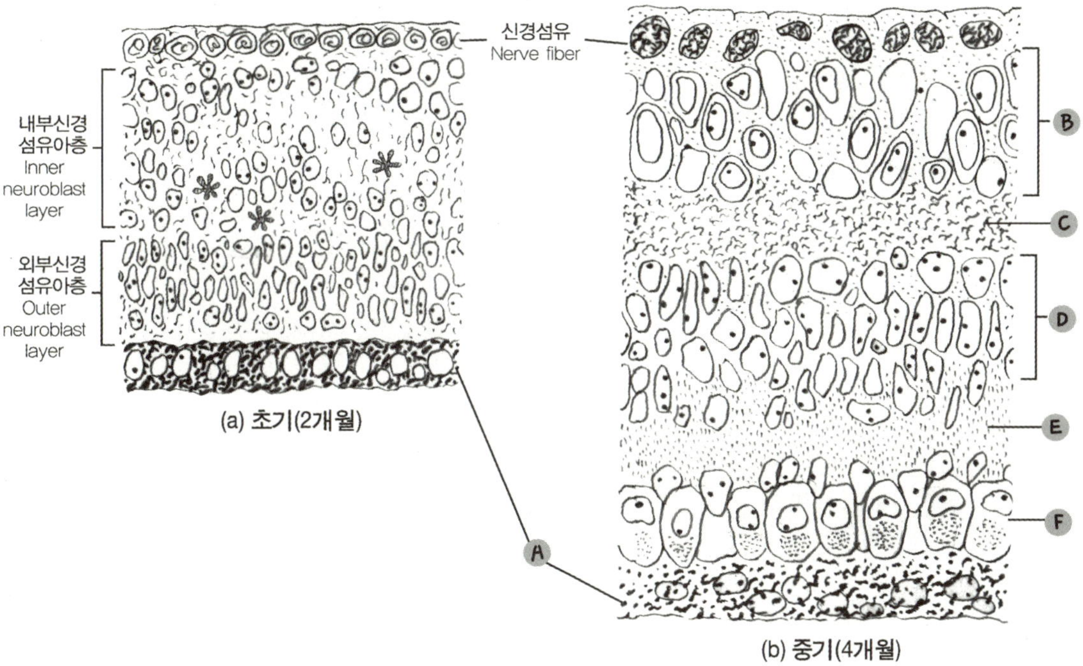

A ______________________ B ______________________ C ______________________

D ______________________ E ______________________ F ______________________

그림 3-26 망막층 발생(I). 초기(a), 중기(b)

▶▶ 아래 그림의 밑줄 친 곳에 의학용어(한글 · 영어)로 기록하시오

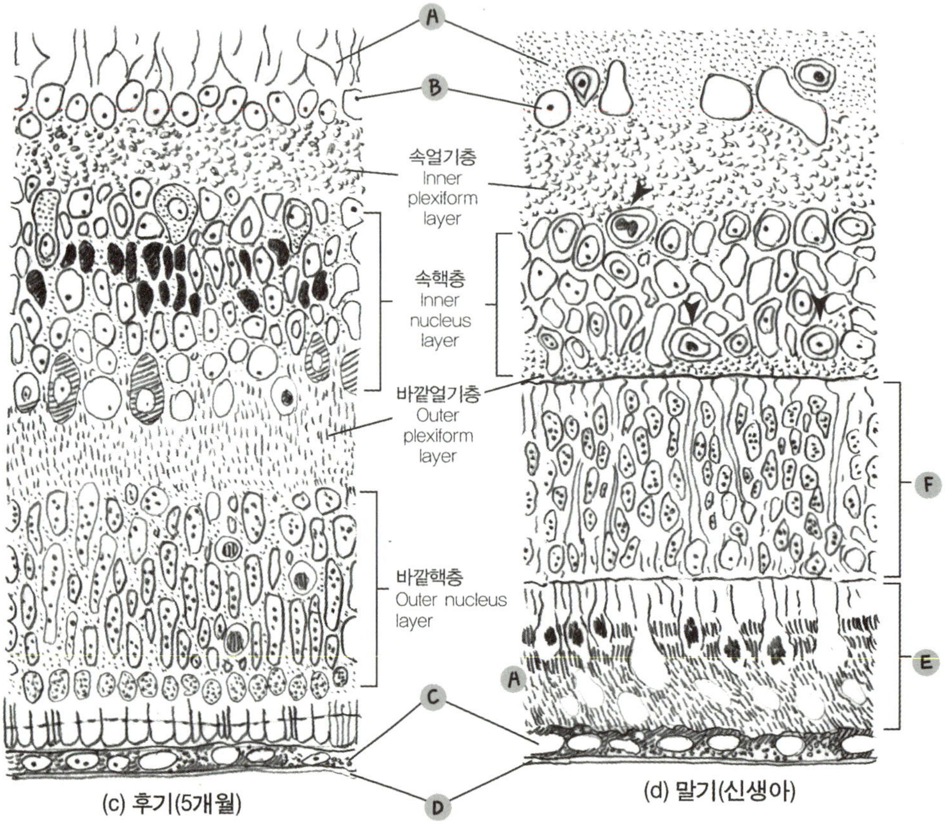

A ______________ B ______________ C ______________

D ______________ E ______________ F ______________

그림 3-27 망막 발생과정(II). 후기(c), 말기(d),

▶▶ 아래 그림의 밑줄 친 곳에 의학용어(한글 · 영어)로 기록하시오

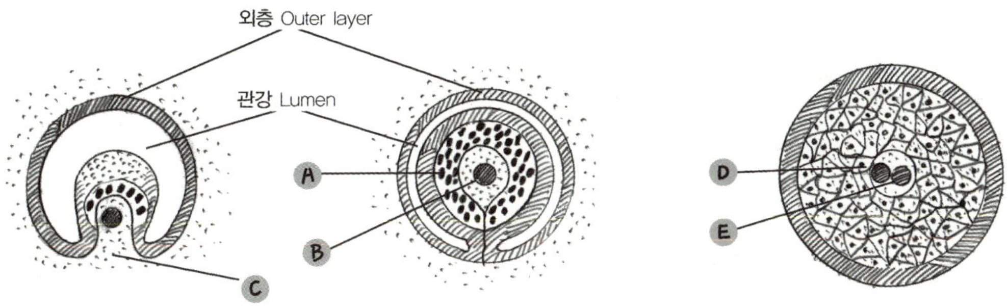

A___________________ B___________________ C___________________

D___________________ E___________________

그림 3-28 시각신경 발생의 가로면

▶▶ 아래 그림의 밑줄 친 곳에 의학용어(한글 · 영어)로 기록하시오

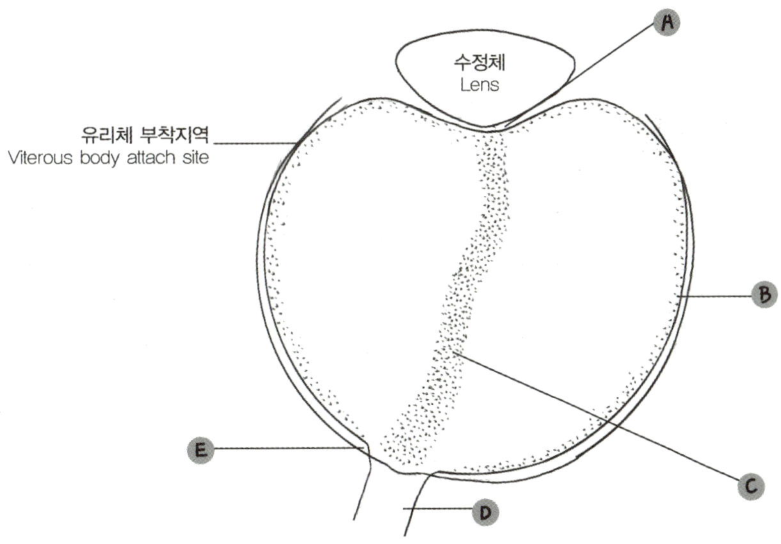

A___________________ B___________________ C___________________

D___________________ E___________________

그림 3-29 눈의 발생과정과 유리체

▶▶ 아래 그림의 밑줄 친 곳에 의학용어(한글 · 영어)로 기록하시오

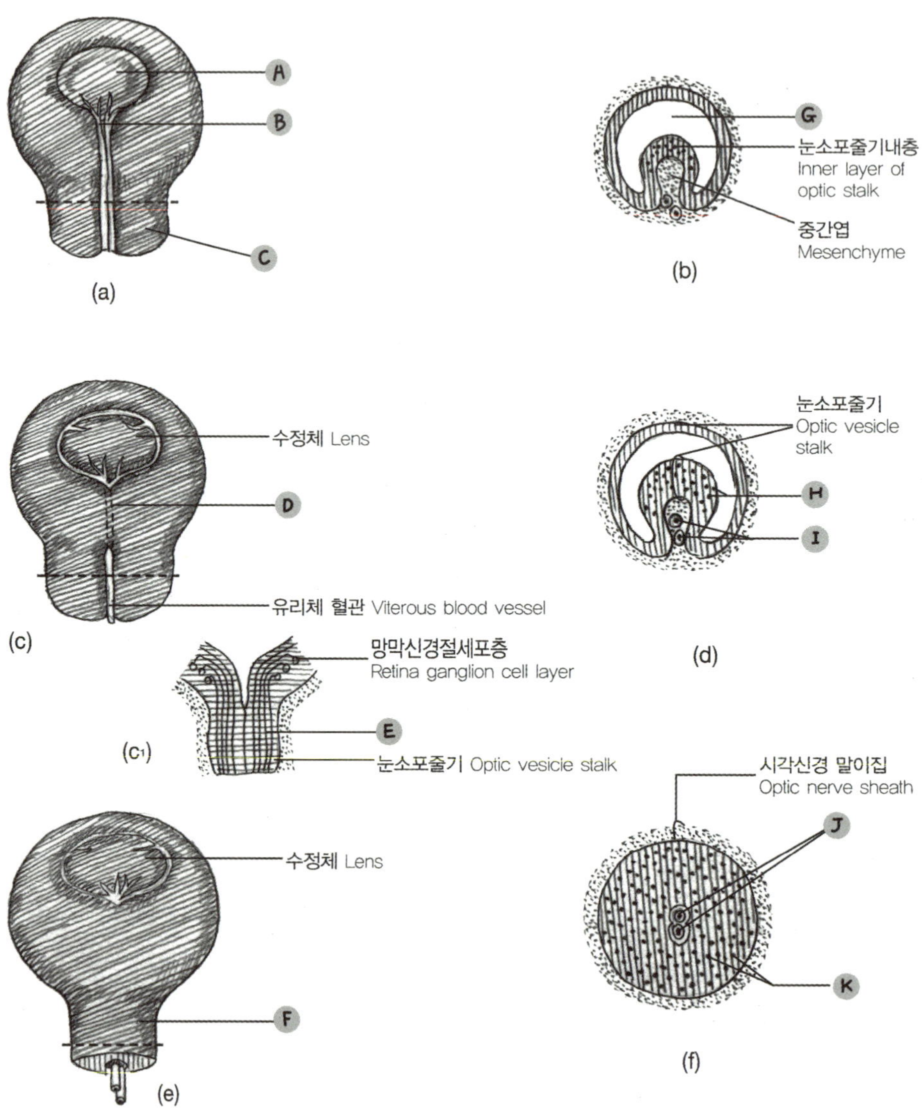

Ⓐ ______________ Ⓑ ______________ Ⓒ ______________

Ⓓ ______________ Ⓔ ______________ Ⓕ ______________

Ⓖ ______________ Ⓗ ______________ Ⓘ ______________

Ⓙ ______________ Ⓚ ______________

그림 3-30 눈의 발생과정(I)

▶▶ 아래 그림의 밑줄 친 곳에 의학용어(한글 · 영어)로 기록하시오

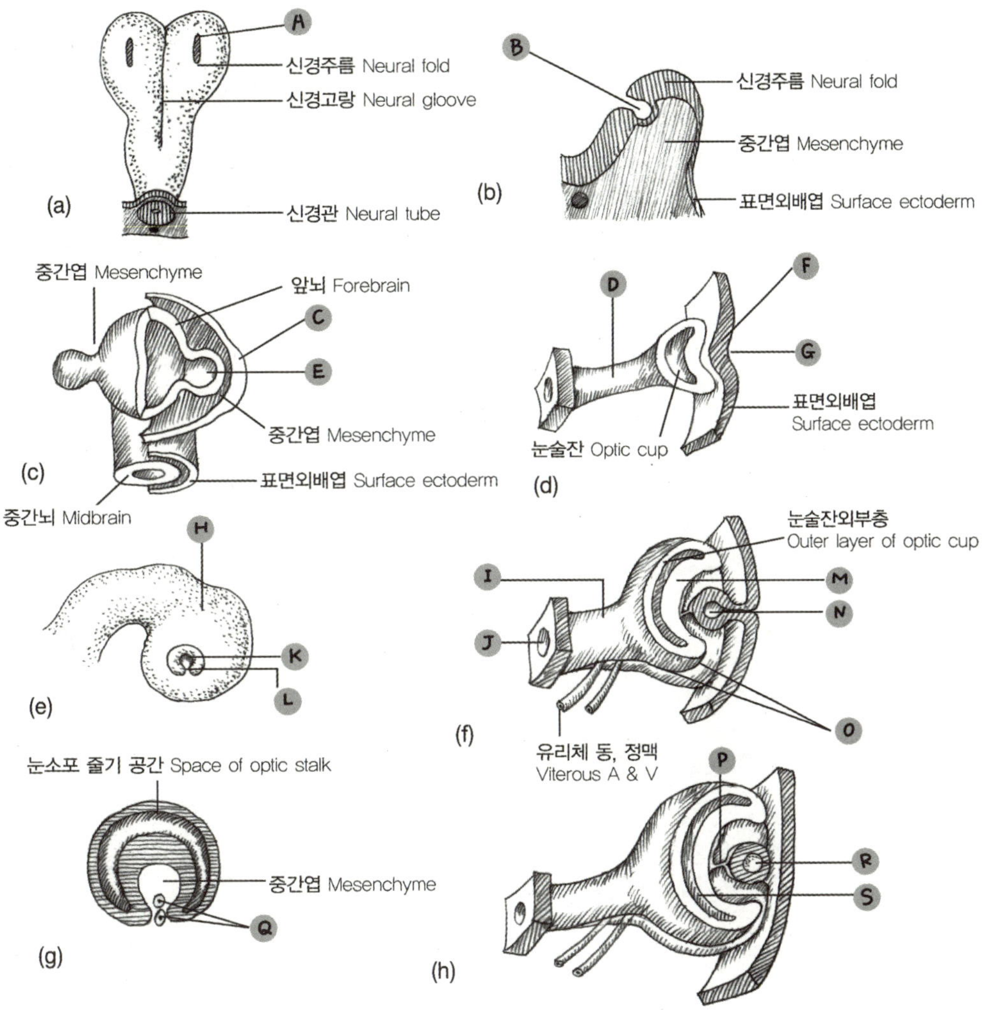

A ______________ B ______________ C ______________

D ______________ E ______________ F ______________

G ______________ H ______________ I ______________

J ______________ K ______________ L ______________

M ______________ N ______________ O ______________

P ______________ Q ______________ R ______________

S ______________

그림 3-31 눈의 발생과정(II)

▶▶ 아래 그림의 밑줄 친 곳에 의학용어(한글 · 영어)로 기록하시오

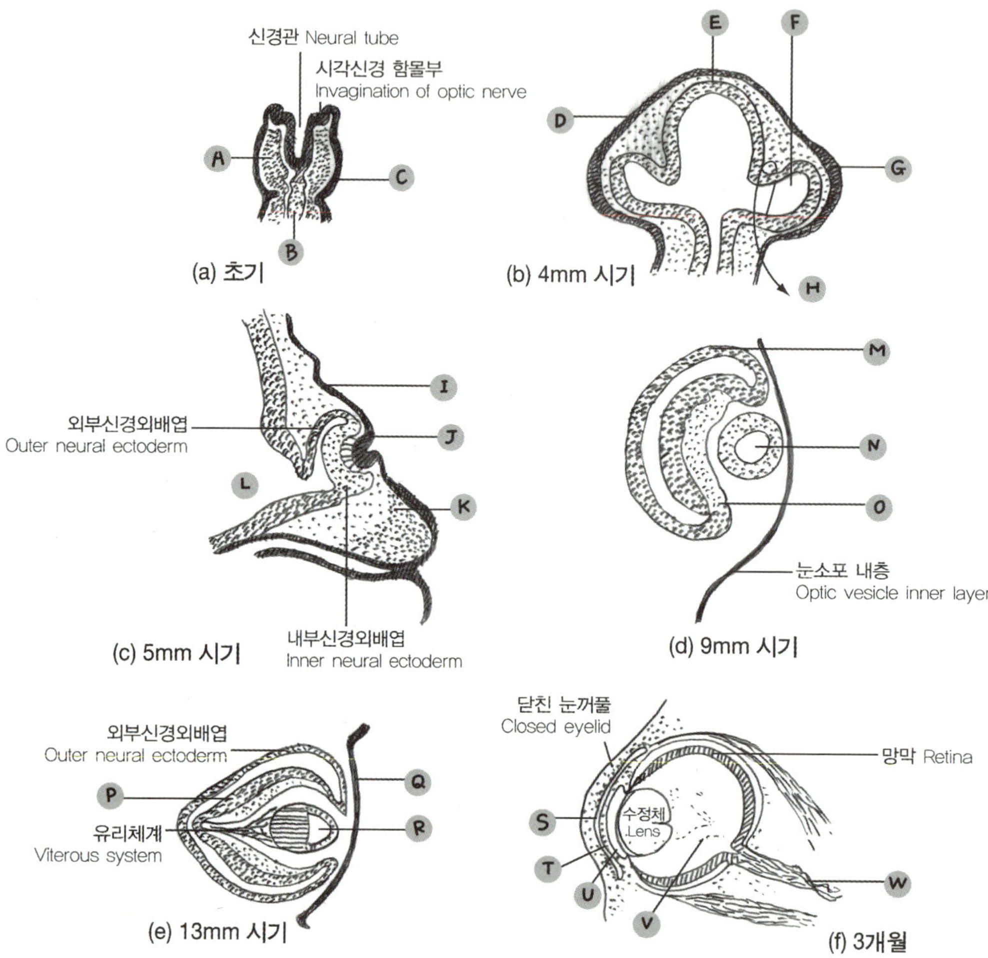

Ⓐ ____________ Ⓑ ____________ Ⓒ ____________

Ⓓ ____________ Ⓔ ____________ Ⓕ ____________

Ⓖ ____________ Ⓗ ____________ Ⓘ ____________

Ⓙ ____________ Ⓚ ____________ Ⓛ ____________

Ⓜ ____________ Ⓝ ____________ Ⓞ ____________

Ⓟ ____________ Ⓠ ____________ Ⓡ ____________

Ⓢ ____________ Ⓣ ____________ Ⓤ ____________

Ⓥ ____________ Ⓦ ____________

그림 3-32 눈의 배발생 단계

5. 눈의 유전Eye Genetics

• 정의 : 유전은 형질이 자손에 전도되는 것을 말한다. 즉, 유전은 유전자(gene)에 의해서 부모의 형질이 자손에 전해지는 특성을 가지는 것이다.

1) 유전의 기전

유전의 본체는 유전자(gene)에 의해서 이루어진다.
유전자는 구성이 DNA가 주체를 이루며, 이것은 다시 당, 인산, 염기의 조합에 의해서 이루어진다.
유전자의 특징은 스스로 복제하여 자신과 같은 물질은 생산하는 능력을 소유하고 있다.
인간은 남성과 여성이 각자 유전 물질을 교환하여 새로운 조합된 자손을 탄생한다.

2) 보통염색체 우성유전

보통염색 우성 유전의 조건은 다음과 같다.

• 남성과 여성은 같은 영향을 받을 수 있다.
• 자손에 대한 영향은 다음 세대에 나타난다.
• 가계성의 50%는 영향을 받는다.
• 유전적 특징은 다음 세대에 반드시 발생된다.
• 영향을 받은 자손은 영향을 준 양친이 있다.

인간의 눈에 연관된 보통염색체 우성유전은 선천성 녹내장, 마르판 증후군, 불완전 눈확형성, 시신경섬유종, 선천성 정지성 야맹 등이 있다.

3) 보통염색체 열성 유전

보통염색체 열성 유전 조건은 다음과 같다.

• 가족성을 가진다.
• 가족의 역사와 거의 유사하다.
• 남성과 여성은 같은 비율로 영향을 받는다.
• 영향을 받은 자손은 영향을 준 양친이 거의 표현되지 않는다.
• 자손의 약 50%는 잠재성 보인자를 가진다.
• 양친이 근친 결혼 경우는 발생확률이 상당히 높다.
• 형제의 약 25%는 질병을 나타낸다.

인간 눈에 연관된 보통염색체 열성 유전은 눈백색증, 로렌스 문 증후군, 갈락토스 증후군, 완전색맹 등이 있다. 특히 완전색맹은 저시력, 눈알떨림, 눈부심 등의 자각증상이 나타난다.

4) X 연관 열성 유전

이것은 성염색체 반성유전이라고도 한다. 유전의 조건은 다음과 같다.

- 남성은 여성에 비해서 발생빈도가 상당히 높다.
- 영향받은 남성은 영향을 준 어머니가 있다.
- 영향받은 남성의 아들은 표현되나 딸은 잠재성을 가진다.
- 친족은 영향받은 여성이 출생할 경우 의심을 가질 수 있다.

인간 눈의 반성 유전은 적녹색맹, 망막 색소 상피증 등이 있다.

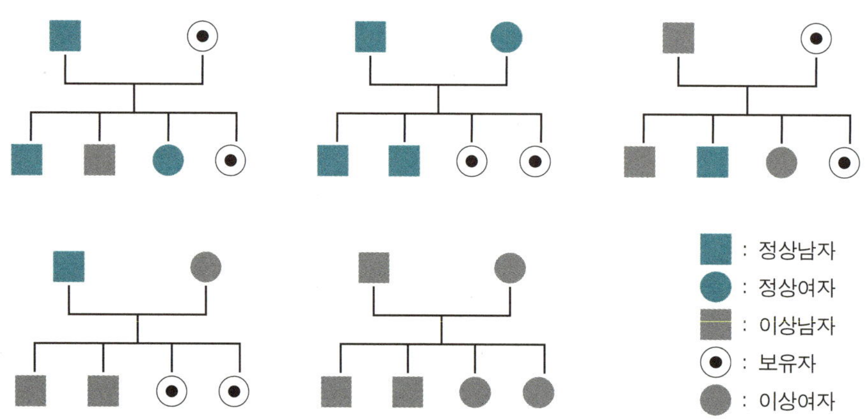

그림 3-33 X연관(부분색맹) 열성유전 모식도

5) Down 증후군

다운 증후군은 몽골리즘이라고 하는데, 그 원인은 보통염색체 21번이 3개인 경우를 말한다. 즉, 기외염색체를 가지는 것이 주원인이다. 이것은 통상 직접 원인이 산모의 연령이 고령인 경우 출산 때 주로 발생된다. 전신의 증상은 적은 키, 몽고인 형의 둥근 얼굴, 말안장코, 낮은 입술, 큰 혀, 부드러운 털, 비만, 적은생식기, 심장기형, 짧은 손가락, 지루성피부, 정신연령 저하, 근육기능 저하, 원숭이 모양의 손가락 지문 등을 가진다.

한편 눈에 대한 특징은 홍채의 과형성, 근시, 사시, 눈구석주름, 백내장, 원추각막, 눈알 떨림증, 눈격리증 같은 증상을 가지고 있다.

6) 기타 염색체 이상과 눈증상

표 3-7 염색체 이상과 눈 증상

병명	원인	눈 증상
Patau's 증후군	13번 염색체 이상	작은 눈알증, 홍채결손, 망막형성 이상, 눈 먼거리증
Edward's 증후군	염색체 E군 이상	작은 눈알증, 눈꺼풀 처짐, 안쪽눈 구석주름, 사시, 백내장, 각막혼탁, 녹내장, 시각신경 위축
Turner's 증후군	XO	눈꺼풀 처짐, 색맹, 사시, 백내장, 각막 혼탁, 선천녹내장
Wolf-Hirschhorn 증후군	4p 결손	눈꺼풀 처짐, 홍채결손
Cri du chat 증후군	5번 염색체 이상	고양이 눈, 안쪽눈구석주름, 교대내사시
13q 결손 증후군	13번 염색체 이상	눈확 이상, 두 눈 먼거리증, 안쪽눈 구석주름, 눈꺼풀 처짐

제4장

눈알Eye Ball

1. 눈알Eye ball의 특징
2. 눈알Eye ball의 막
3. 눈알Eye ball의 내용물contents

1. 눈알Eye ball의 특징

시각(Vision)은 특수 감각기관으로서 눈알과 눈알부속기로 구분된다(표 4-1). 이들은 주로 눈확내 공간 내에 위치하며 주변에는 결합조직, 신경조직, 지방조직, 근육조직 등이 에워 싸고 있다. 눈알은 눈확내 공간 내에 있으나 시각신경 구멍, 위눈확틈새, 아래눈확틈새, 코눈물관 등이 외부 통로를 제공한다. 눈확공간은 머리 뼈와 얼굴 뼈로 구성된다.

표 4-1 눈의 구성

외층(지지층)	각막, 공막
중간층(혈관층)	맥락막, 섬모체, 섬모체 돌기, 수정체, 홍채, 동공
내층(망막층)	망막, 막대세포, 원뿔세포, 중심오목
강	방수, 앞방, 뒷방, 유리체강
부속기관	눈확, 눈꺼풀, 속눈썹, 눈썹, 결막, 눈근육 등

눈알의 내면에서 눈알은 눈확안의 약 1/3을 차지하고 눈확의 전방부에 위치한다. 이들 주위는 지방조직과 결합조직 등이 외부충격에 대해 보호되고, 마찰을 방지하게 된다.

눈알은 분포위치에 따라 다음과 같이 분류된다(표 4-2).

표 4-2 눈알 분류

막성 구조	외막(섬유막)	각막(투명) 공막(불투명)
	중간막(포도막)	홍채, 섬모체, 맥락막
	내막(신경막)	망막(투명)
눈알 내용물	수정체, 유리체, 방수 등	
눈알 부속기관	눈확, 눈꺼풀, 결막, 외안근, 눈물샘, 눈썹, 신경, 혈관, 결합조직, 피부, 털 등	

▶▶ 아래 그림의 밑줄 친 곳에 의학용어(한글 · 영어)로 기록하시오

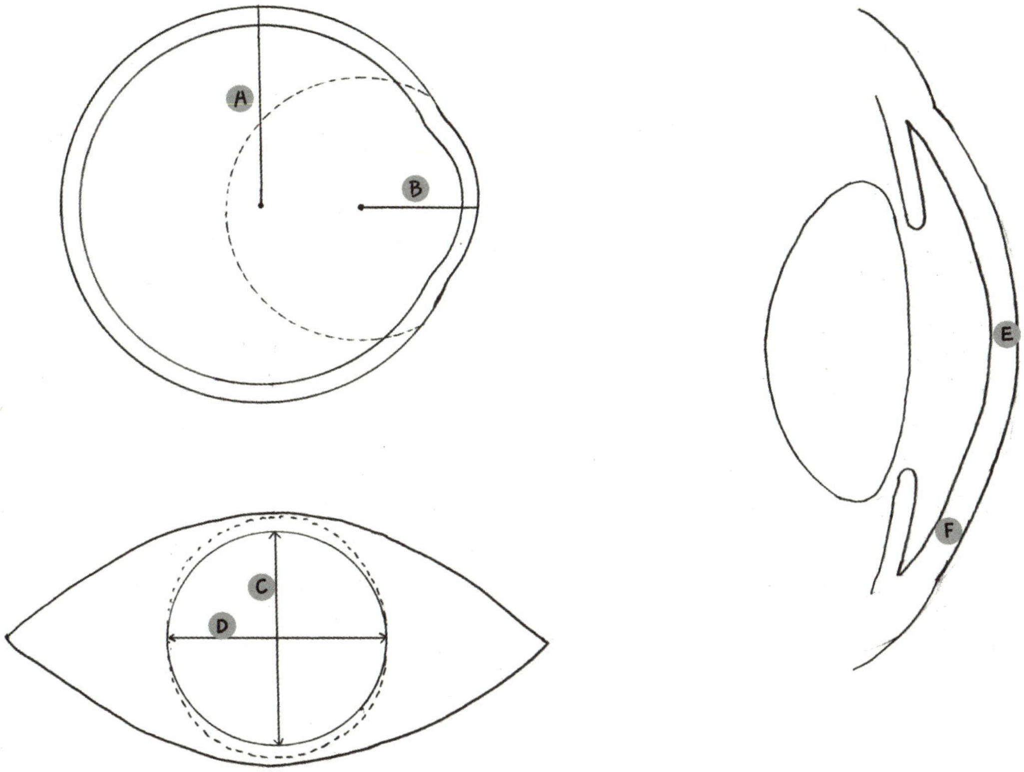

A ______________________ B ______________________ C ______________________

D ______________________ E ______________________ F ______________________

그림 4-1 눈알의 각종 계수치

▶▶ 아래 그림의 밑줄 친 곳에 의학용어(한글 · 영어)로 기록하시오

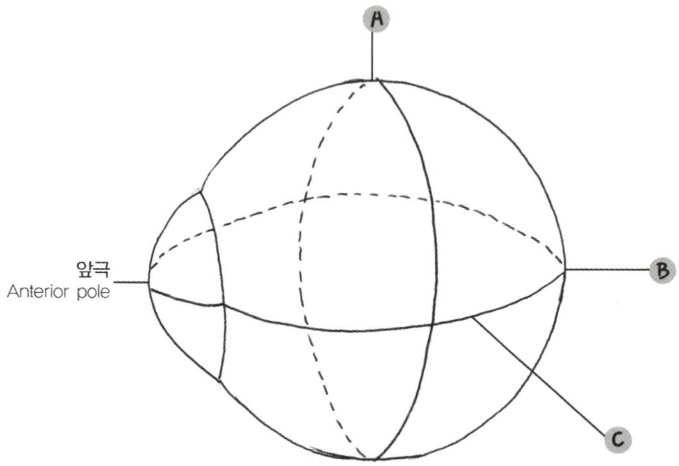

(a) 눈알 모식도

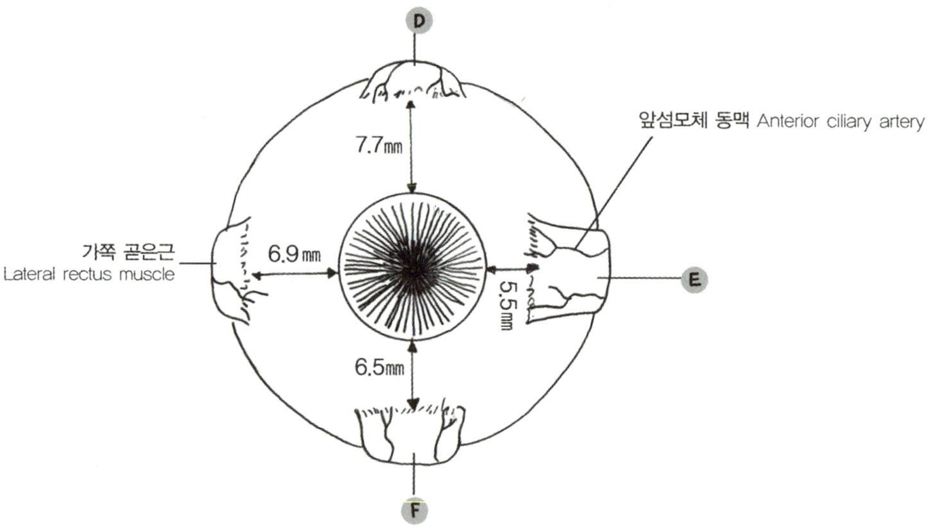

(b) 곧은근의 정지부와 각막가장자리 사이 거리

A ______________ B ______________ C ______________

D ______________ E ______________ F ______________

그림 4-2 눈알의 모식도(a)와 곧은근 정지부와 각막가장자리 사이 거리(b)

▶▶ 아래 그림의 밑줄 친 곳에 의학용어(한글 · 영어)로 기록하시오

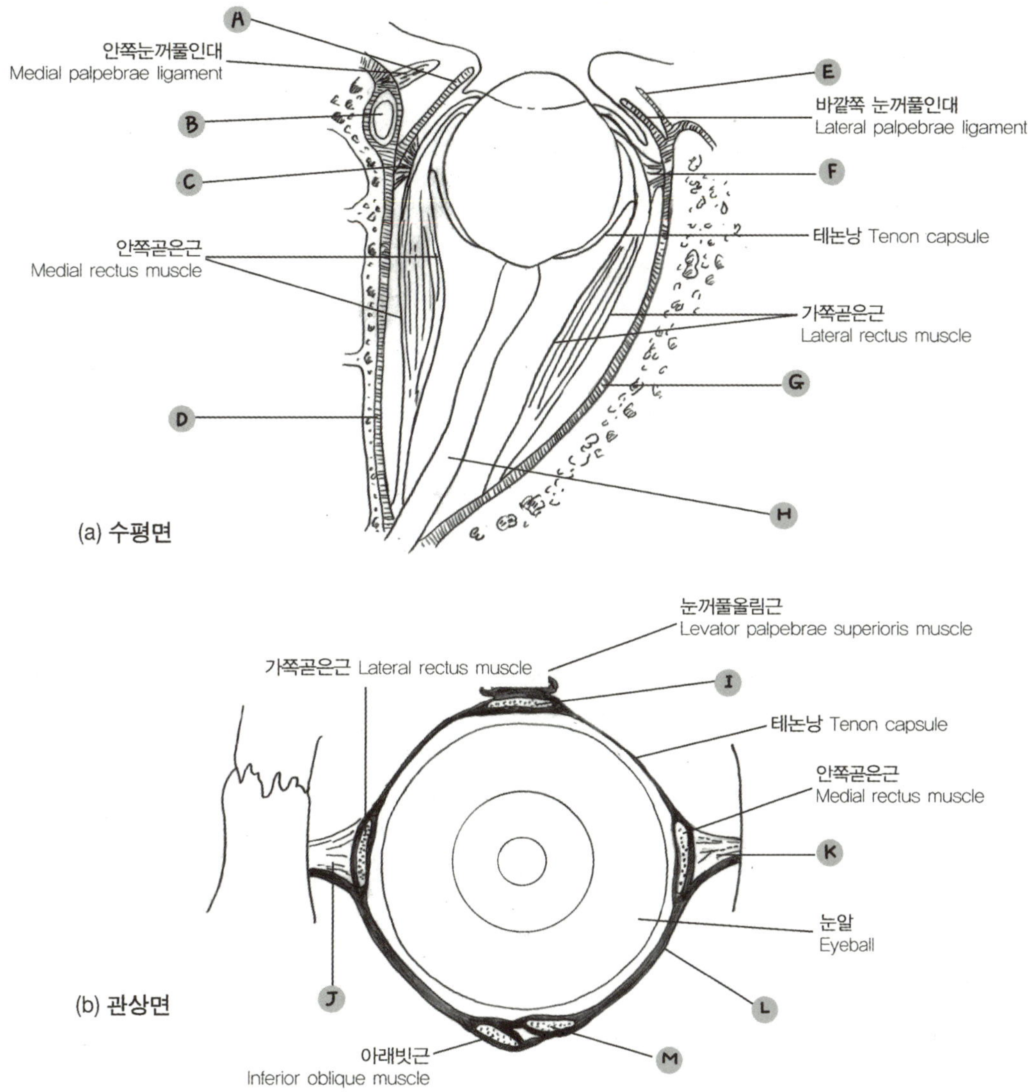

Ⓐ ______________ Ⓑ ______________ Ⓒ ______________

Ⓓ ______________ Ⓔ ______________ Ⓕ ______________

Ⓖ ______________ Ⓗ ______________ Ⓘ ______________

Ⓙ ______________ Ⓚ ______________ Ⓛ ______________

Ⓜ ______________

그림 4-3 눈확 주변 구조물 수평면(a)과 관상면(b)

▶▶ 아래 그림의 밑줄 친 곳에 의학용어(한글 · 영어)로 기록하시오

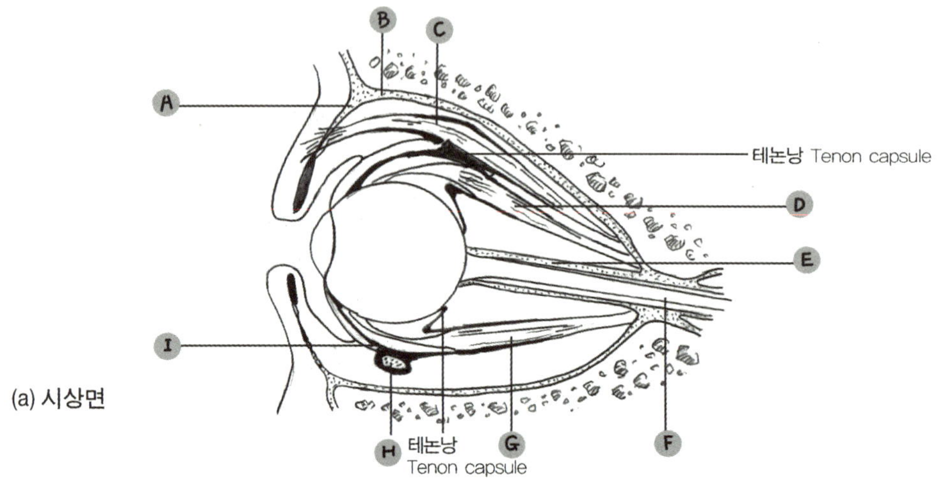

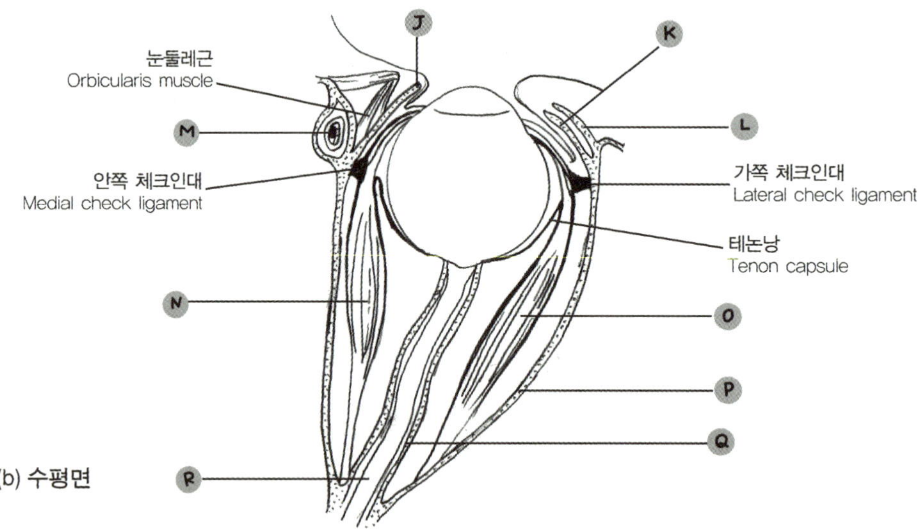

A ______	B ______	C ______
D ______	E ______	F ______
G ______	H ______	I ______
J ______	K ______	L ______
M ______	N ______	O ______
P ______	Q ______	R ______

그림 4-4 눈확의 시상면(a)과 수평면(b)

▶▶ 아래 그림의 밑줄 친 곳에 의학용어(한글 · 영어)로 기록하시오

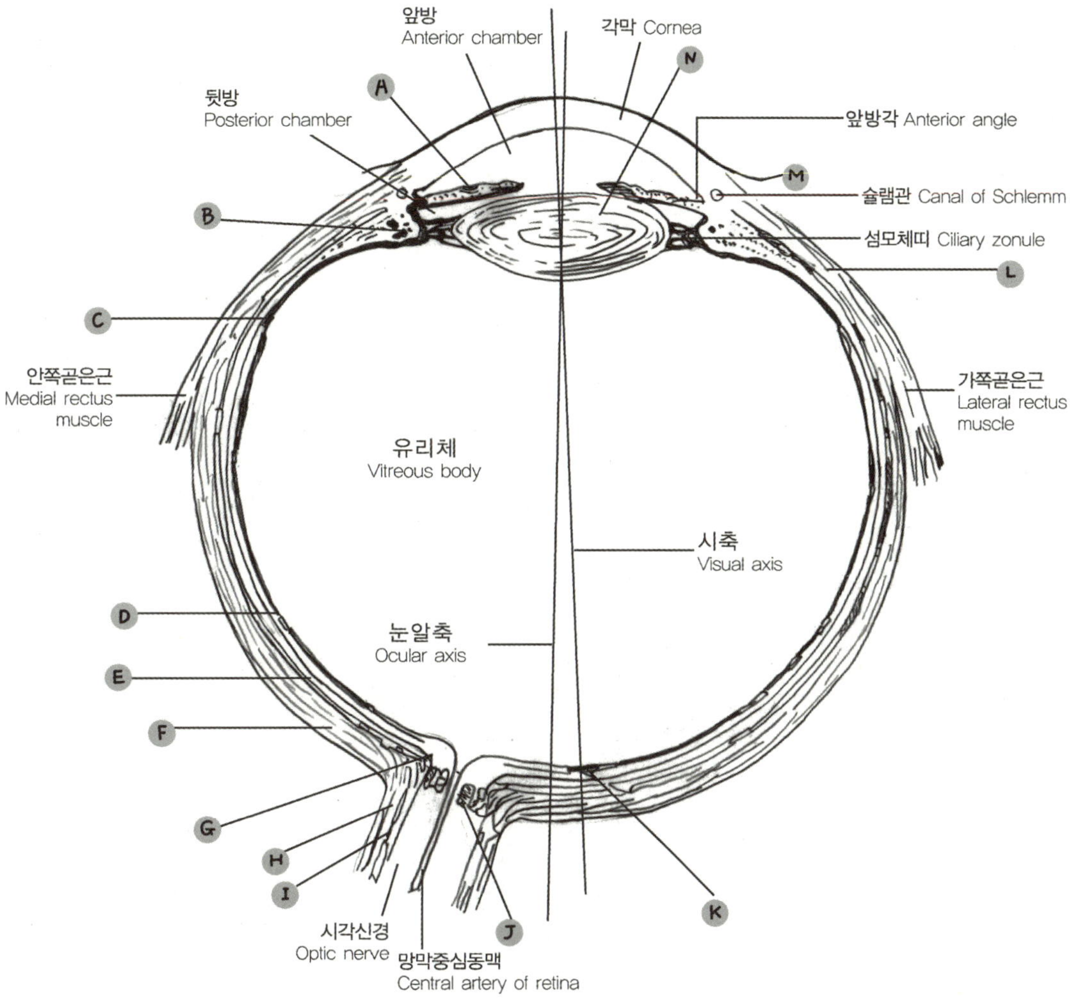

A ________________ B ________________ C ________________

D ________________ E ________________ F ________________

G ________________ H ________________ I ________________

J ________________ K ________________ L ________________

M ________________ N ________________

그림 4-5 시축을 기준으로 눈알을 수평면

▶▶ 아래 그림의 밑줄 친 곳에 의학용어(한글 · 영어)로 기록하시오

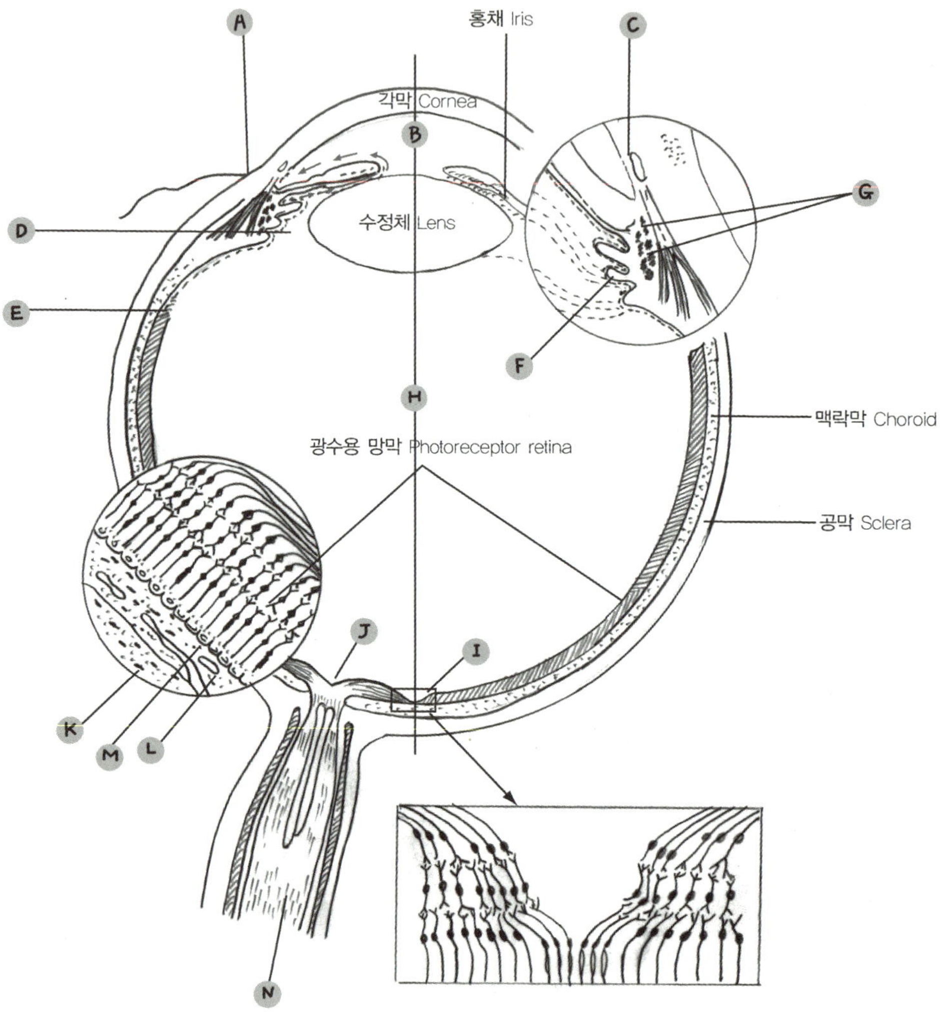

A ______________ B ______________ C ______________

D ______________ E ______________ F ______________

G ______________ H ______________ I ______________

J ______________ K ______________ L ______________

M ______________ N ______________

그림 4-6 눈알의 특수부위

▶▶ 아래 그림의 밑줄 친 곳에 의학용어(한글 · 영어)로 기록하시오

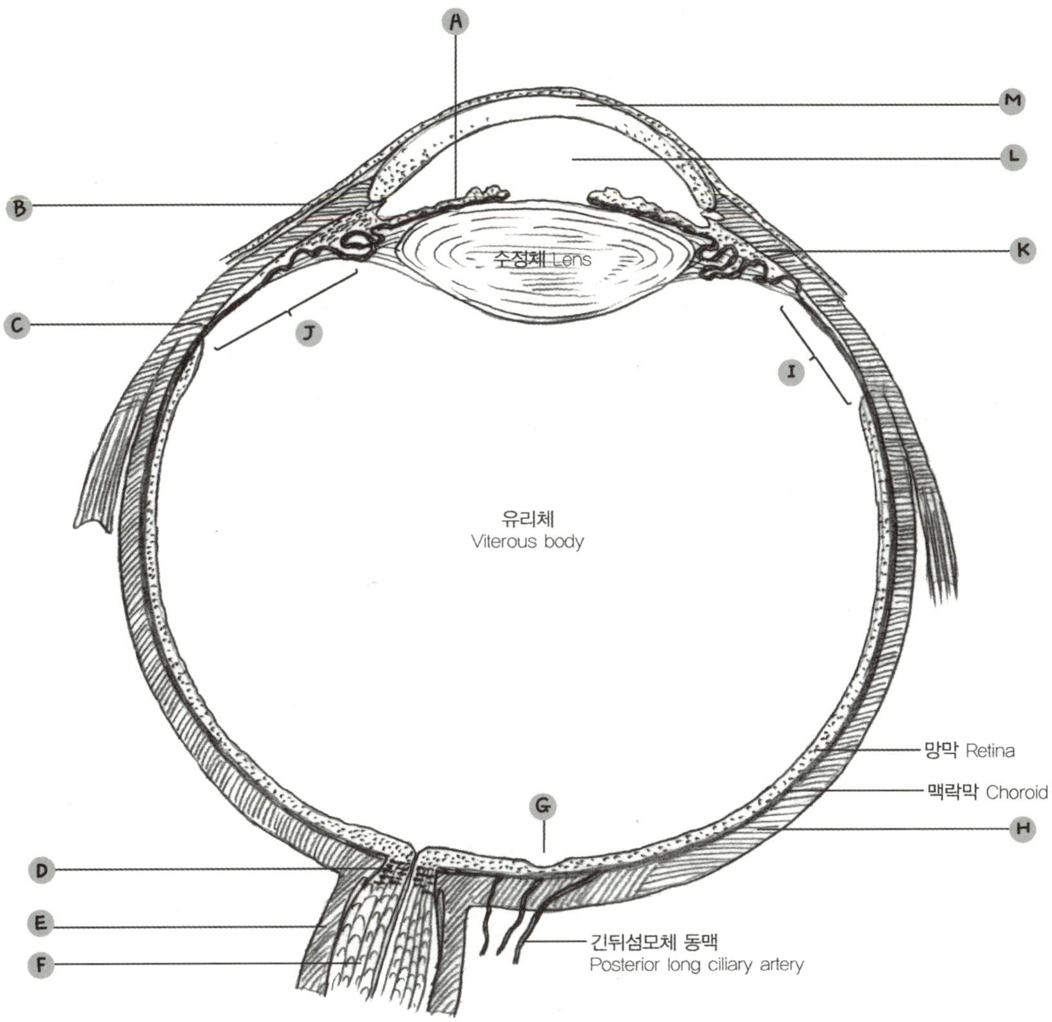

Ⓐ ______________ Ⓑ ______________ Ⓒ ______________

Ⓓ ______________ Ⓔ ______________ Ⓕ ______________

Ⓖ ______________ Ⓗ ______________ Ⓘ ______________

Ⓙ ______________ Ⓚ ______________ Ⓛ ______________

Ⓜ ______________

그림 4-7 눈알의 단면

▶▶ 아래 그림의 밑줄 친 곳에 의학용어(한글 · 영어)로 기록하시오

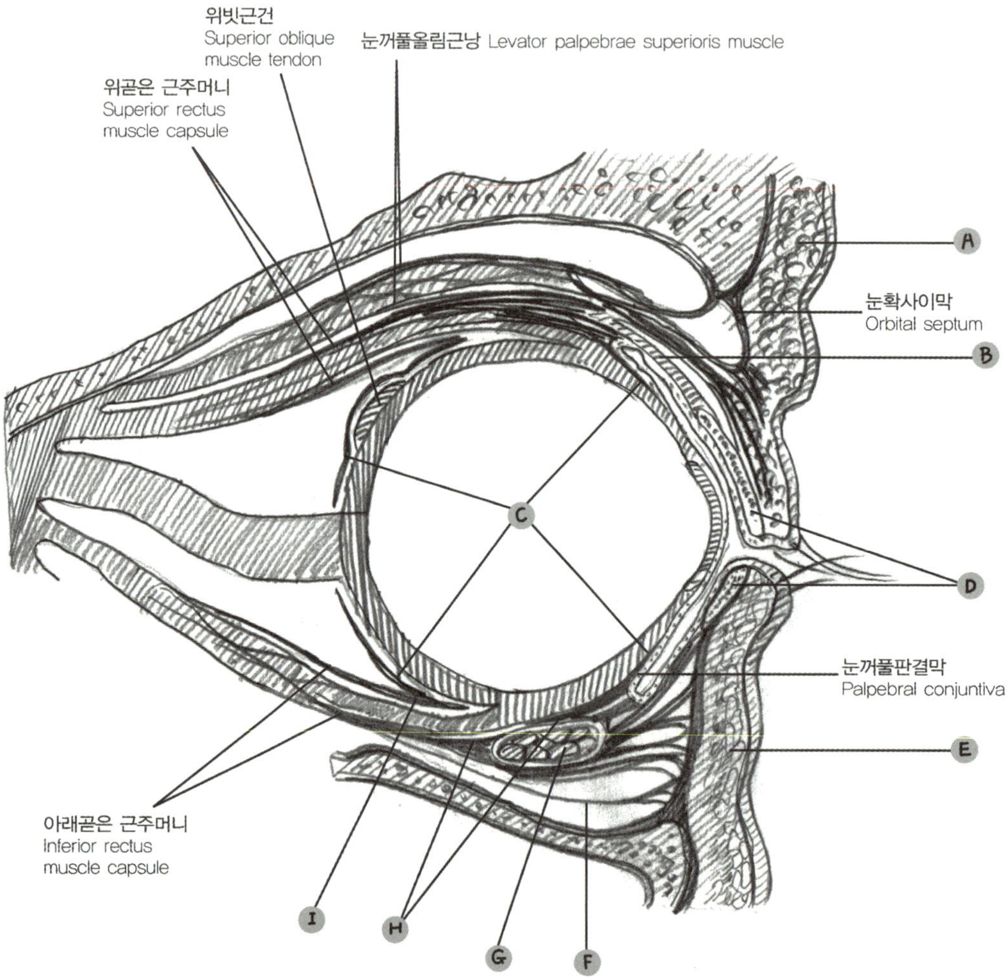

A __________ B __________ C __________

D __________ E __________ F __________

G __________ H __________ I __________

그림 4-8 눈알과 주변조직

▶▶ 아래 그림의 밑줄 친 곳에 의학용어(한글 · 영어)로 기록하시오

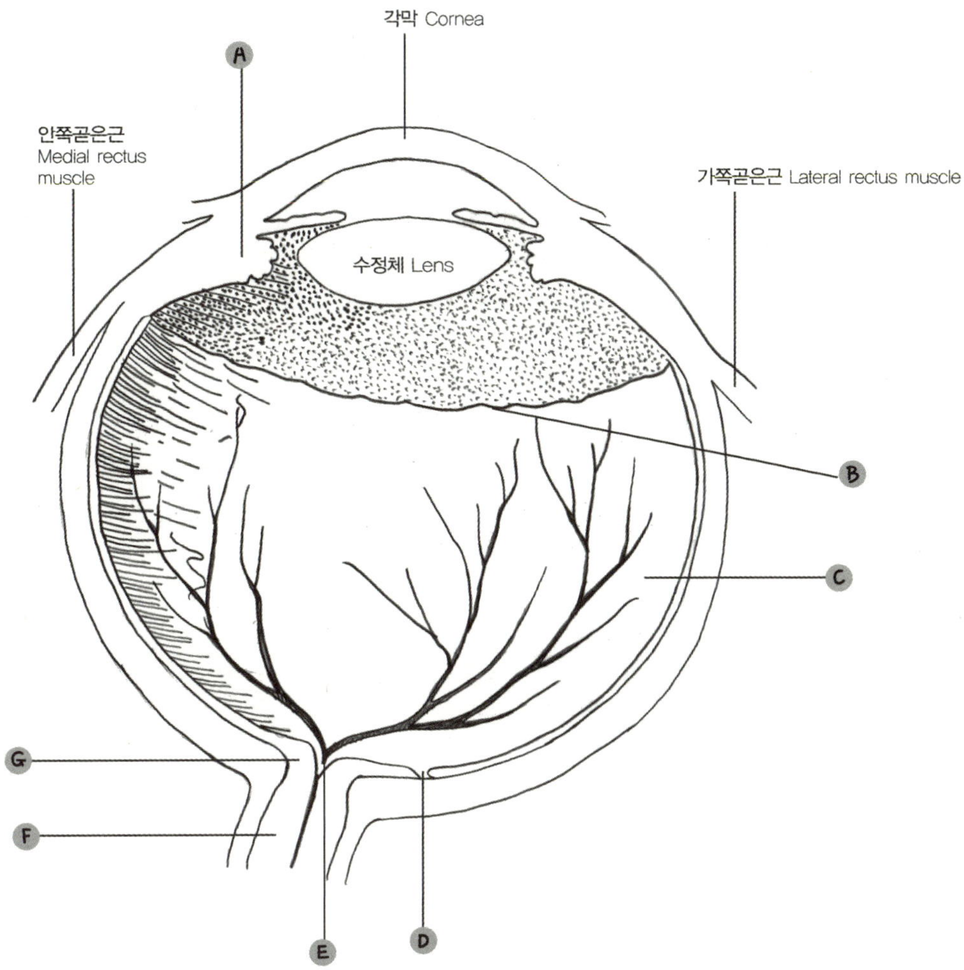

Ⓐ ____________________ Ⓑ ____________________ Ⓒ ____________________

Ⓓ ____________________ Ⓔ ____________________ Ⓕ ____________________

Ⓖ ____________________

그림 4-9 시각신경을 기준으로 눈알의 수평단면

▶▶ 아래 그림의 밑줄 친 곳에 의학용어(한글 · 영어)로 기록하시오

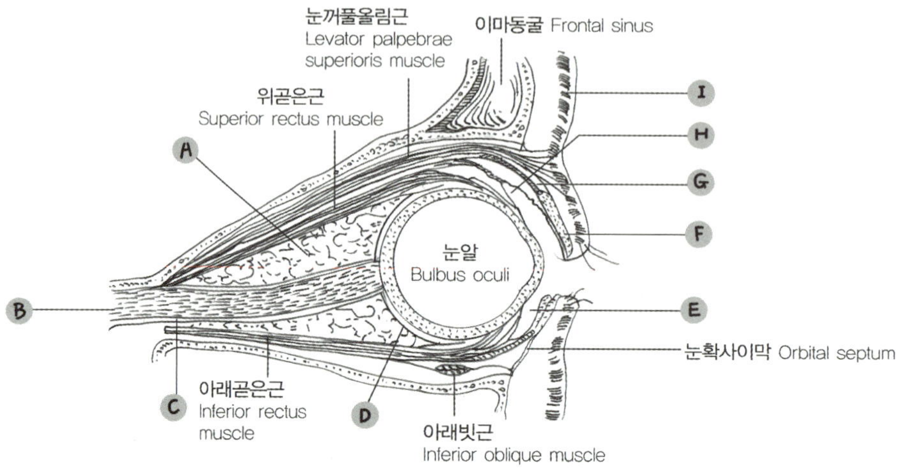

A ______________ B ______________ C ______________

D ______________ E ______________ F ______________

G ______________ H ______________ I ______________

그림 4-10 눈알 주변의 조직

▶▶ 아래 그림의 밑줄 친 곳에 의학용어(한글 · 영어)로 기록하시오

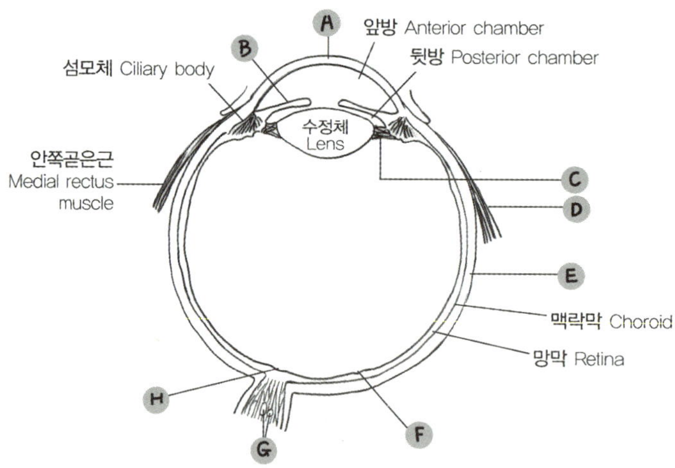

A ______________ B ______________ C ______________

D ______________ E ______________ F ______________

G ______________ H ______________

그림 4-11 눈알 수평면

2. 눈알Eye ball의 막membrane

1) 눈알 외막(Outer membrane)

눈알의 외막은 섬유성분으로 구성된 각막(cornea)과 공막(sclera)으로 구성된다(표 4-3).

표 4-3 각막과 공막의 차이점

구분	각막	공막
위치	눈알의 전방 1/6	눈알의 후방 5/6
색깔	무색	흰색
기능	굴절, 자외선 차단, 광선투과	눈알 내부 보호, 눈알 형태 유지, 외안근 부착, 광선 차단

(1) 각막(Cornea)

☐ 특징

- 투명하고 눈알 앞부분의 1/6을 차지한다.
- 오전에 두껍고 오후는 얇다.
- 직경은 약 수평 11.7㎜, 수직 10.7㎜로서 평균 약 11㎜이다.
- 두께는 중심부 500~550㎛, 주변부 700~1,000㎛로서 중심부위가 두텁다.
- 전체굴절력은 +43D이다.
- 대사는 각막 가장자리의 혈관, 앞방수, 누액이 공급한다.
- 대기로부터 산소가 공급된다.
- 각막 가장자리에서 공막과 연결된다.

☐ 기능

- 눈알 내용물의 보호와 광선굴절을 한다.
- 투명성 조건 : 균일한 섬유 구조, 무혈관, 정상탈수 유지
- 각막의 구성은 5개의 층으로 나누어지며 이들은 서로 다른 기능을 한다(표 4-4).

표 4-4 각막 구조와 특징

층	특징
상피층	재생가능, 지각신경 분포(삼차신경), 중층편평상피세포
전경계막(보우만)층	상피의 지지, 두께는 8~10㎛, 균질 교원섬유 구성, 막성구조
각막실질	각막 두께의 90%, 두께는 2㎛, 함수율 유지, 재생가능
뒤경계막(데스메막)	두께 10㎛, 세균 방어, 막성구조
내피층	육각형 단층편평세포, 각막 물질흡입조절, 재생 불가능, 연령에 따라 형태변화

(2) **공막**(Sclera)

눈알의 후반부 5/6을 차지한다. 치밀한 교원성 섬유조직으로 구성된다. 불투명한 색으로 65~70%의 함수율을 가진다. 교원섬유크기가 다양하고 무질서하게 배열되어 있다(표 4-5).

앞쪽은 각막, 뒤쪽은 시각신경의 초와 연결되며, 두께는 약 0.3㎜인 직근 부착 부위가 가장 얇고, 약 1㎜인 시각신경 주위가 가장 두텁다.

공막의 대사 작용은 상공막의 혈관이나 맥락막 혈관에서 공급된다.

표 4-5 공막의 특징

구분	내용
상공막	공막 외면, 얇은 혈관성조직, 공막에 대사기능
사상판	시각신경의 섬유체 구성, 시각신경 풍부 통과 구조물: 긴 · 짧은뒤섬모체동맥과 긴 · 짧은섬모체 신경 4개의 또아리정맥 7개의 앞섬모체 동 · 정맥
갈색판	공막 내층, 맥락막 연결부위 멜라닌 세포에 의해 갈색

2) 눈알 중간막(Middle membrane)

눈알의 중간막은 혈관이 발달되고 멜라닌이 풍부한 포도막층이다. 이들의 구성은 홍채, 섬모체, 맥락막으로 된다(표 4-6).

표 4-6 포도막의 구성

종류	구분
맥락막	큰 정맥층, 작은 정맥층, 모세혈관
섬모체	갈색판, 혈관층, 섬모체근, 상피지역
홍채	앞쪽 가장지리, 기질, 상피조직

(1) **홍채**(Iris)

홍채는 중앙에 동공의 크기를 조절하여 눈에 들어가는 광량을 조절하는 카메라의 조리개역할을 한다.

이것은 얇고 수축이 강하게 되며 중앙에 동공이라는 소공이 있다. 섬모체에 오는 대홍채동맥륜에서 오는 방사상모양의 작은 혈관에 의해 혈액이 들어간다.

표 4-7 홍채 구조

전경계층	간질의 멜라닌세포와 결합조직이 치밀하게 농축되어 이루어진 불연속 층
실질층	혈관이 풍부한 결체조직으로 섬유아세포, 색소세포, 교원섬유, 기질이 포함
근육층	동공조임근은 수축하면 동공축소, 동공확대근은 수축하면 동공확대
후상피층	두층으로 구성되며, 많은 양의 멜라닌 색소를 보유

동공의 조절은 자율신경이 지배하는 동공근육에서 이루어진다.

동공의 크기는 신생아는 직경이 2㎜, 청소년은 3.4㎜에서 4㎜, 노인은 2㎜가 된다.

동공축소작용은 동공조임근이 밝은 빛이나 조절에 의해 동공을 수축한다. 이것은 부교감신경이 지배한다.

한편 동공확대작용은 동공확대근이 저조도의 빛이나 흥분, 공포 상태 때 동공을 확대시킨다. 이것은 교감신경이 지배한다.

홍채의 혈액공급은 섬모체에 형성된 대홍채동맥륜으로부터 실질로 뻗어나오는 방사상의 작은 혈관들에 의해혈액이 공급된다. 대홍채동맥륜은 2개의 긴뒤섬모체동맥과 7개의 앞섬모체동맥으로 구성된다.

(2) **섬모체**(Ciliary body)

섬모체는 수정체의 조절에 관계하며, 직각삼각형 모양의 조직으로 민무늬근육과 혈관으로 구성된다(표 4-8). 혈액공급은 대홍채동맥륜에서 오며 또아리정맥에서 배출된다. 섬모체 안쪽에는 중심을 향한 다수의 돌기가 있으며 이 돌기에서 많은 가닥의 섬유가 나와 수정체와 연결된다.

이것이 섬모체띠이다. 이것은 이완되면 수정체의 조절에 직접 관계한다.

표 4-8 섬모체의 구조

구분	특징
상피 조직	섬모체내 입방세포
실질 조직	혈관과 멜라닌 세포 풍부, 근육 포함, 소성결합조직
근육 조직	수정체 조절
섬모체 돌기	방수 생산과 배출

섬모체의 혈관은 섬모체 동맥, 정맥, 모세혈관으로 구성되며, 홍채의 주변부에 대홍채동맥륜이 분포한다. 대홍채동맥륜은 주로 긴뒤섬모체동맥의 가지로 구성되며, 섬모체에 영양을 공급한다.

한편 지각신경은 긴섬모체신경에서 나오며, 운동신경은 짧은 섬모체신경에서 나온 부교감신경의 지배를 받는다.

(3) 맥락막(Choroid)

맥락막은 혈관이 발달된 층으로 망막의 외층에 영양을 제공한다. 이들 혈관은 망막과 공막 사이에 0.1~0.2㎜로 이루어지며, 갈색으로 망막의 외층 1/3에 주로 대사기능을 제공한다. 또한 공막을 통해 들어오는 광선을 멜라닌 색소가 차단한다.

맥락막혈관층의 안쪽은 Bruch막, 바깥쪽은 맥락막상부와 연결되고 있다.

특히 맥락막모세혈관은 망막색소상피세포와 광수용체세포에 대사작용을 한다.

표 4-9 맥락막 구조와 특징

구분	특징
혈관	실질층으로 혈관, 교원섬유, 탄력섬유, 색소세포로 구성
모세혈관	주머니 모양으로 확대된 곳에 모세혈관으로 구성 황반부에는 모세혈관 밀도가 가장 높고 내강도 넓다.
부르크막	맥락막과 망막을 구분, 5개 요소로 구성 모세혈관의 내피 교원섬유의 외층 탄력섬유의 층 교원섬유의 내층 망막색소상피의 바닥막

3) 눈알 내막(Inner membrane)

눈알의 내막은 신경층으로 이들은 주로 망막으로 구성된다.

(1) 망막(Retina)

망막은 눈알의 내층으로 영상이 이루어지는 곳이다. 또한 이곳은 눈알 후방 2/3의 맥락막 안쪽을 덮는 신경조직으로서 무색투명하다(표 4-10).

표 4-10 망막의 구조

종류	특징
색소상피층 pigment epithelium	육각형의 단층세포
광수용체세포 visual cell layer	원뿔세포와 막대세포
바깥경계막 external limiting membrane	광수용체세포의 외절통과
바깥핵층 outer nuclear layer	원뿔세포, 막대세포의 핵
바깥얼기층 outer plexiform layer	광수용체세포 축삭, 양극세포, 수평세포 가지돌기, 뮬러세포로 형성
속핵층 inner nuclear layer	양극, 수평, 무축삭 세포, 뮬러세포 핵
속얼기층 inner plexiform layer	양측세포, 무축삭세포, 신경절세포 사이 연접부
신경절세포층 ganglion layer	신경절세포의 핵
신경섬유층 nerve fiber layer	신경절세포의 축삭
속경계막 internal limiting layer	유리체막 과립층

망막은 톱니둘레는 0.1㎜, 후극부 0.23㎜ 두께를 가지며, 앞쪽은 톱니둘레에, 뒤쪽은 시각신경원반과 견고히 결합되어있다.

☐ 광수용체 세포(Visual cell)

광수용체세포에는 광선을 수용하는 세포로서 원뿔세포와 막대세포로 구분된다.

막대세포는 약 1억 2,000만 개로서 망막의 주변부에 주로 분포하며, 추체 원뿔세포는 600~700만 개로 황반부에 주로 분포하고 있다. 막대세포는 낮은 조도에서 광각 기능을 하고, 원뿔세포는 높은 조도에서 색각 기능과 중심시력기능을 수행한다(표 4-11).

표 4-11 시세포의 특징

특징	구분	
	원뿔세포	막대세포
모양	막대	원추
기능	색각, 중심시력	광각기능
최대기능 파장	555nm	505nm
최대분포지역	중심오목	주변부
시각기능	중심시력, 색각	주변시력, 광각
세포 수	약 600~700만개	약 1억 2,000만 개
순응	명순응(1~2분)	암순응(50~60분)

(2) 망막의 특수부위

☐ 황색원반(Macula)

황색원반은 시각신경유두의 약 3㎜ 외측 약간 하방에 있는 타원형의 함몰지역이다.

중앙에는 가장 함몰되어, 망막에서 가장 얇은 곳이며 광반사가 나타나는 부위로 중심오목이라 한다.

중심 오목에는 뮬러세포나 혈관이 없으며, 중앙의 0.5~0.6㎜ 부위에는 막대세포는 없고 원뿔세포만 존재한다. 이곳은 크산토필 색소가 있어 노란색 반사를 나타낸다.

❑ 시각신경 원반(Optic papilla)

시각신경섬유로 구성되어 사상판, 맥락막과 부착되어 있다. 이곳에는 시세포가 없으므로 시각 기능은 전혀 없다. 따라서 생리적 암점이다. 한편 녹내장이 되면 이곳은 커진다.

기능은 시신경섬유의 모임지역이며 눈혈관이 통과되는 곳이다.

❑ 톱니둘레(Ora serratus)

이곳은 시각세포는 없으며, 망막은 톱니둘레에서 섬모체상피가 되어 홍채후면까지 연결된다. 따라서 시각 기능은 없으나 망막과 섬모체가 이행되는 지역이다.

(3) 망막 혈관과 신경

망막의 혈관은 외부 1/3은 맥락막 모세혈관층에서 영양 공급을 받고, 내부 2/3는 망막중심동맥에서 영양을 공급받으나, 중심오목은 맥락막 모세혈관에서 혈액공급을 받는다.

그러나 신경망막의 내층은 망막혈관에서 포도당과 산소를 공급받는다.

망막의 지배 신경은 교감신경에서 혈관의 지배를 하나, 지각과 감각신경은 거의 없다.

따라서 망막손상은 통증은 없으나 시각장애를 받는다. 이때의 자각증상은 암점으로 나타난다.

❑ 망막중심동맥(Central retina artery)

망막중심동맥은 눈동맥의 분지로 눈알 후방 내하측에서 시각신경을 관통하여, 내부로 들어가 사상판을 거쳐 시각신경유두의 중앙에서 여러 가지로 분지되어 망막 전체에 분포한다.

❑ 망막중심정맥(Central retinal vein)

망막중심정맥은 망막중심동맥과 같이 주행하여, 눈알 후방의 시각신경의 경질막을 관통하여 시각신경을 통과한다.

▶▶ 아래 그림의 밑줄 친 곳에 의학용어(한글 · 영어)로 기록하시오

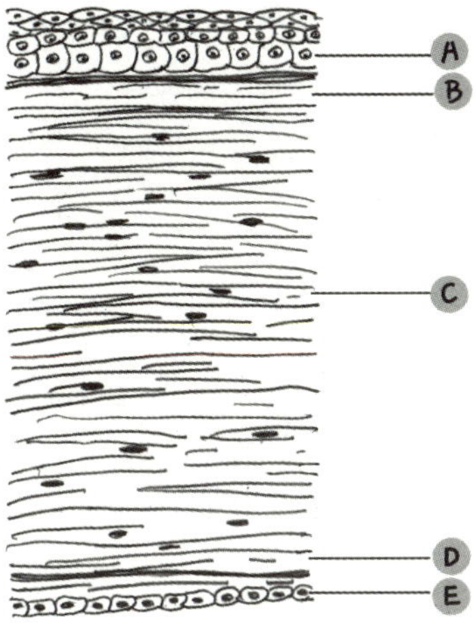

Ⓐ ______________ Ⓑ ______________ Ⓒ ______________

Ⓓ ______________ Ⓔ ______________

그림 4-12 각막의 구조

▶▶ 아래 그림의 밑줄 친 곳에 의학용어(한글 · 영어)로 기록하시오

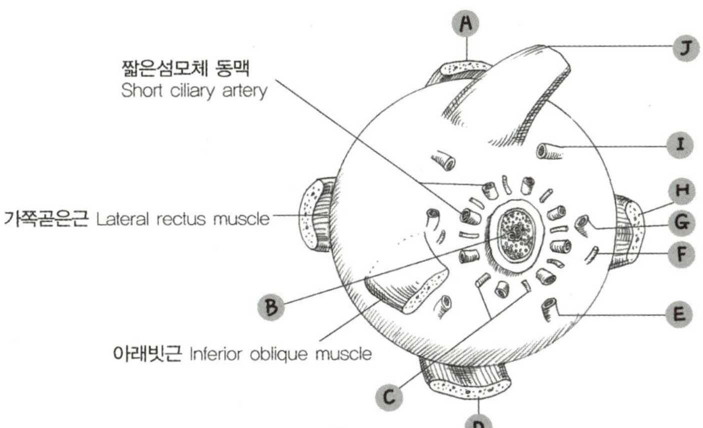

Ⓐ ______________ Ⓑ ______________ Ⓒ ______________

Ⓓ ______________ Ⓔ ______________ Ⓕ ______________

Ⓖ ______________ Ⓗ ______________ Ⓘ ______________

Ⓙ ______________

그림 4-13 공막의 후면

▶▶ 아래 그림의 밑줄 친 곳에 의학용어(한글 · 영어)로 기록하시오

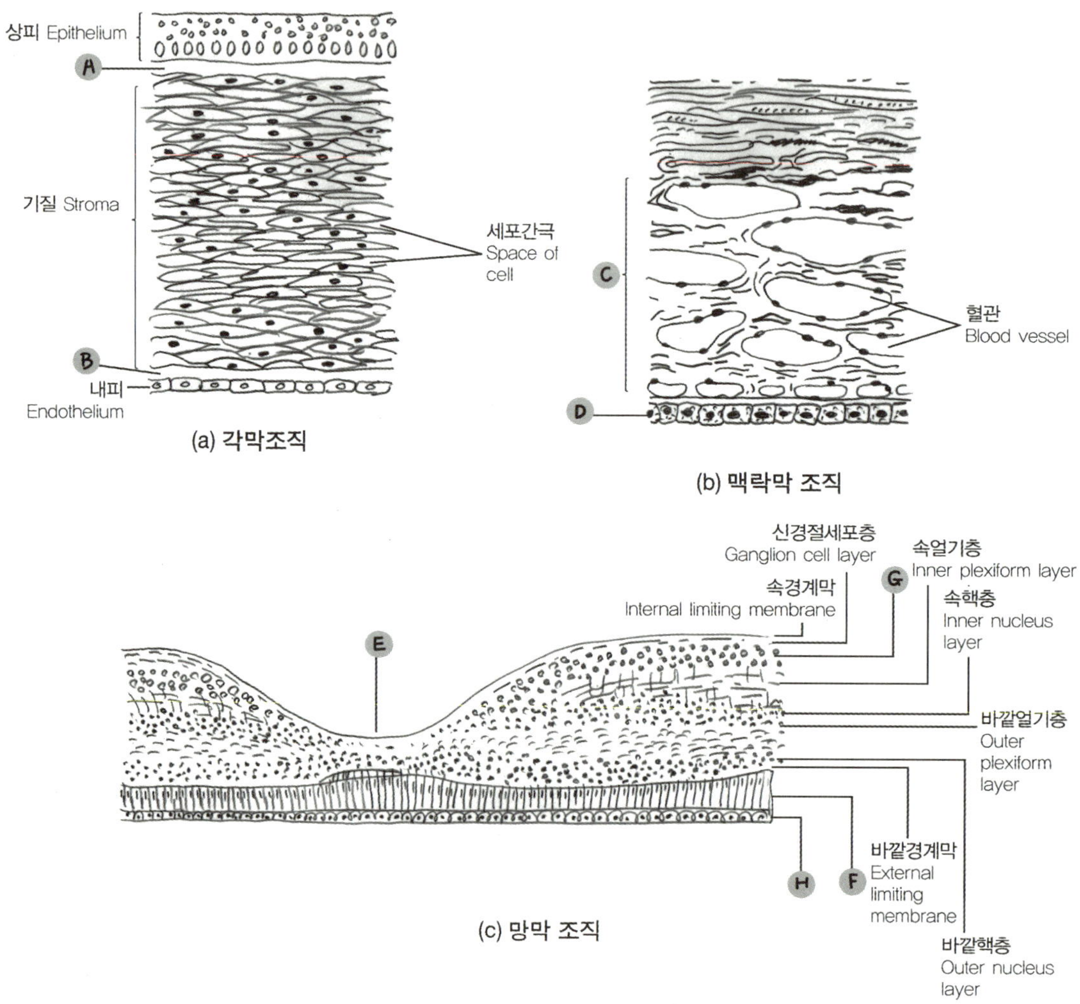

A ______________ B ______________ C ______________

D ______________ E ______________ F ______________

G ______________ H ______________

그림 4-14 각막조직(a), 맥락막 조직(b), 망막조직(c)

▶▶ 아래 그림의 밑줄 친 곳에 의학용어(한글 · 영어)로 기록하시오

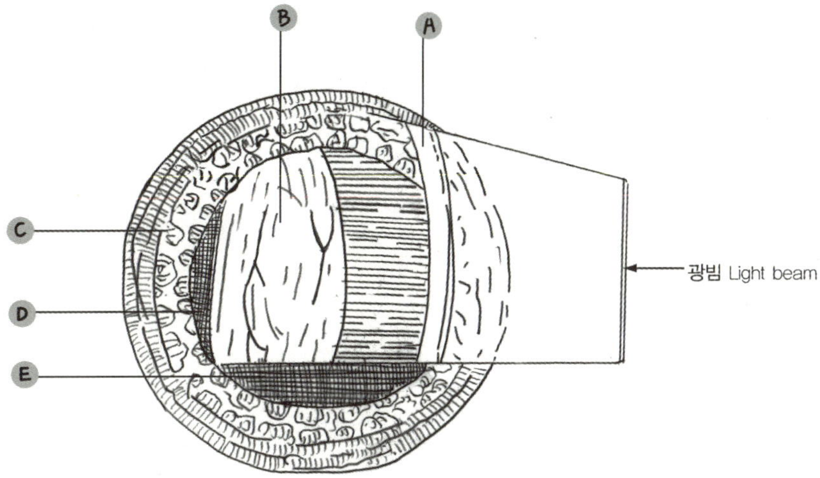

(a) 각막 구조

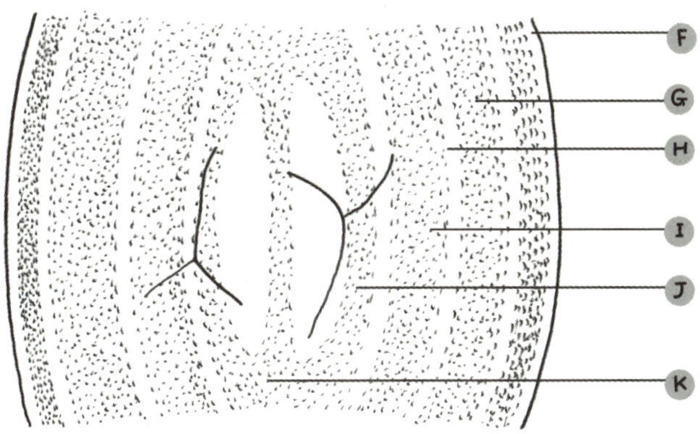

(b) 수정체 구조

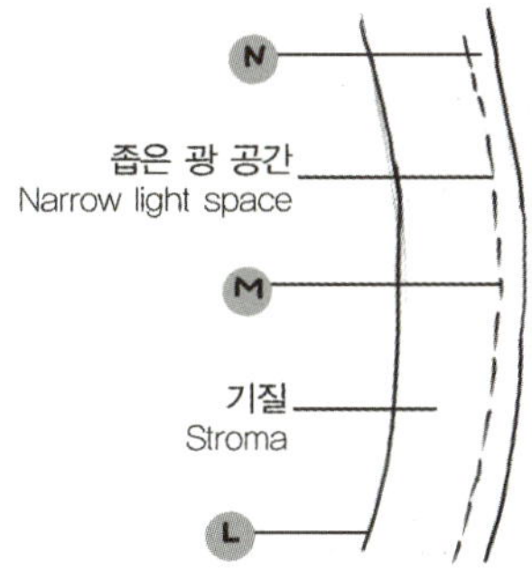

(c) 수정체 구조

A ______	B ______	C ______
D ______	E ______	F ______
G ______	H ______	I ______
J ______	K ______	L ______
M ______	N ______	

그림 4-15 슬릿램프(Llit lamp) 관찰, 각막(a)과 수정체(b, c) 구조

▶▶ 아래 그림의 밑줄 친 곳에 의학용어(한글 · 영어)로 기록하시오

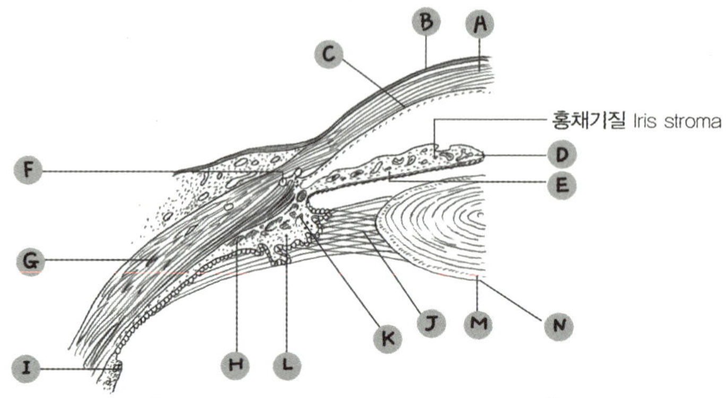

A ______ B ______ C ______
D ______ E ______ F ______
G ______ H ______ I ______
J ______ K ______ L ______
M ______ N ______

그림 4-16 앞방각의 단면

▶▶ 아래 그림의 밑줄 친 곳에 의학용어(한글 · 영어)로 기록하시오

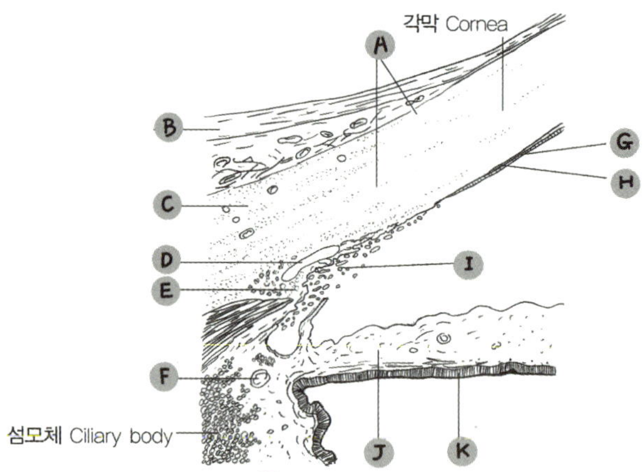

A ______ B ______ C ______
D ______ E ______ F ______
G ______ H ______ I ______
J ______ K ______

그림 4-17 각막 가장자리 주변의 눈알 전반부

▶▶ 아래 그림의 밑줄 친 곳에 의학용어(한글 · 영어)로 기록하시오

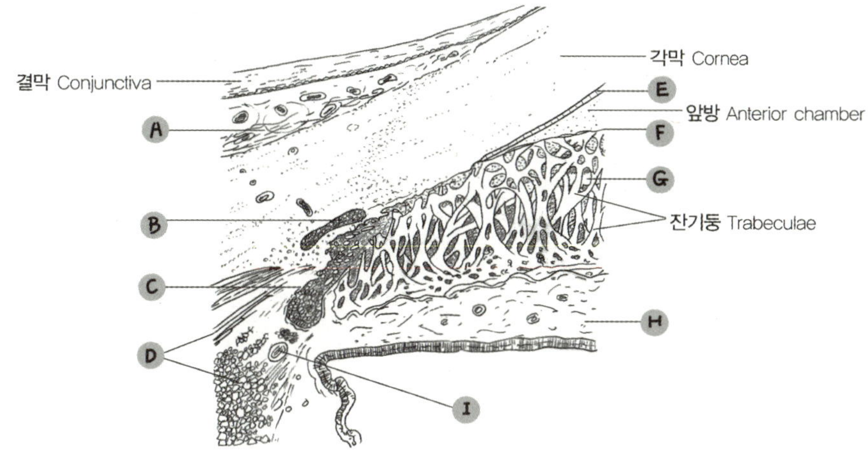

A ____________ B ____________ C ____________

D ____________ E ____________ F ____________

G ____________ H ____________ I ____________

그림 4-18 앞방각과 주변구조물(1)

▶▶ 아래 그림의 밑줄 친 곳에 의학용어(한글 · 영어)로 기록하시오

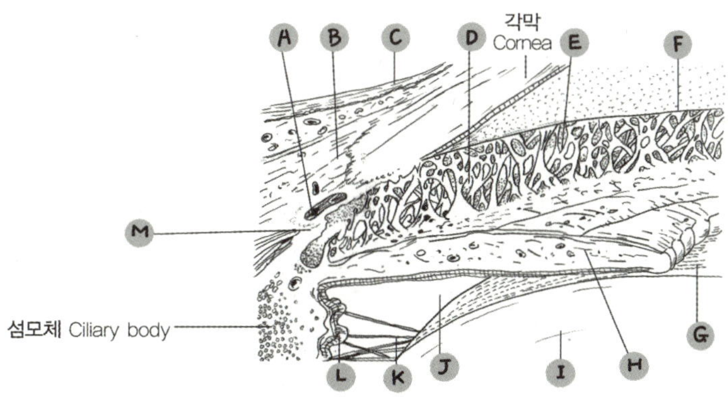

A ____________ B ____________ C ____________

D ____________ E ____________ F ____________

G ____________ H ____________ I ____________

J ____________ K ____________ L ____________

M ____________

그림 4-19 앞방각과 주변구조물(2)

▶▶ 아래 그림의 밑줄 친 곳에 의학용어(한글 · 영어)로 기록하시오

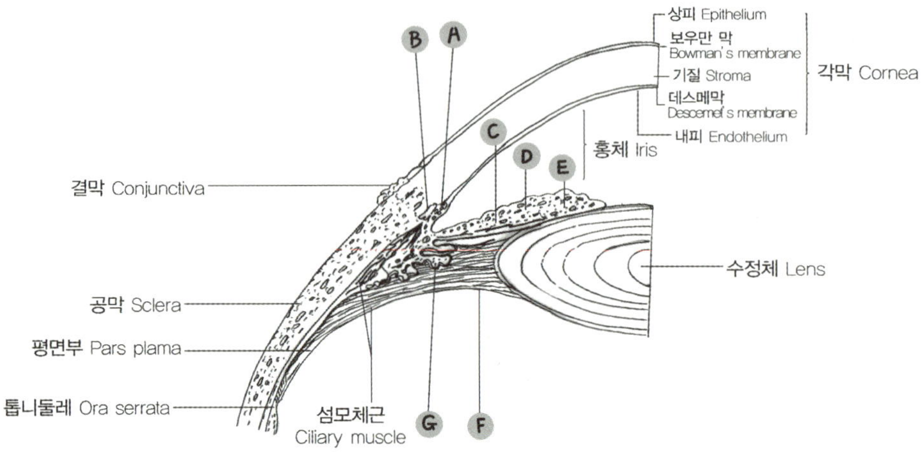

A ______________________ B ______________________ C ______________________

D ______________________ E ______________________ F ______________________

G ______________________

그림 4-20 눈알 앞방각과 주변구조물(3)

▶▶ 아래 그림의 밑줄 친 곳에 의학용어(한글 · 영어)로 기록하시오

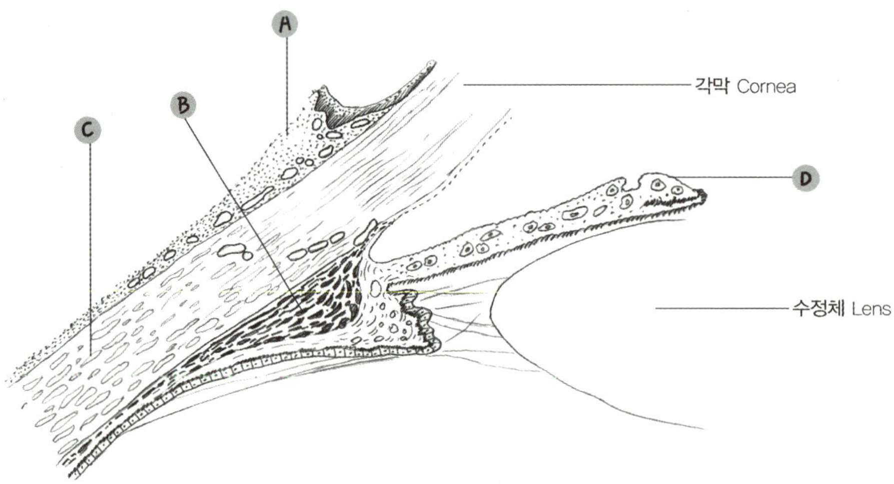

A ______________________ B ______________________ C ______________________

D ______________________

그림 4-21 눈알 앞방각과 주변구조물(4)

▶▶ 아래 그림의 밑줄 친 곳에 의학용어(한글 · 영어)로 기록하시오

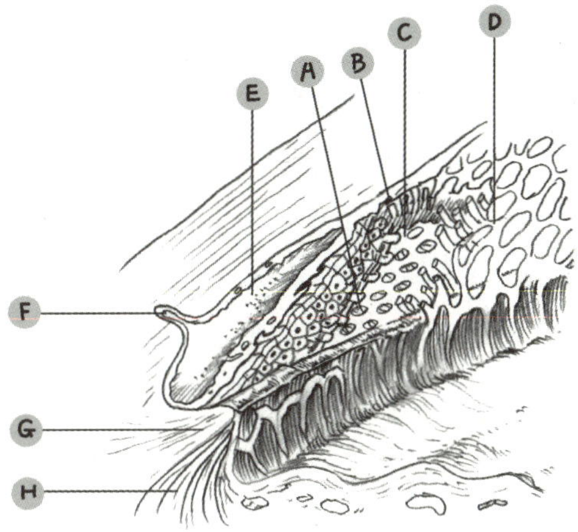

Ⓐ ____________ Ⓑ ____________ Ⓒ ____________

Ⓓ ____________ Ⓔ ____________ Ⓕ ____________

Ⓖ ____________ Ⓗ ____________

그림 4-22 잔기둥의 구성

▶▶ 아래 그림의 밑줄 친 곳에 의학용어(한글 · 영어)로 기록하시오

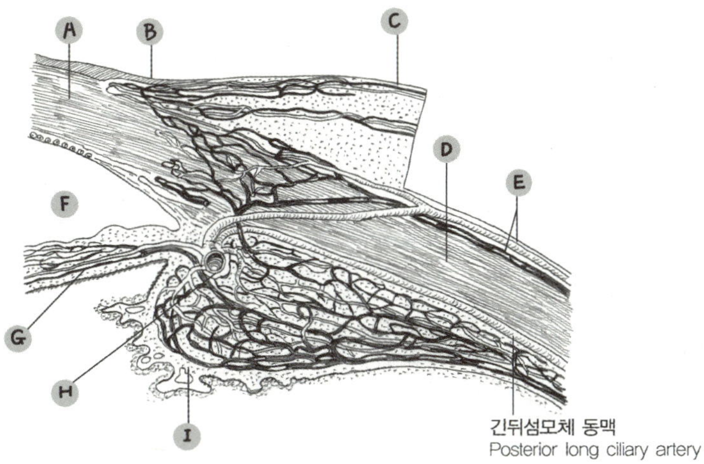

Ⓐ ____________ Ⓑ ____________ Ⓒ ____________

Ⓓ ____________ Ⓔ ____________ Ⓕ ____________

Ⓖ ____________ Ⓗ ____________ Ⓘ ____________

그림 4-23 앞방각 주변의 혈관

▶▶ 아래 그림의 밑줄 친 곳에 의학용어(한글 · 영어)로 기록하시오

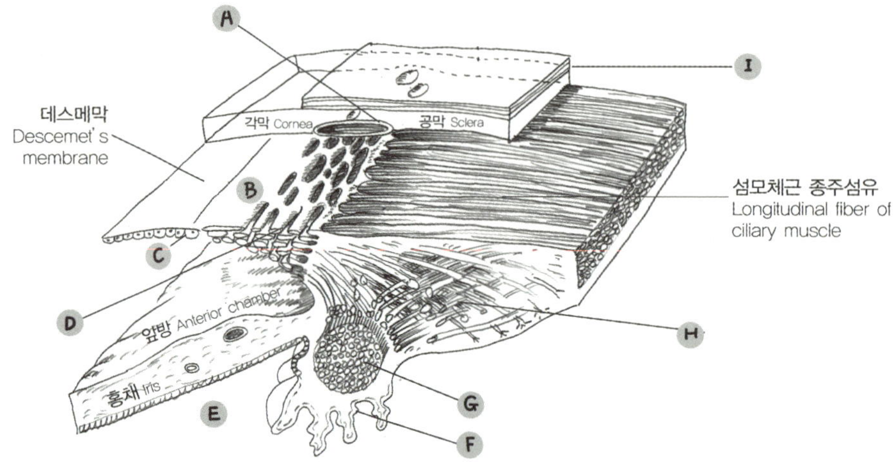

A____________________ B____________________ C____________________

D____________________ E____________________ F____________________

G____________________ H____________________ I____________________

그림 4-24 섬모체와 주변조직

▶▶ 아래 그림의 밑줄 친 곳에 의학용어(한글 · 영어)로 기록하시오

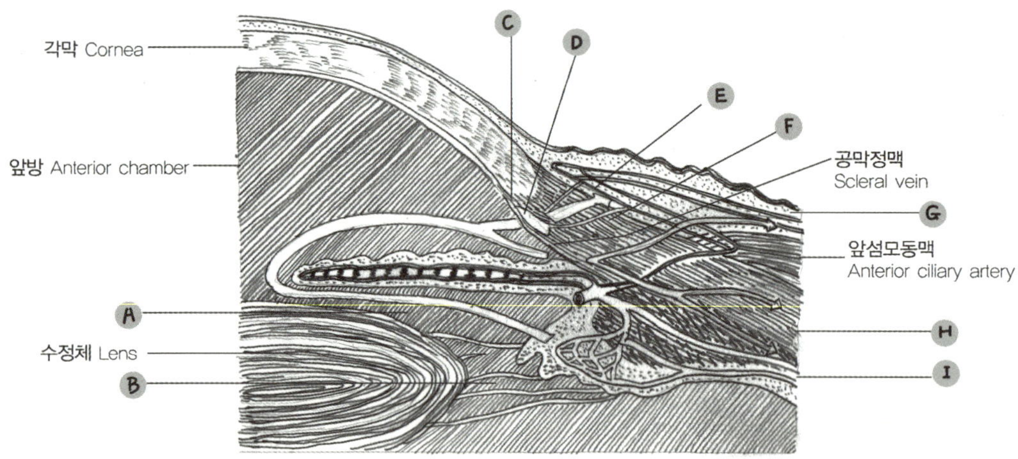

A____________________ B____________________ C____________________

D____________________ E____________________ F____________________

G____________________ H____________________ I____________________

그림 4-25 전반부 눈체절의 모식도

▶▶ 아래 그림의 밑줄 친 곳에 의학용어(한글 · 영어)로 기록하시오

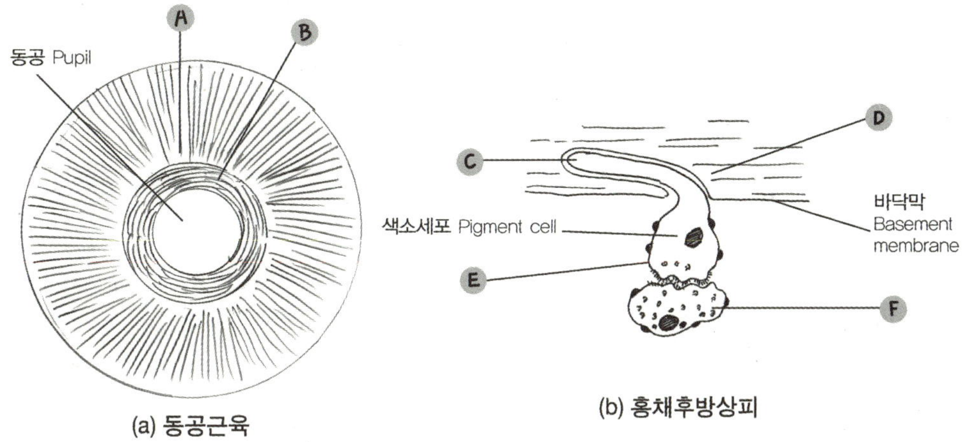

A____________ B____________ C____________

D____________ E____________ F____________

그림 4-26 동공확대근과 조임근(a) 및 홍채후방상피구조(b)

▶▶ 아래 그림의 밑줄 친 곳에 의학용어(한글 · 영어)로 기록하시오

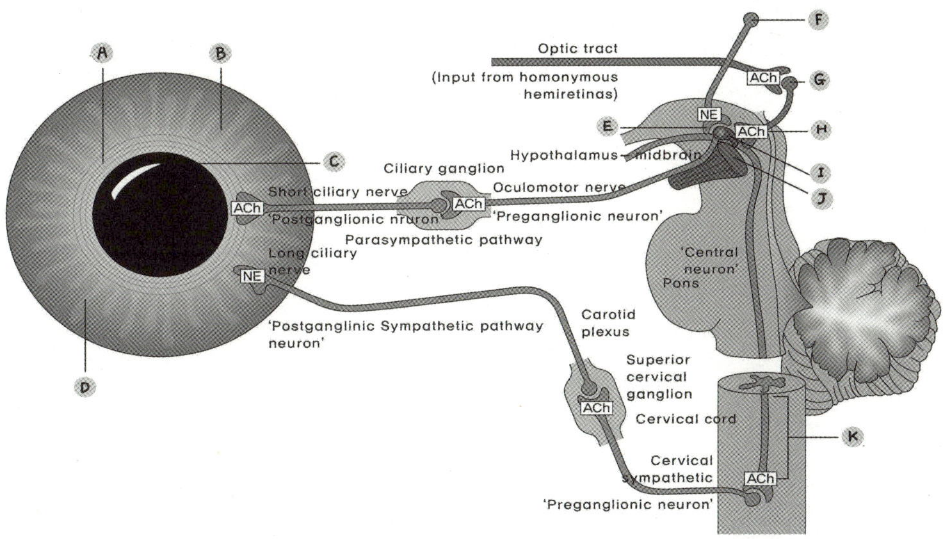

A____________ B____________ C____________

D____________ E____________ F____________

G____________ H____________ I____________

J____________ K____________

그림 4-27 섬모체의 상피조직과 주변구조물

▶▶ 아래 그림의 밑줄 친 곳에 의학용어(한글 · 영어)로 기록하시오

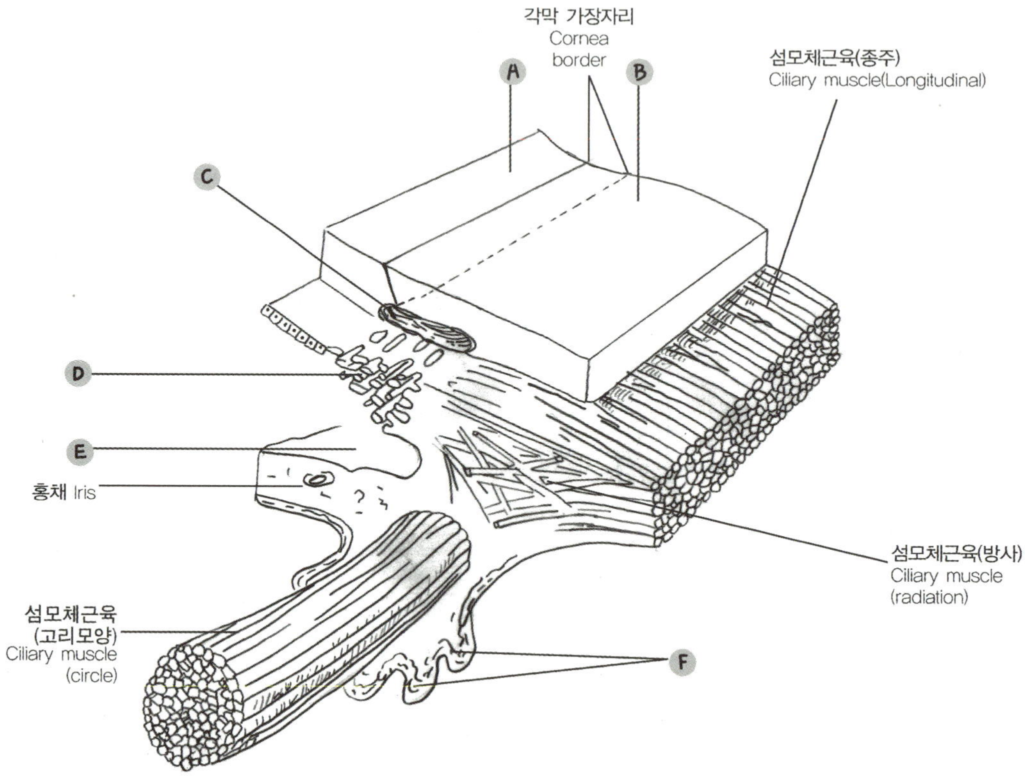

A ______________ B ______________ C ______________

D ______________ E ______________ F ______________

그림 4-28 섬모체 민무늬근육 배열상태

▶▶ 아래 그림의 밑줄 친 곳에 의학용어(한글 · 영어)로 기록하시오

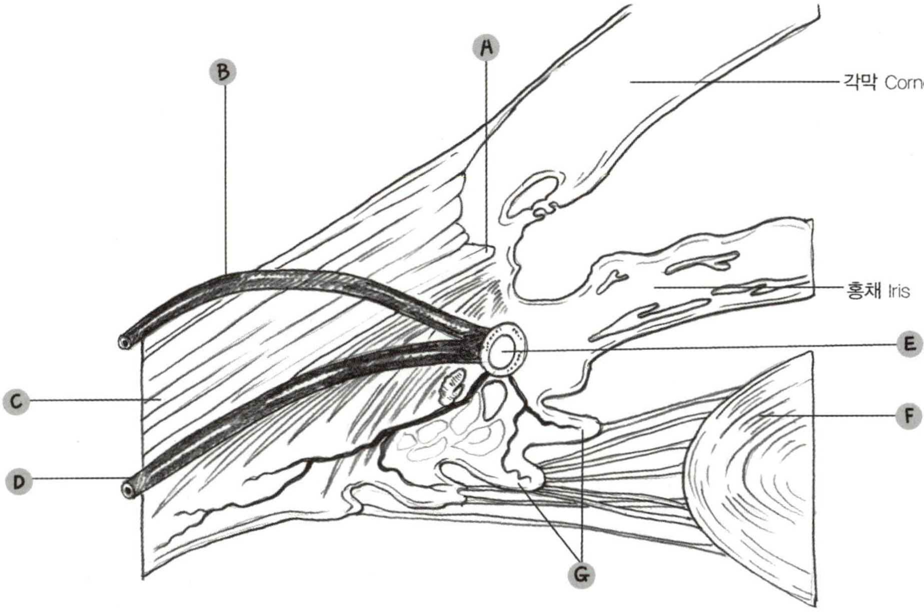

(a) 섬모체돌기 조직

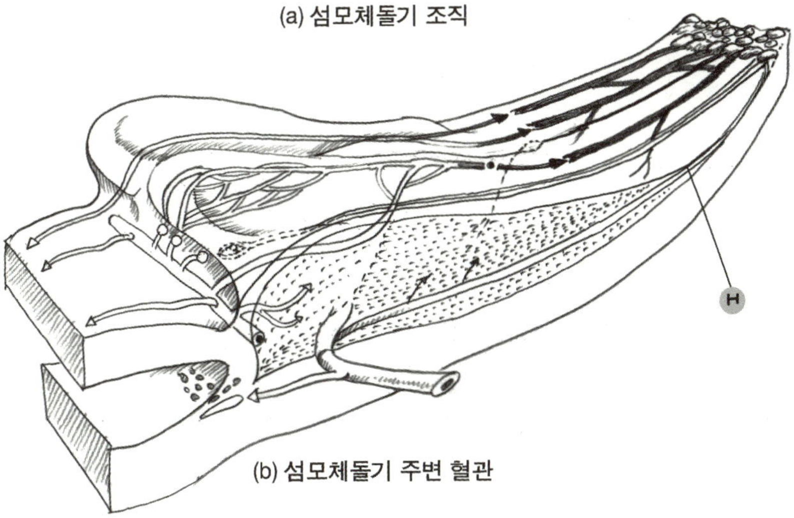

(b) 섬모체돌기 주변 혈관

A ____________________ B ____________________ C ____________________

D ____________________ E ____________________ F ____________________

G ____________________ H ____________________

그림 4-29 섬모체돌기 조직(a)과 혈관(b)

▶▶ 아래 그림의 밑줄 친 곳에 의학용어(한글 · 영어)로 기록하시오

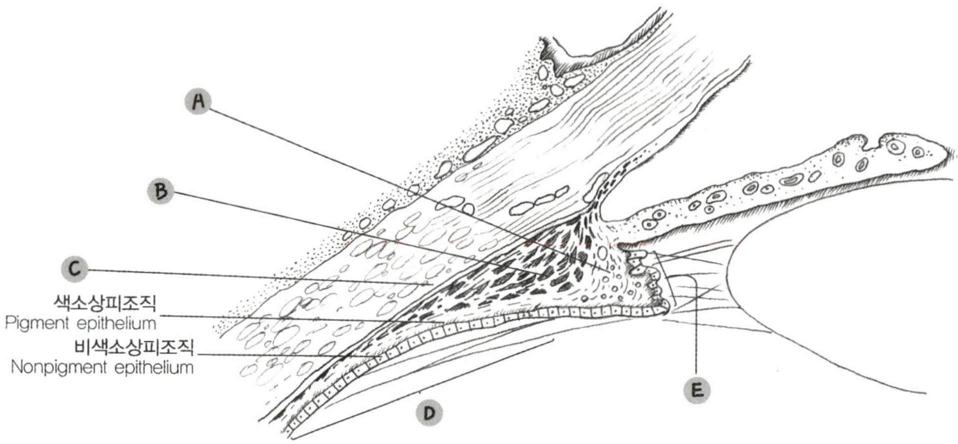

Ⓐ__________ Ⓑ__________ Ⓒ__________

Ⓓ__________ Ⓔ__________

그림 4-30 섬모체의 조직

▶▶ 아래 그림의 밑줄 친 곳에 의학용어(한글 · 영어)로 기록하시오

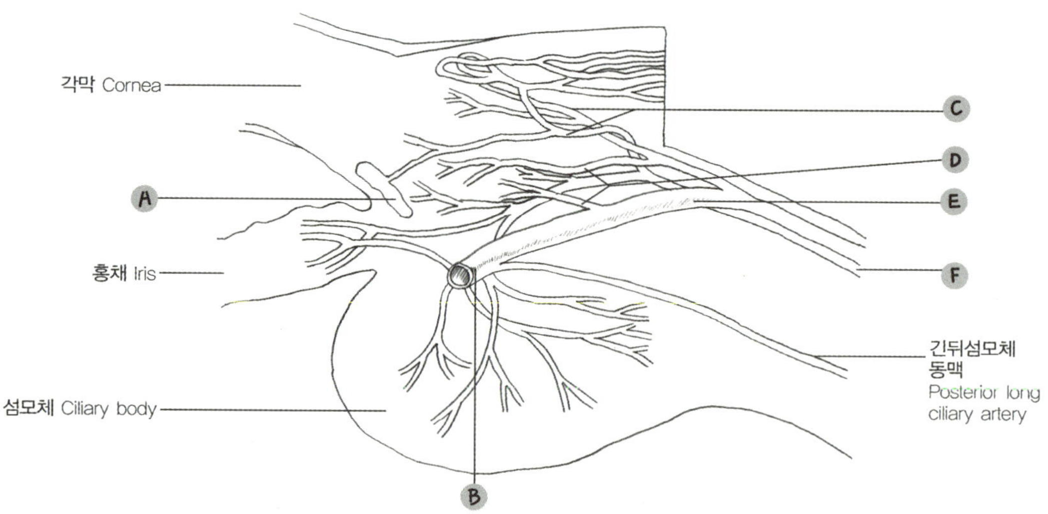

Ⓐ__________ Ⓑ__________ Ⓒ__________

Ⓓ__________ Ⓔ__________ Ⓕ__________

그림 4-31 섬모체와 각막가장자리의 혈관계통

▶▶ 아래 그림의 밑줄 친 곳에 의학용어(한글 · 영어)로 기록하시오

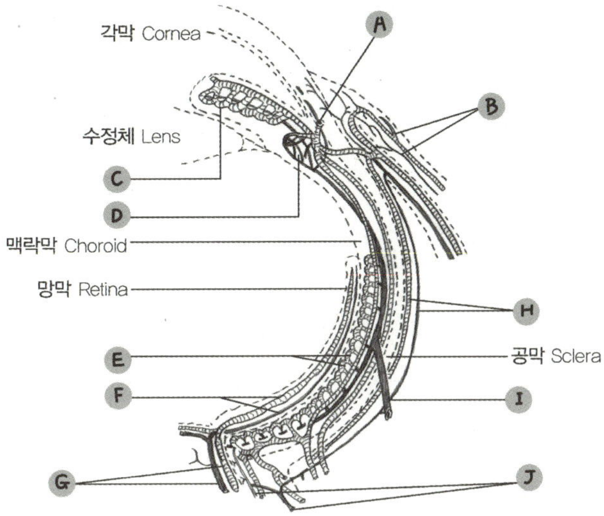

Ⓐ__________ Ⓑ__________ Ⓒ__________

Ⓓ__________ Ⓔ__________ Ⓕ__________

Ⓖ__________ Ⓗ__________ Ⓘ__________

Ⓙ__________

그림 4-32 포도막과 안저 주변의 혈관

▶▶ 아래 그림의 밑줄 친 곳에 의학용어(한글 · 영어)로 기록하시오

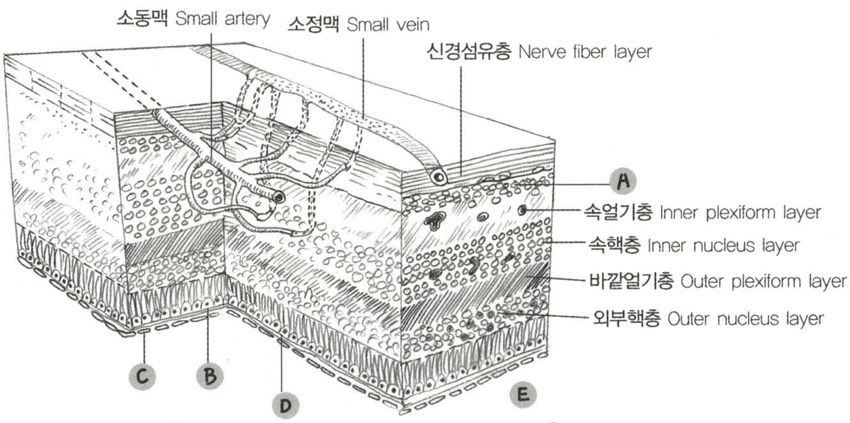

Ⓐ__________ Ⓑ__________ Ⓒ__________

Ⓓ__________ Ⓔ__________

그림 4-33 망막과 맥락막의 혈관구조와 관련조직

▶▶ 아래 그림의 밑줄 친 곳에 의학용어(한글 · 영어)로 기록하시오

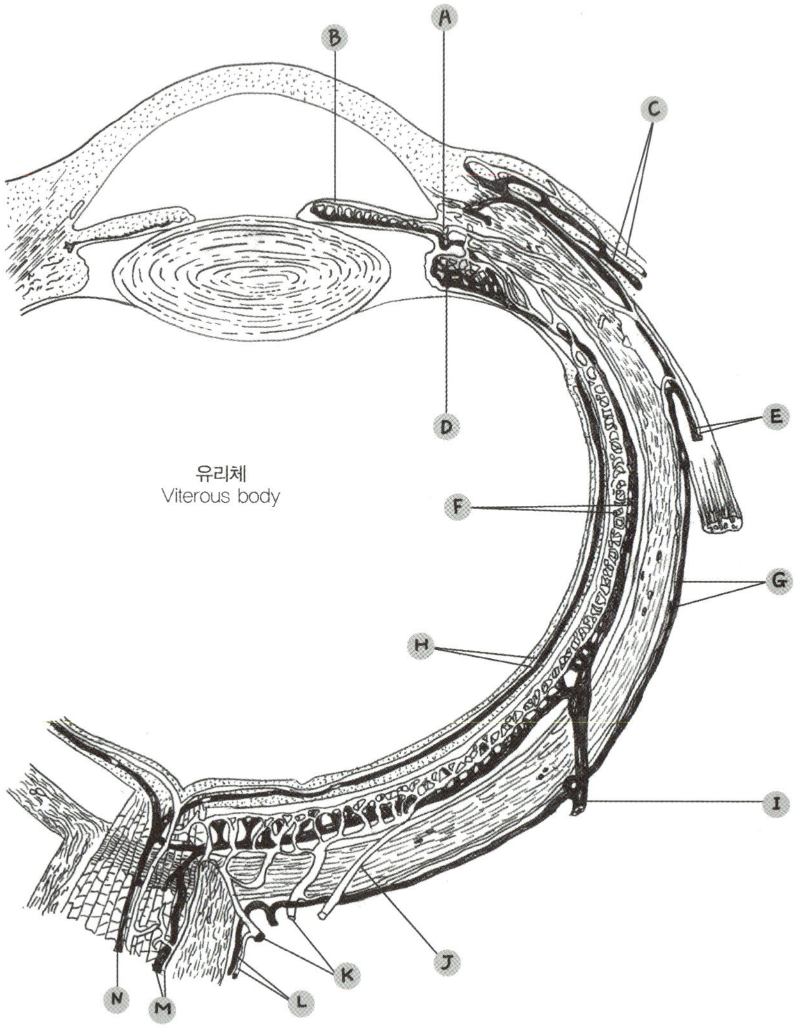

A ______________________ B ______________________ C ______________________

D ______________________ E ______________________ F ______________________

G ______________________ H ______________________ I ______________________

J ______________________ K ______________________ L ______________________

M ______________________ N ______________________

그림 4-34 눈알의 혈관계통

▶▶ 아래 그림의 밑줄 친 곳에 의학용어(한글 · 영어)로 기록하시오

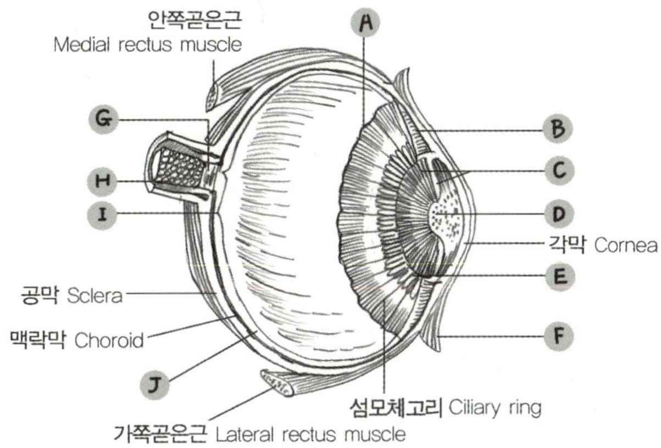

A ______________ B ______________ C ______________
D ______________ E ______________ F ______________
G ______________ H ______________ I ______________
J ______________

그림 4-35 눈알의 수평단면

▶▶ 아래 그림의 밑줄 친 곳에 의학용어(한글 · 영어)로 기록하시오

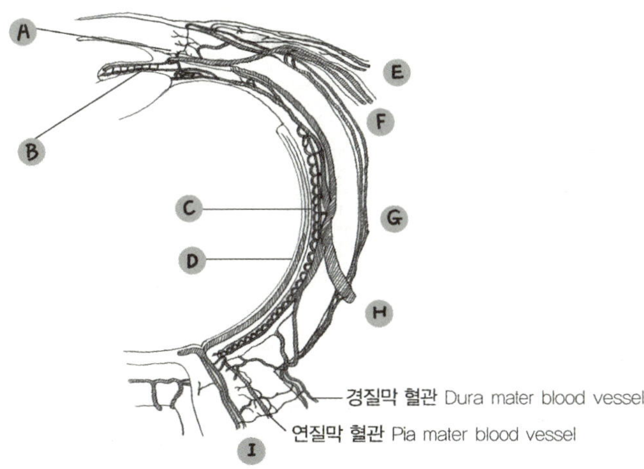

A ______________ B ______________ C ______________
D ______________ E ______________ F ______________
G ______________ H ______________ I ______________

그림 4-36 눈알 전반부의 혈관계통

▶▶ 아래 그림의 밑줄 친 곳에 의학용어(한글 · 영어)로 기록하시오

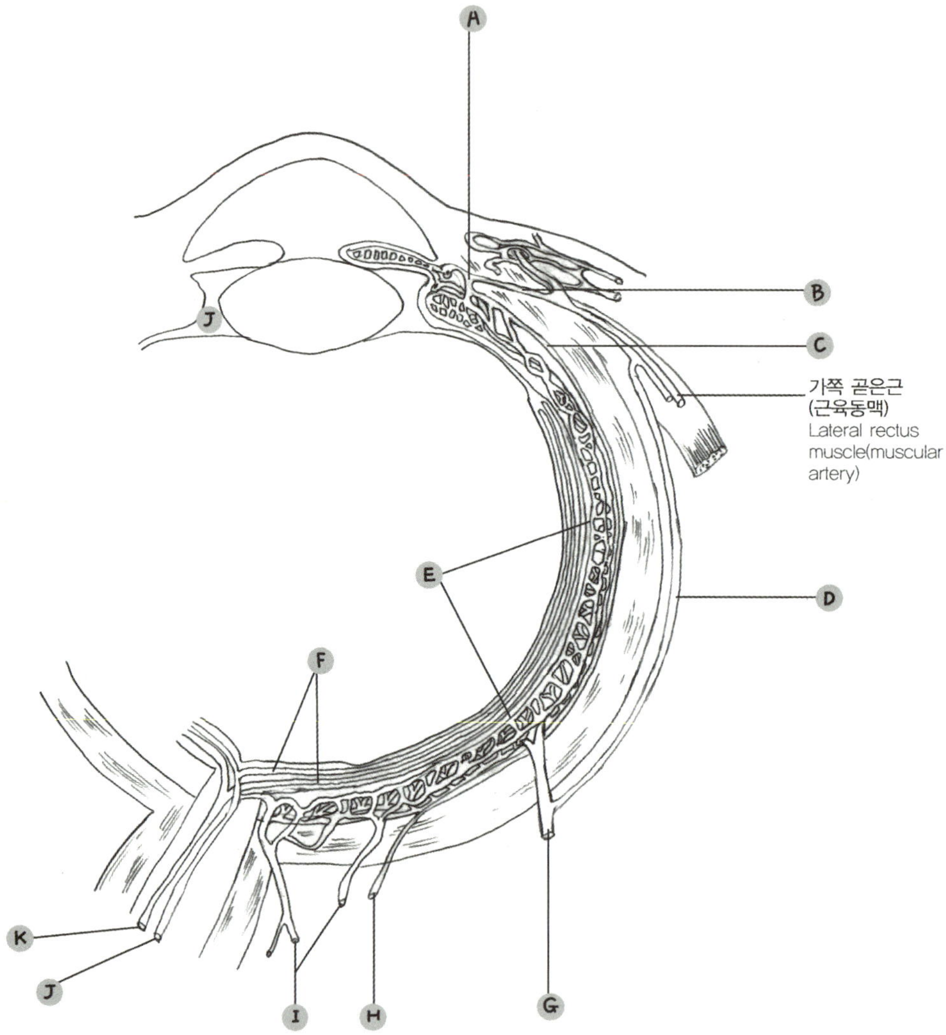

A ________________ B ________________ C ________________

D ________________ E ________________ F ________________

G ________________ H ________________ I ________________

J ________________ K ________________

그림 4-37 섬모체혈관 순환

▶▶ 아래 그림의 밑줄 친 곳에 의학용어(한글 · 영어)로 기록하시오

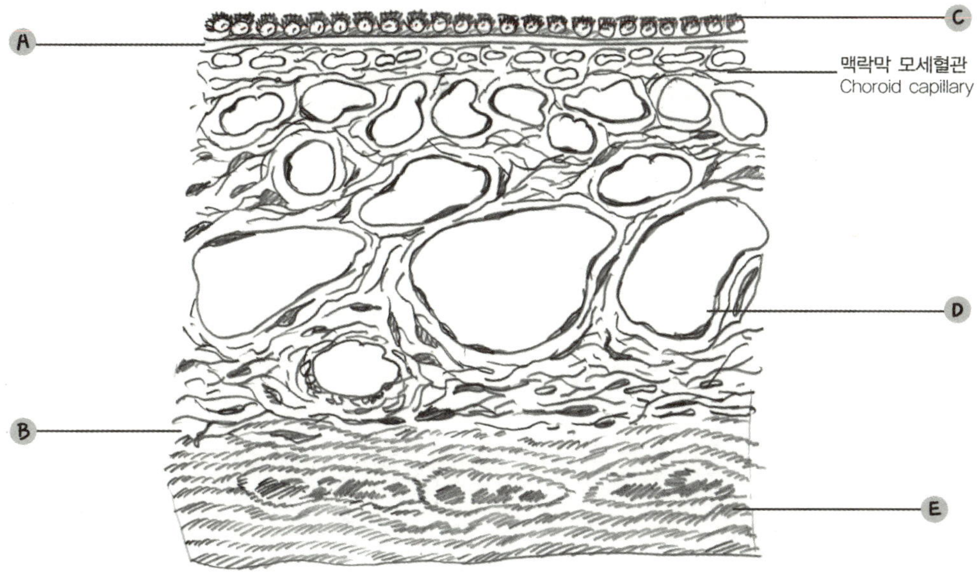

A ____________________ B ____________________ C ____________________

D ____________________ E ____________________

그림 4-38 맥락막의 횡단면

▶▶ 아래 그림의 밑줄 친 곳에 의학용어(한글 · 영어)로 기록하시오

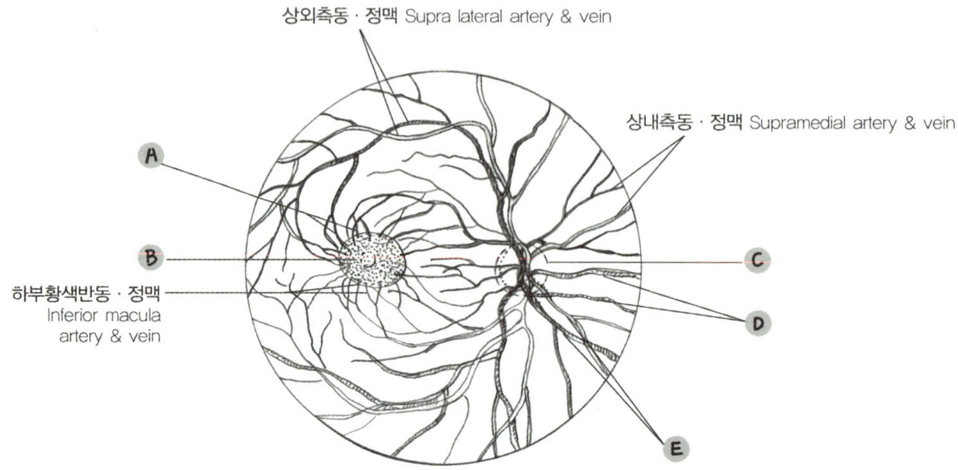

A ______________________ B ______________________ C ______________________

D ______________________ E ______________________

그림 4-39 안저의 혈관(오른쪽 눈)

▶▶ 아래 그림의 밑줄 친 곳에 의학용어(한글 · 영어)로 기록하시오

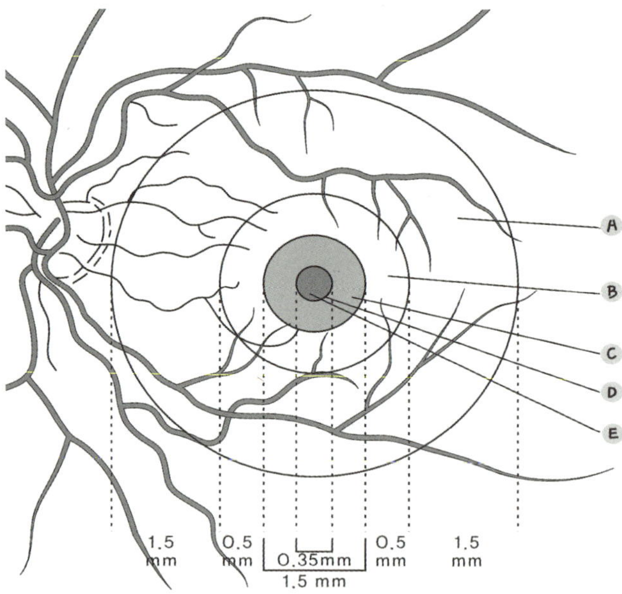

A ______________________ B ______________________ C ______________________

D ______________________ E ______________________

그림 4-40 망막 신경섬유와 시각신경

▶▶ 아래 그림의 밑줄 친 곳에 의학용어(한글 · 영어)로 기록하시오

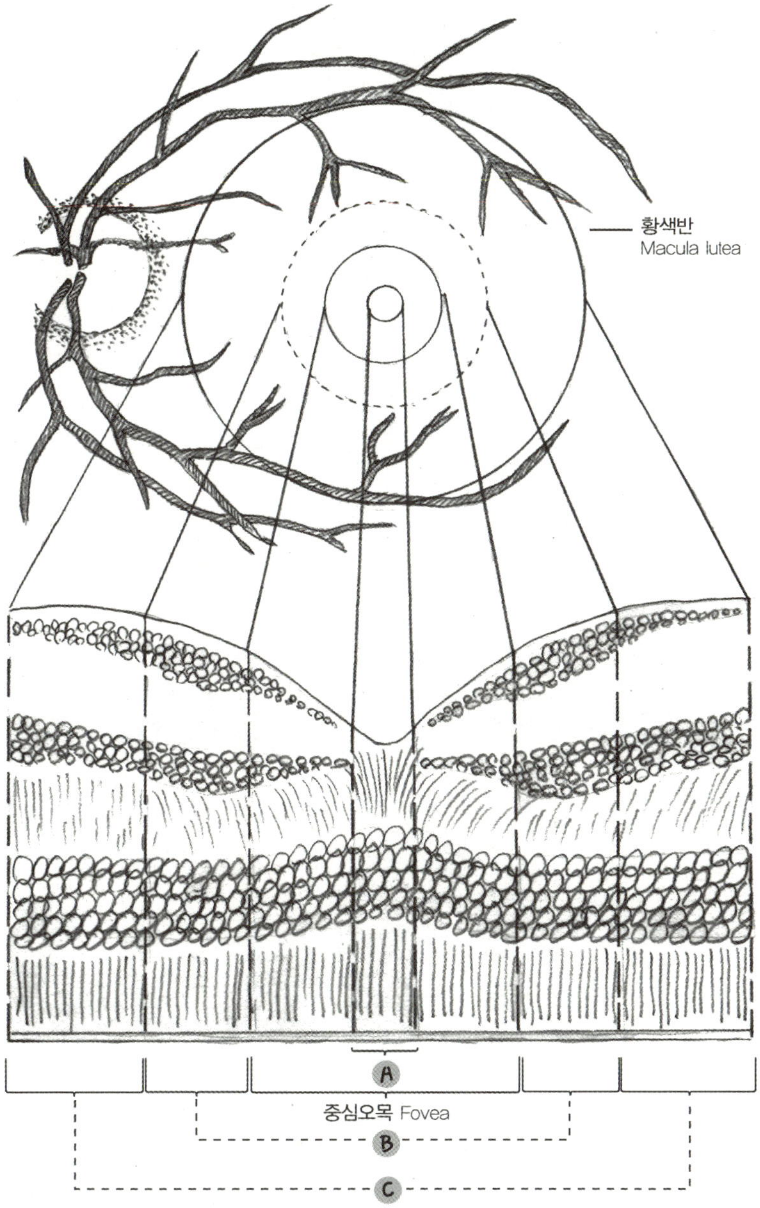

Ⓐ ______________ Ⓑ ______________ Ⓒ ______________

그림 4-41 망막 황색반 주변의 조직 구성

▶▶ 아래 그림의 밑줄 친 곳에 의학용어(한글 · 영어)로 기록하시오

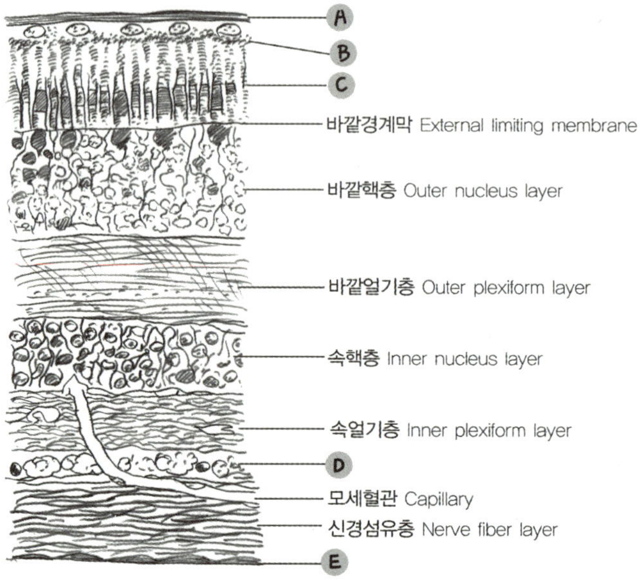

A ______________ B ______________ C ______________

D ______________ E ______________

그림 4-42 망막신경세포의 3층 구조

▶▶ 아래 그림의 밑줄 친 곳에 의학용어(한글 · 영어)로 기록하시오

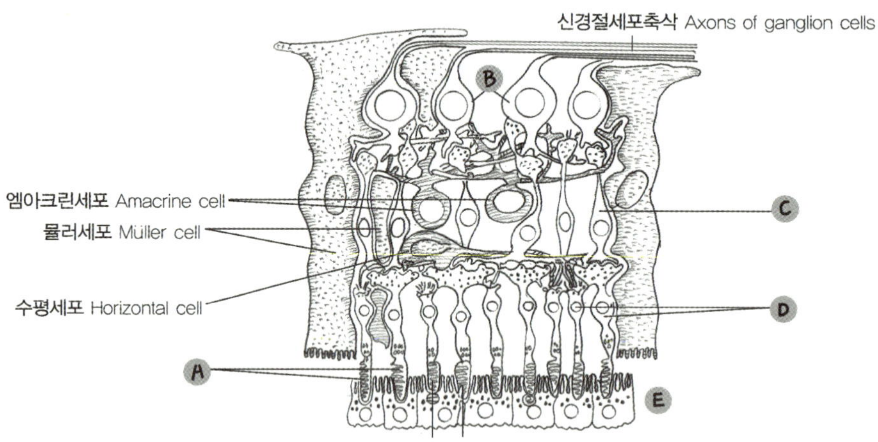

A ______________ B ______________ C ______________

D ______________ E ______________

그림 4-43 망막신경세포의 3층 구조

▶▶ 아래 그림의 밑줄 친 곳에 의학용어(한글 · 영어)로 기록하시오

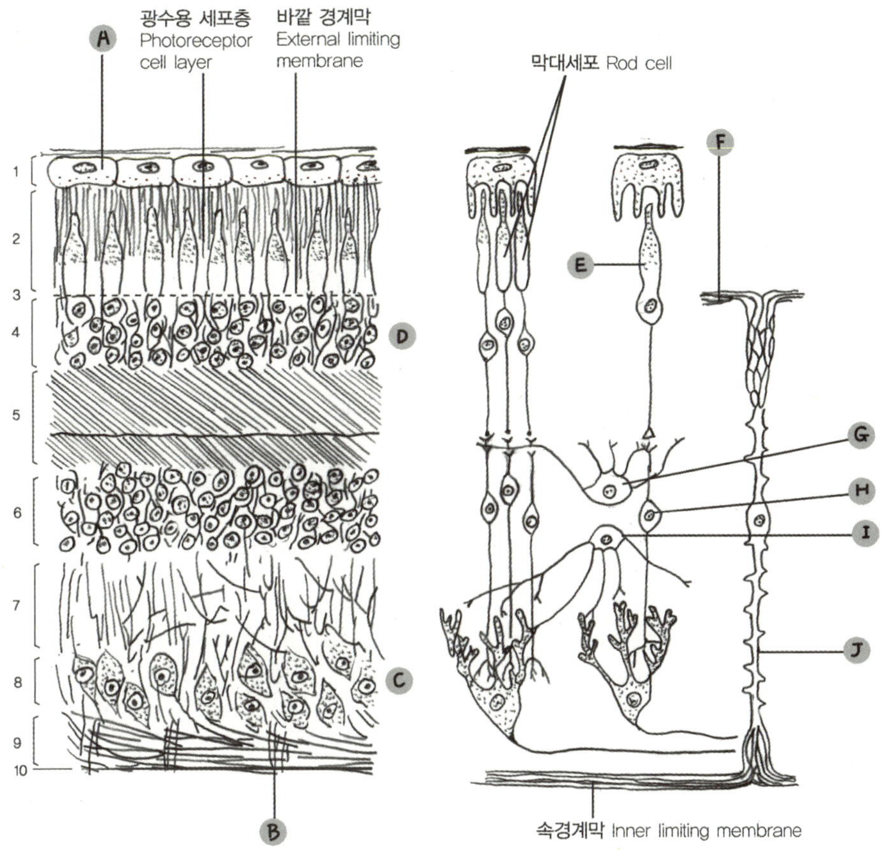

(a) 망막 조직

(b) 망막의 주요세포

A ______________________ B ______________________ C ______________________

D ______________________ E ______________________ F ______________________

G ______________________ H ______________________ I ______________________

J ______________________

그림 4-44 망막의 조직학적 10층(a)과 주요세포(b)

▶▶ 아래 그림의 밑줄 친 곳에 의학용어(한글 · 영어)로 기록하시오

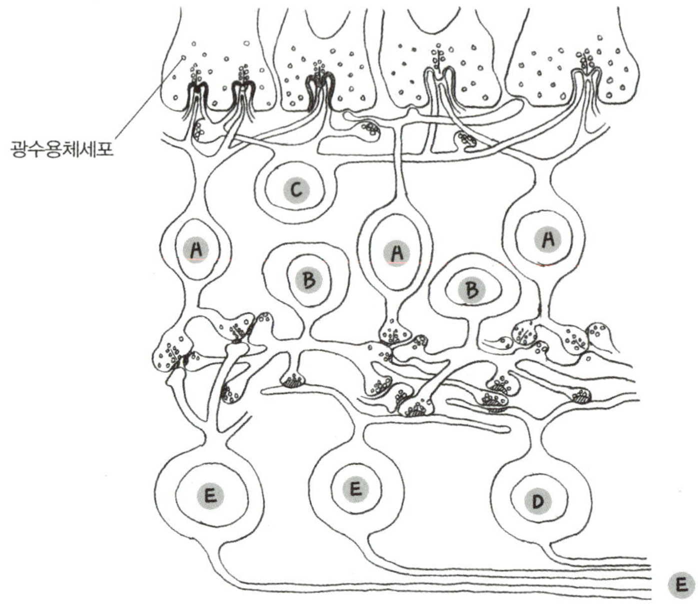

Ⓐ ______________ Ⓑ ______________ Ⓒ ______________

Ⓓ ______________ Ⓔ ______________

그림 4-45 망막의 신경연접

▶▶ 아래 그림의 밑줄 친 곳에 의학용어(한글 · 영어)로 기록하시오

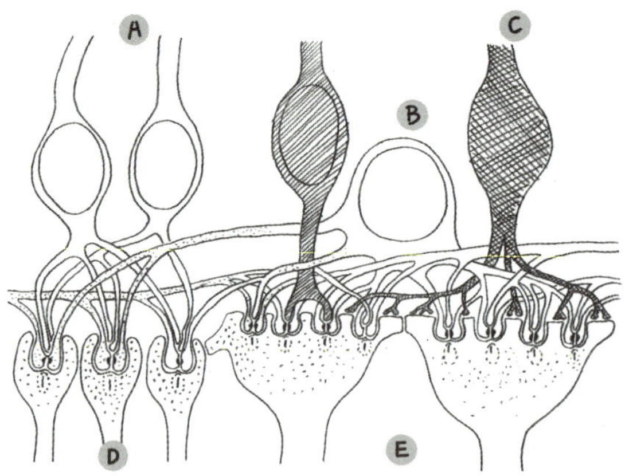

Ⓐ ______________ Ⓑ ______________ Ⓒ ______________

Ⓓ ______________ Ⓔ ______________

그림 4-46 광수용체세포와 주변세포의 연접

▶▶ 아래 그림의 밑줄 친 곳에 의학용어(한글 · 영어)로 기록하시오

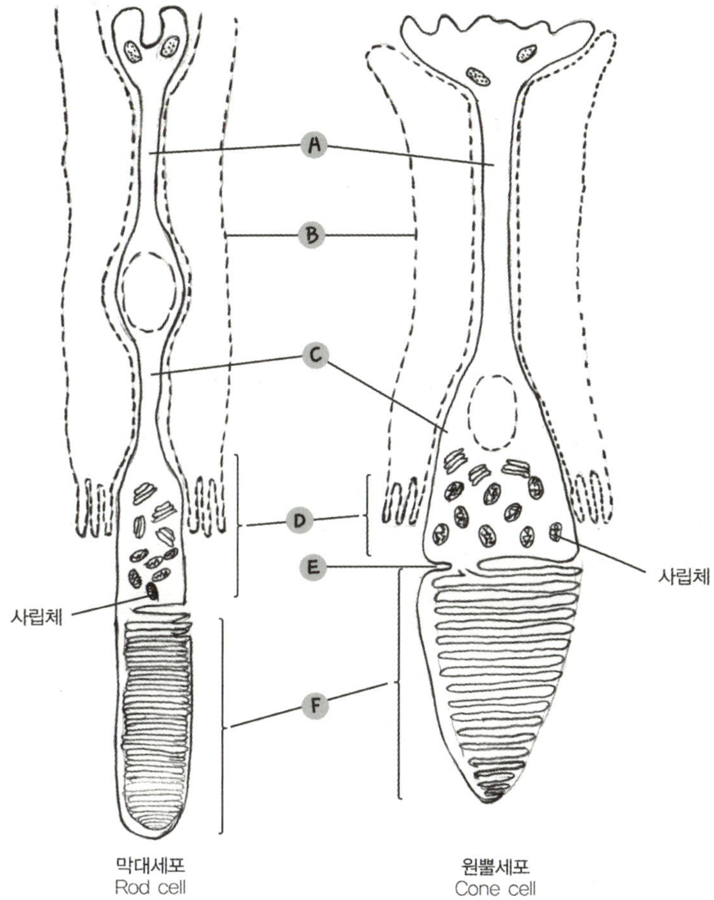

Ⓐ ______________ Ⓑ ______________ Ⓒ ______________

Ⓓ ______________ Ⓔ ______________ Ⓕ ______________

그림 4-47 광수용체세포

▶▶ 아래 그림의 밑줄 친 곳에 의학용어(한글 · 영어)로 기록하시오

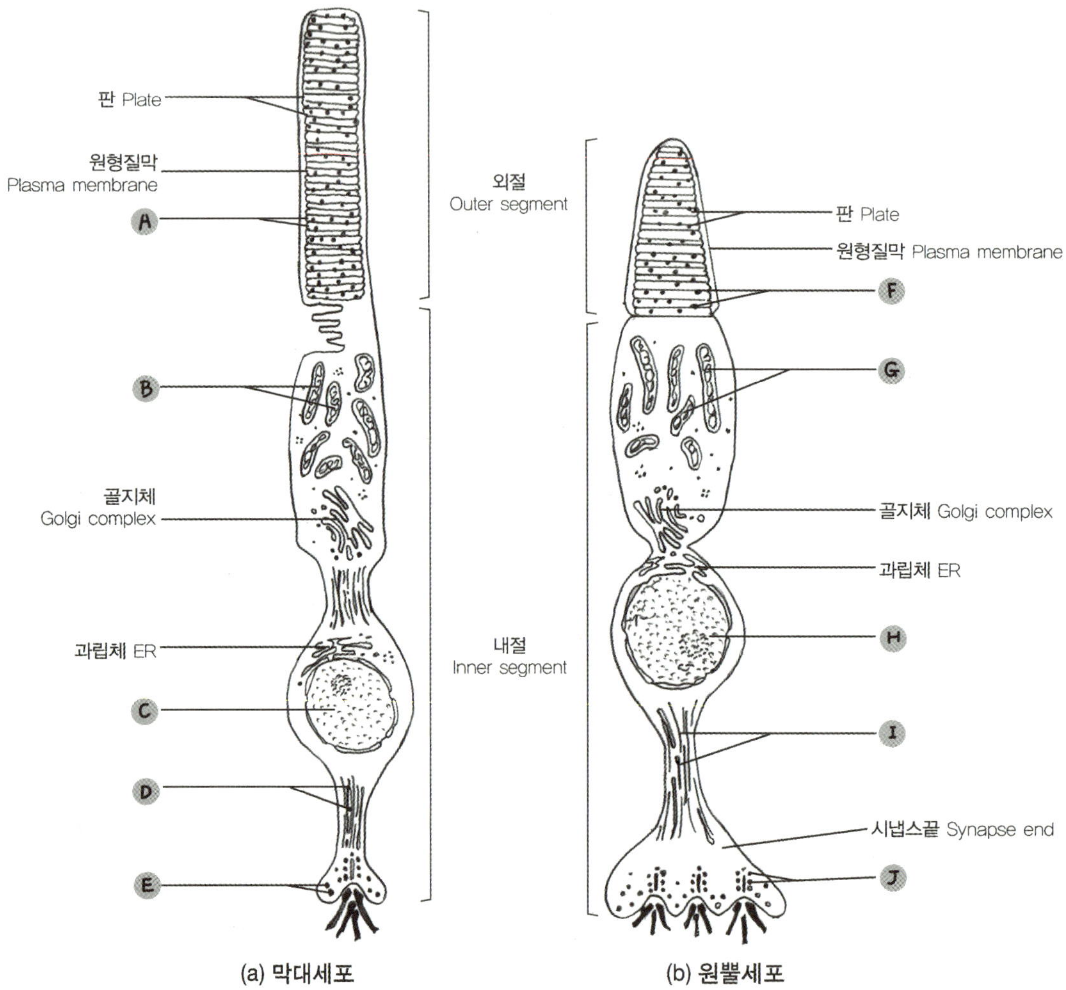

A ________ B ________ C ________

D ________ E ________ F ________

G ________ H ________ I ________

J ________

그림 4-48 막대세포(a)와 원뿔세포(b) 모식도

▶▶ 아래 그림의 밑줄 친 곳에 의학용어(한글 · 영어)로 기록하시오

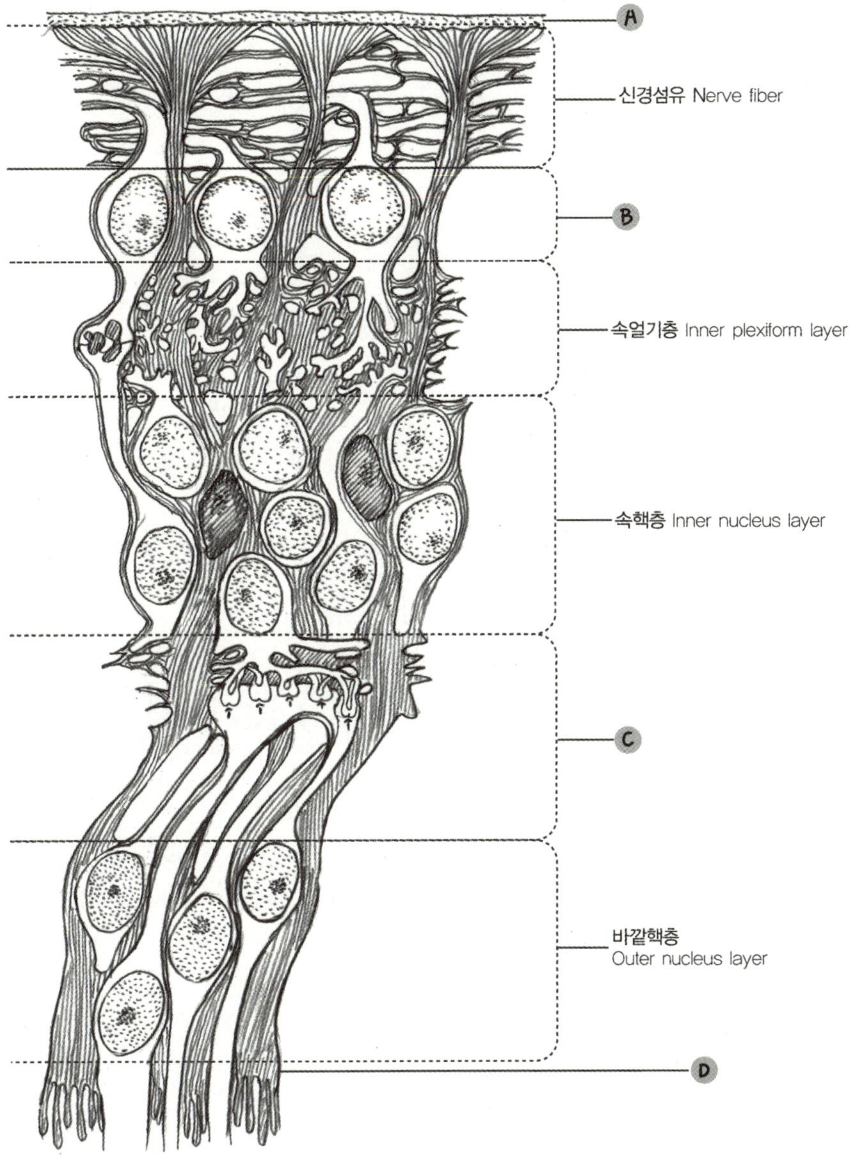

Ⓐ ______________ Ⓑ ______________ Ⓒ ______________

Ⓓ ______________

그림 4-49 망막의 뮬러세포

▶▶ 아래 그림의 밑줄 친 곳에 의학용어(한글 · 영어)로 기록하시오

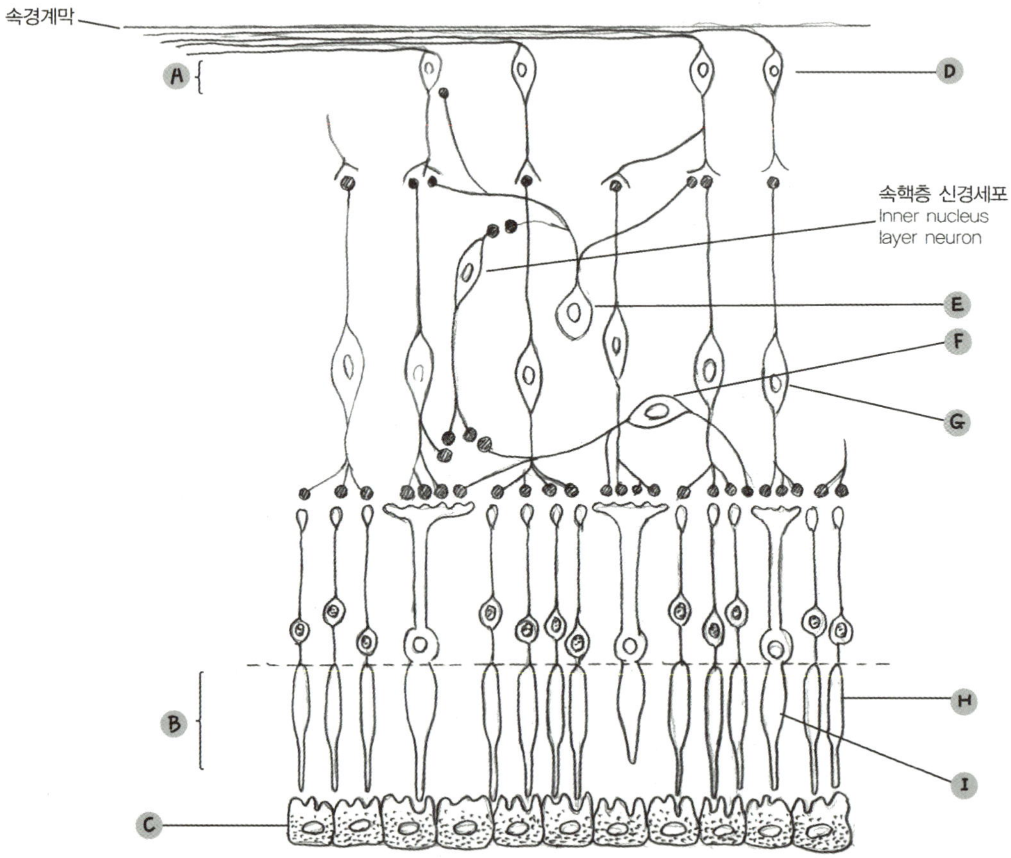

A ______________________ B ______________________ C ______________________

D ______________________ E ______________________ F ______________________

G ______________________ H ______________________ I ______________________

그림 4-50 망막의 세포와 시냅스

▶▶ 아래 그림의 밑줄 친 곳에 의학용어(한글 · 영어)로 기록하시오

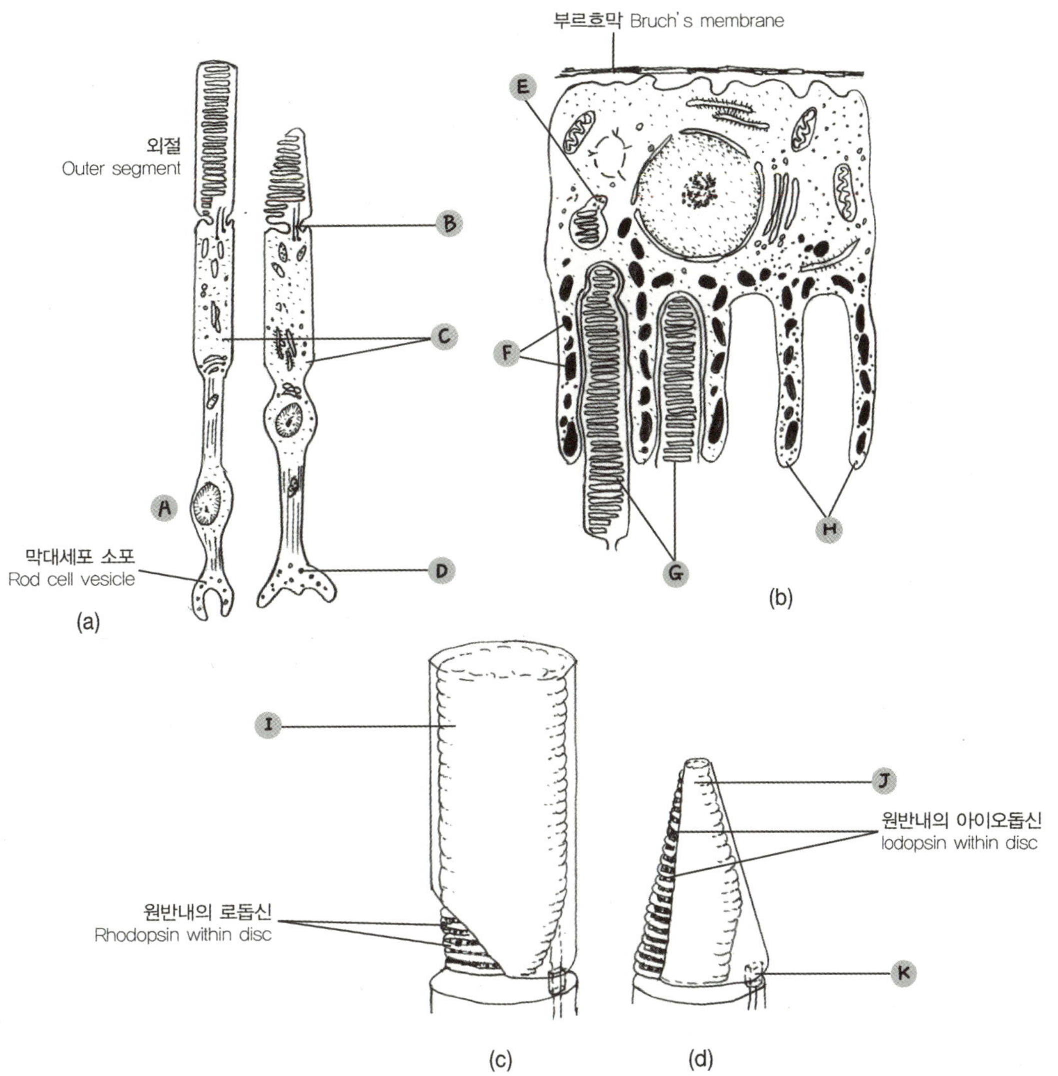

A ______________________ B ______________________ C ______________________

D ______________________ E ______________________ F ______________________

G ______________________ H ______________________ I ______________________

J ______________________ K ______________________

그림 4-51 망막의 원뿔세포와 막대세포

▶▶ 아래 그림의 밑줄 친 곳에 의학용어(한글 · 영어)로 기록하시오

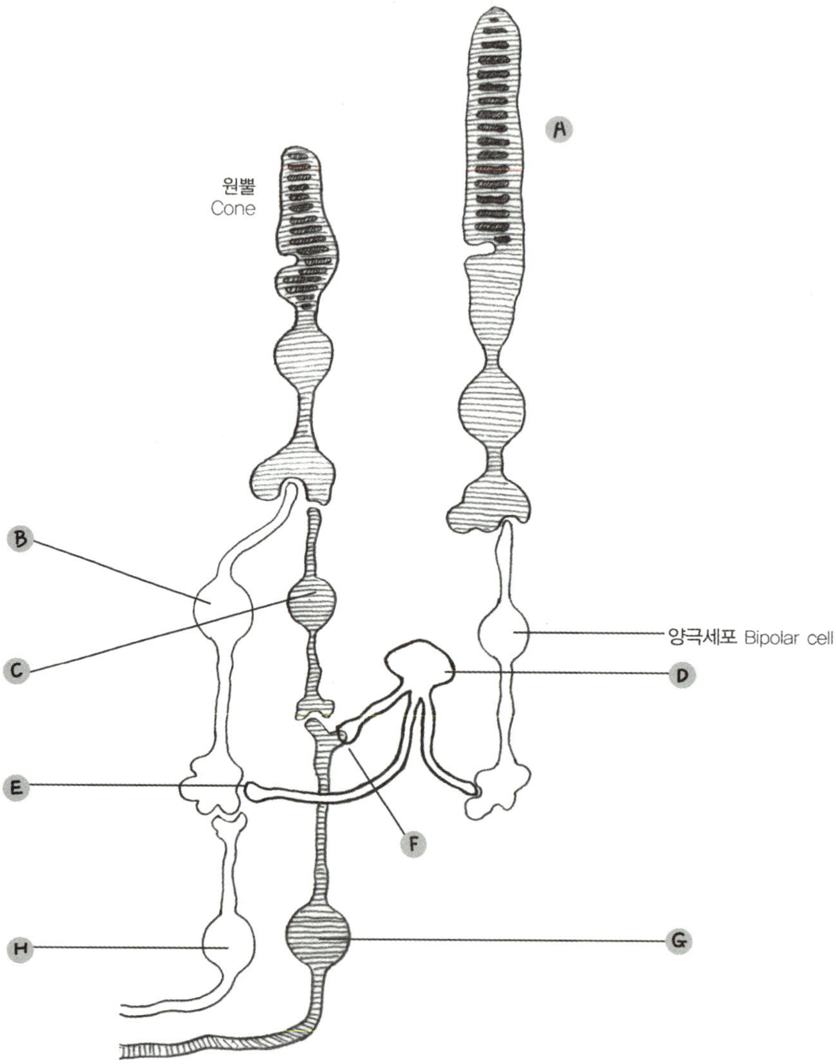

A ____________________ B ____________________ C ____________________

D ____________________ E ____________________ F ____________________

G ____________________ H ____________________

그림 4-52 신경절세포와 광수용체세포의 신경 연접

3. 눈알Eye ball의 내용물Contents

1) 방수(Aqueous humor)

방수가 있는 안구방은 각막 후면과 수정체 전면 사이에 있는 공간이며, 이것은 홍채에 의해 눈알 앞방과 눈알 뒷방으로 구분된다. 이 안방에 있는 장액성분의 투명한 액체를 방수라 하며, 용적은 약 0.2ml로 눈알 앞방에 약 80%, 눈알 뒷방에 약 20%가 있다.

방수는 섬모체돌기 비색소 상피세포에서 생산되며, 생산된 방수는 눈알 뒷방에서 동공을 통해 눈알 앞방으로 빠져나간 후 우각의 섬유주와 쉴렘관을 통과하여 방수정맥을 거처 눈정맥을 지나, 속목정맥을 거처우심방으로 들어간다.

방수의 기능은 혈관이 없는 각막과 수정체에 필요한 대사기능을 하며, 눈알의 투명도, 안압, 영양제공 등에도 관계한다. 방수생산과잉이나 배출경로에 이상이 있으면 녹내장(glaucoma)을 일으킨다.

2) 수정체(Crystal Lens)

수정체는 볼록렌즈 형태로 신경과 혈관이 없는 무색투명한 조직이다.

이것은 앞쪽에 홍채와 동공이 있으며, 뒤쪽에는 유리체가 존재한다.

이들은 눈의 결상에 대한 동적굴절을 하는 조절성 렌즈로서 기능을 한다.

수정체 전후면의 중앙점은 각각 전극과 후극이 있으며, 이 두 극을 연결하는 수평으로 되는 수평 가상선을 수정체적도라 한다. 이것은 섬모체소대에 의해 부착하게 된다.

(1) 수정체 구조

- 수정체낭 : 수정체 전체를 에워싸고 있는 탄성 바닥막이다. 특히 이곳은 반투과성막으로 수분과 전해질을 통과시킨다. 이곳은 전면은 후면에 비해 얇으며, 중심부는 얇고 주변부는 두텁다.
- 수정체전면상피 : 수정체낭 아래에 있는 단층의 입방형 세포이다. 이것은 수정체의 전면에만 분포하고 섬유를 생산한다.
- 수정체 섬유 : 수정체 섬유는 적도에서 수정체상피세포의 생산과 분열에 의해 형성된다. 모양은 동심성 상 구조이며, 주변부의 수정체피질과 중심부의 수정체핵으로 나누어지게 된다. 특히 섬유는 동심원상으로 되어있는 판상섬유로서 형성되어져 있다.

(2) 수정체의 기능

수정체는 광을 투과시키고 굴절시키며, 탄력성이 있어 섬모체근 수축으로 섬모체 띠가 이완되면 수정체의 전후 직경이 늘어나 굴절력이 증가되어 근거리 사물을 볼 때에 조절에 관계한다.

수정체의 구성물질은 약 65%의 함수율과 35%의 수정체단백질로 이루어진다.

특히 전해질에는 K+가 많이 함유되어 있다.

수정체는 연령이 증가되면 수정체 경화도 탄력성이 감소되어 노안이 된다. 수정체내 수분함량의 감소와 가용성인 crystalline단백질 감소 대신에 불용성인 albuminoid 단백질이 증가하며, K+, glutathion, 비타민 C 및 산소 이용률이 점차 감소한다. 따라서 수정체는 자외선에 의한 손상과 칼슘침착으로 단백질이 변성되어 백내장을 나타내며, 수정체는 혼탁되어 환자는 복시, 굴절성근시, 시력장애 등의 여러 자각 증상을 일으킨다.

3) 유리체(Viterous body)

유리체는 무색투명하며 약 99%의 함수율을 가진다. 이 외에 히알루론산과 아교질로 구성된 겔로 구성된다. 부피는 눈알의 2/3을 차지하고, 그 기능은 광선투과, 눈알 형태, 눈알 후반 압력 유지, 투명도에 중요한 기능을 한다.

유리체의 위치는 수정체 후극에서 시각신경유두까지 되며, 이들 중앙부에 유리체관이 있다. 이들의 겉질은 망막과 부착되어있다.

유리체는 섬모체, 맥락막, 망막에서 혈액을 공급받으며, 유리체관 및 망막중심혈관의 주변공간을 통해 유리체액체의 배출이 이루어진다.

특히 검안경으로 눈바닥 검사를 할 때는 유리체동맥의 퇴화된 부위가 수정체의 뒷면에 붙어 검은 점으로 나타내는 Mittendrof 점이 있다.

▶▶ 아래 그림의 밑줄 친 곳에 의학용어(한글 · 영어)로 기록하시오

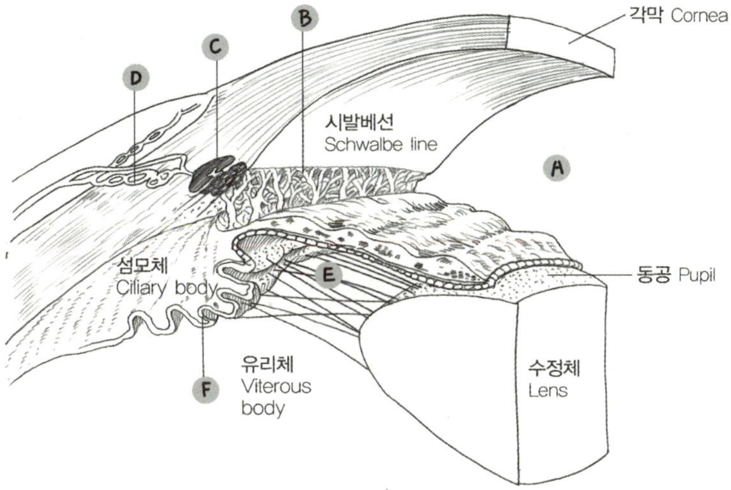

A ______________ B ______________ C ______________

D ______________ E ______________ F ______________

그림 4-53 방수유출경로

▶▶ 아래 그림의 밑줄 친 곳에 의학용어(한글 · 영어)로 기록하시오

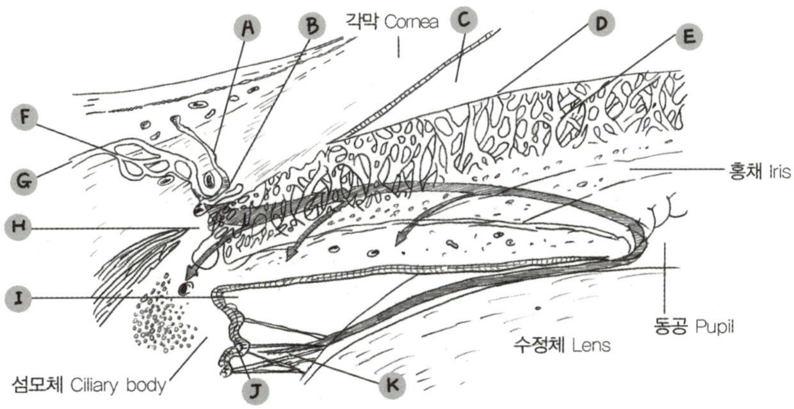

A ______________ B ______________ C ______________

D ______________ E ______________ F ______________

G ______________ H ______________ I ______________

J ______________ K ______________

그림 4-54 방수유출경로와 주변 조직

▶▶ 아래 그림의 밑줄 친 곳에 의학용어(한글 · 영어)로 기록하시오

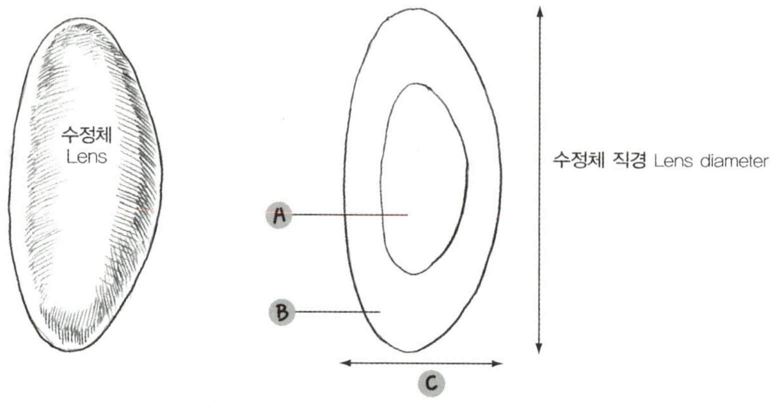

Ⓐ ____________ Ⓑ ____________ Ⓒ ____________

그림 4-55 수정체의 외형과 단면

▶▶ 아래 그림의 밑줄 친 곳에 의학용어(한글 · 영어)로 기록하시오

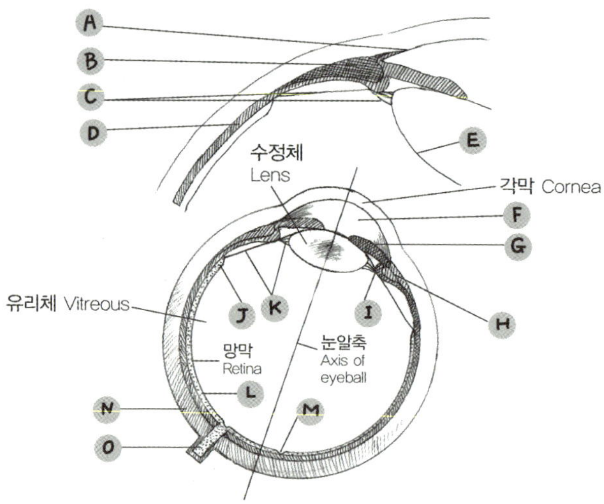

Ⓐ ____________ Ⓑ ____________ Ⓒ ____________

Ⓓ ____________ Ⓔ ____________ Ⓕ ____________

Ⓖ ____________ Ⓗ ____________ Ⓘ ____________

Ⓙ ____________ Ⓚ ____________ Ⓛ ____________

Ⓜ ____________ Ⓝ ____________ Ⓞ ____________

그림 4-56 조절기관의 시상면

▶▶ 아래 그림의 밑줄 친 곳에 의학용어(한글 · 영어)로 기록하시오

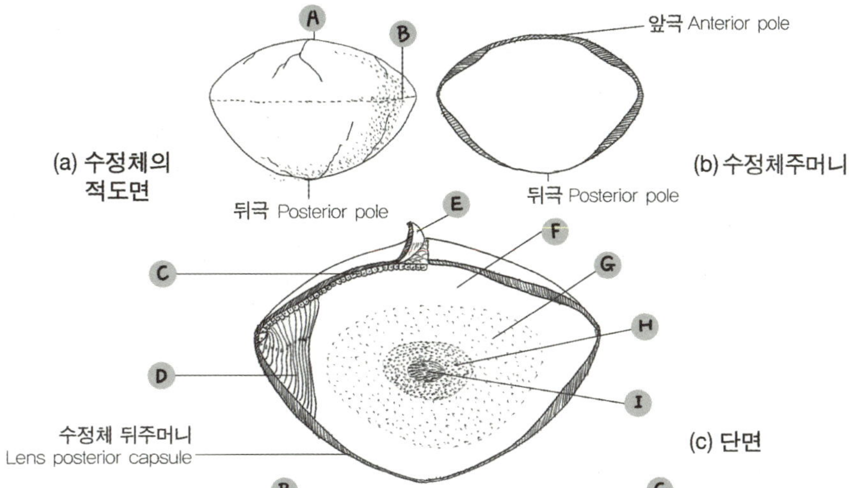

A __________ B __________ C __________

D __________ E __________ F __________

G __________ H __________ I __________

그림 4-57 수정체의 적도면(a), 수정체주머니(b), 내면(c)의 구조

▶▶ 아래 그림의 밑줄 친 곳에 의학용어(한글 · 영어)로 기록하시오

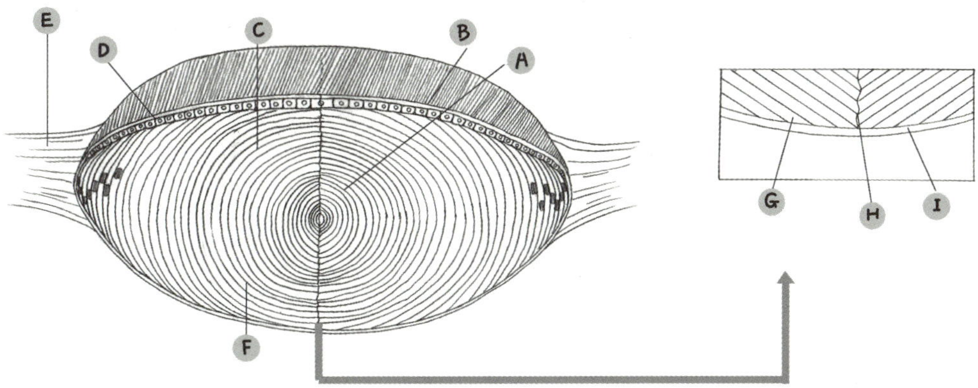

A __________ B __________ C __________

D __________ E __________ F __________

G __________ H __________ I __________

그림 4-58 수정체의 구조

▶▶ 아래 그림의 밑줄 친 곳에 의학용어(한글 · 영어)로 기록하시오

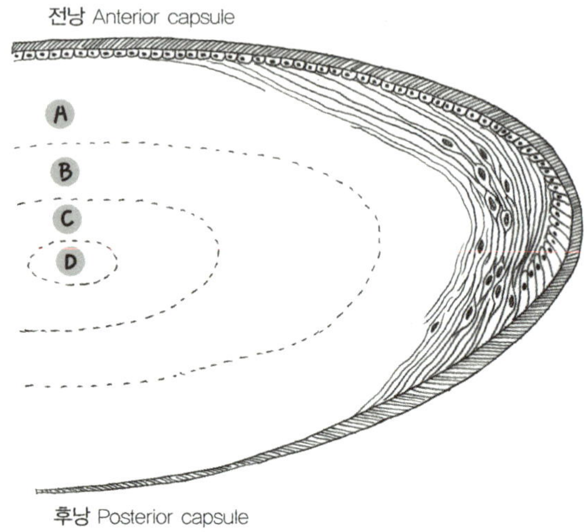

A ____________ B ____________ C ____________

D ____________

그림 4-59 수정체의 횡단면

▶▶ 아래 그림의 밑줄 친 곳에 의학용어(한글 · 영어)로 기록하시오

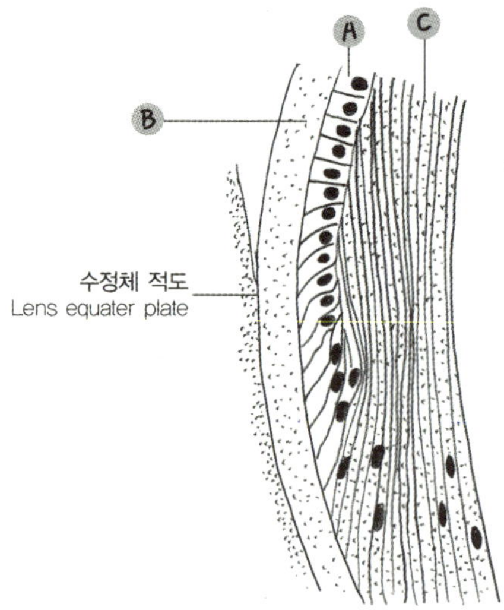

A ____________ B ____________ C ____________

그림 4-60 수정체의 단면

▶▶ 아래 그림의 밑줄 친 곳에 의학용어(한글 · 영어)로 기록하시오

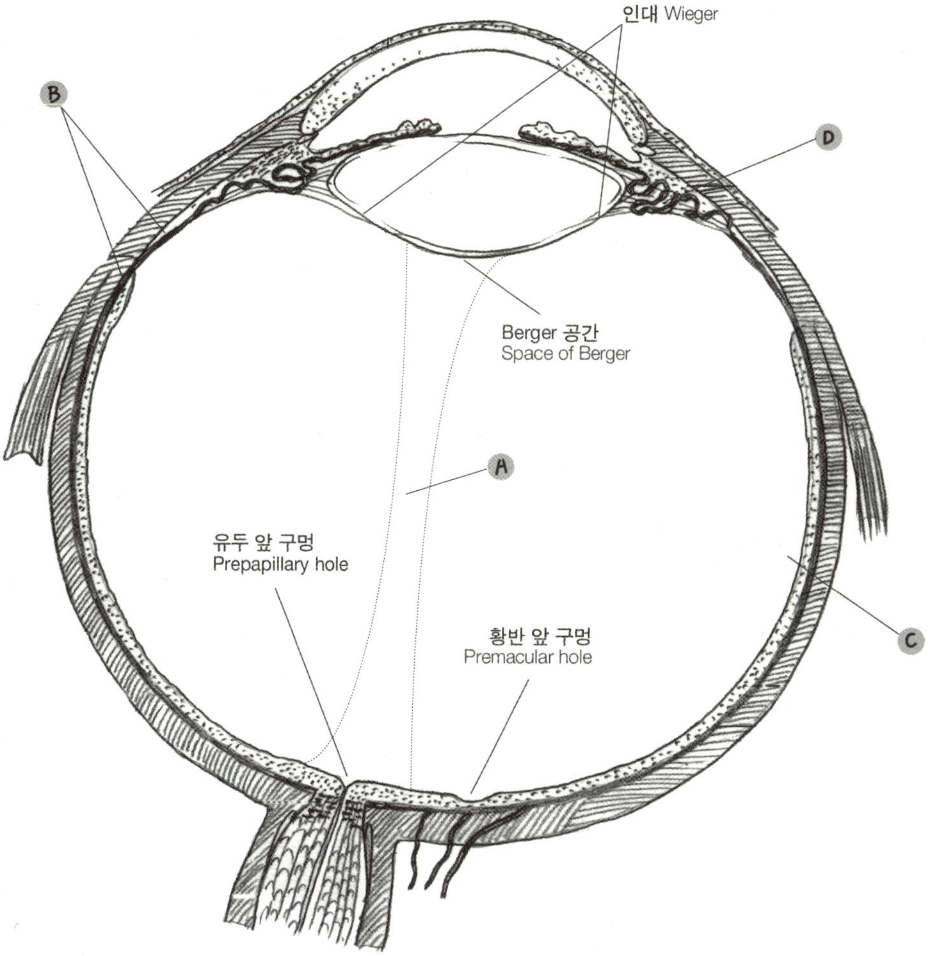

A ______________ B ______________ C ______________

D ______________

그림 4-61 유리체 구조

제5장

눈알 부속기

Eye appendage

1. 눈확 안와Orbit
2. 눈꺼풀Eyelid
3. 눈물샘 누선Lacrimal gland과 부속기Lacrimal apparatus
4. 결막Conjunctiva
5. 눈의 근육Eye muscle
6. 눈물 누액Tear

1. 눈확 안와Orbit

1) 눈확 구조(Orbital structure)

눈확은 눈알과 그 부속기로 이루어져 있으며 전면은 눈확모서리, 후면은 눈확꼭지점으로 되어있다.

눈확의 구성은 벌집뼈, 이마뼈, 눈물뼈, 위턱뼈, 입천장뼈, 나비뼈, 광대뼈의 정강뼈로 구성된다. 눈확꼭지 주변에는 시각신경 구멍, 위눈확틈새, 아래눈확틈새 등의 외부 개구부가 있다. 눈확으로 구성된 공간인 눈확공간(orbital cavity)은 약 30ml이며, 이곳에는 눈알과 부속기관이 있다.

2) 눈확 구성

- 상벽 : 이마뼈(눈확부),나비뼈(적은 날개)
- 내벽 : 위턱뼈(이마뼈돌기), 눈물뼈, 벌집뼈
- 외벽 : 광대뼈(눈확면), 나비뼈(큰날개)
- 하벽 : 위턱뼈(눈확부), 입천장뼈(눈확돌기)

표 5-1 눈확뼈의 구성

명칭	위치	동(Sinus)
이마뼈 frontal bone	천정	이마굴
나비뼈 sphenoid bone	천정, 측벽	나비굴
광대뼈 zygomatic bone	외벽	
위턱뼈 maxillary bone	하벽	위턱굴
눈물뼈 lacrimal bone	내벽	
벌집뼈 ethmoid bone	내벽	벌집굴
입천장뼈 palatine bone	내벽	

3) 눈확(Orbital plane)과 눈확꼭지(Orbital apex)

눈확의 각 내벽은 서로 평행하여, 한 눈의 내벽과 외벽은 45°를 이룬다. 또한 양 외벽은 약 90°의 각을 이루고 있다.

눈확꼭지에는 시각신경, 교감신경섬유와 눈동맥의 통로인 열공 형태의 시각신경구멍(optic foramen)과 열상모양인 위눈확틈새, 아래눈확틈새가 존재한다.

위눈확틈새(superior orbital fissure)에는 눈돌림신경, 도르래신경, 갓돌림신경, 시각신경, 위눈정맥이 지나가며, 아래눈확틈새(inferior orbital fissure)에는 눈확아래동맥, 눈아래정맥, 위턱신경이 지나간다.

눈확꼭지 주변에는 곧은 근육이 시작되는 공통힘줄고리(common tendon ring)가 위치하고 있다. 공통힘줄고리 내에는 눈돌림신경의상 · 하지, 코모양신경, 가돌림신경이 있으며 시각신경과 눈동맥이 있다.

4) 눈확가장자리(Orbital margin)

눈확모서리는 눈확의 바깥모서리 쪽으로 위눈꺼풀과 아래눈꺼풀로 에워싸여져 있다.

한편 눈확뼈막은 눈확면에서 두개의 골막과 연결되어 눈꺼풀로 들어가 눈확격막을 형성한다. 눈확의 안 · 가쪽 모서리에는 안 · 가쪽 눈꺼풀인대가 있다. 눈알을 움직이는 외안근들은 근막으로 싸여있다. 근초는 앞쪽에서 눈확벽으로 안 · 가쪽제어인대를 형성한다. 아래곧은근과 아래빗근의 근막은 하부에서 록크우드 인대를 구성한다. 눈알 표면에는 각막주위에서 시각신경 입구까지 눈알을 완전히 에워싸는 탄성 결합조직인 눈알말이집이 있다.

5) 코곁굴(Paranasal sinus)

눈확은 외벽을 제외하고 주위에 빈공간인 코곁굴로 둘러싸여 있다. 상부에는 이마굴, 상내벽에는 나비굴과 벌집굴, 하벽에는 위턱굴이 있다. 코곁굴에서 벌집굴은 가장 작은 공간을 가져 통상벌집세포라 부른다.

6) 눈확 혈관계통

눈확의 혈액 공급은 눈동맥이다. 눈동맥은 속목동맥이 분지하여 시각신경구멍을 통해 눈확내부에 들어간 다음, 상행하여 이마동맥과 코등동맥으로 분지되어 끝난다.

눈알 내에서 혈관은 망막중심동맥과 두 개의 긴뒤섬모양동맥, 여러 갈래의 뒤짧은섬모양동맥 그리고 7개의 앞섬모동맥이 있다. 또한 바깥눈근육과 눈물샘으로 가는 동맥은 눈확을 지나서 혈액을 공급을 위해 지나가는 앞뒤벌집동맥, 위눈확동맥, 이마동맥, 코동맥 및 눈꺼풀동맥이 있다. 두 개의 위 · 아래눈정맥은 눈정맥이 되어 해면정맥동굴로 들어간다. 해면동맥은 다시 온목정맥을 거처 심장으로 간다. 한편 눈알 중간막에서 정맥은 또아리정맥을 통해 눈정맥으로 간다.

7) 눈확의 신경과 근육

눈확공간으로 들어가는 신경과 혈관이 통과하는 곳은 위눈확틈새, 아래눈확틈새 그리고 시각신경구멍이 있다.

위눈확틈새는 제 Ⅲ,Ⅳ,Ⅵ뇌신경과 제 Ⅴ뇌신경의 제1지, 눈정맥, 교감신경, 섬모체신경절의 감각지 등이 지나간다. 시각신경구멍은 시각신경, 눈동맥과 함께 교감신경섬유가 통과된다.

시각신경관 주변에는 외안근의 곧은 근이 시작되는 곳이다.

8) 눈확 신경

눈확에 들어가는 신경은 특수 감각신경인 시각신경, 운동신경인 눈돌림신경, 도르래신경 그리고 갓돌림신경 등이 있다.

또한 감각신경인 삼차신경의 제1지인눈신경도 있다. 삼차신경은 삼차신경절에서 눈신경, 위턱신경 및 아래턱신경으로 나누어진다. 제 1 가지인 눈신경은 코섬모체신경, 이마신경 및 눈물신경으로 나누어진다.

코섬모체신경은 긴섬모체신경, 아래도르래신경, 섬모체신경절의 감각지로 갈라진다. 한편 섬모체신경절로 들어간 코섬모체신경의 감각성가지는 짧은 섬모체신경이 되어 눈알에 들어간다.

▶▶ 아래 그림의 밑줄 친 곳에 의학용어(한글 · 영어)로 기록하시오

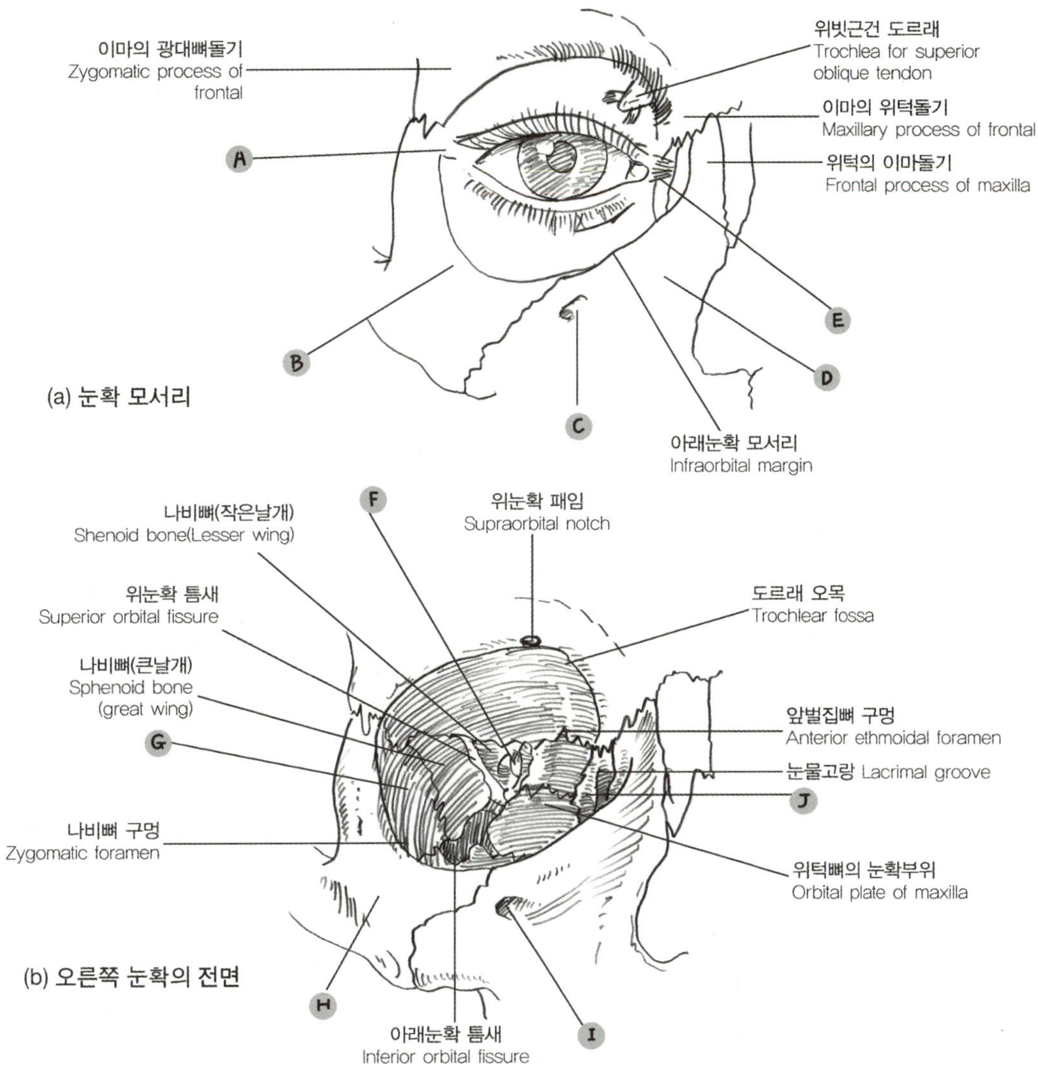

A ____________________ B ____________________ C ____________________

D ____________________ E ____________________ F ____________________

G ____________________ H ____________________ I ____________________

J ____________________

그림 5-1 눈확 모서리(a)와 전면 모습(b)

▶▶ 아래 그림의 밑줄 친 곳에 의학용어(한글 · 영어)로 기록하시오

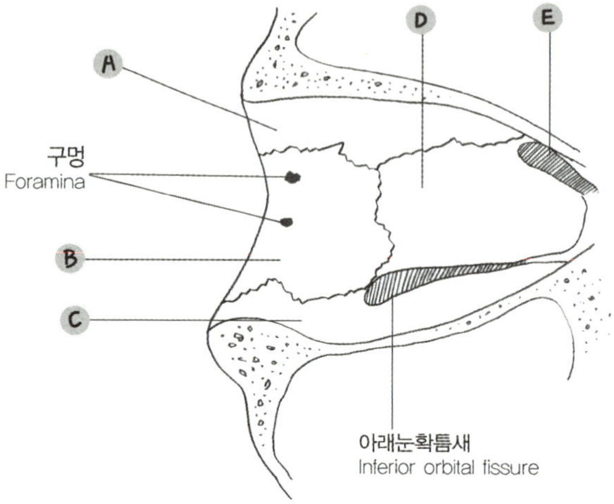

A ______________________ B ______________________ C ______________________

D ______________________ E ______________________

그림 5-2 가쪽 눈확벽의 구조

▶▶ 아래 그림의 밑줄 친 곳에 의학용어(한글 · 영어)로 기록하시오

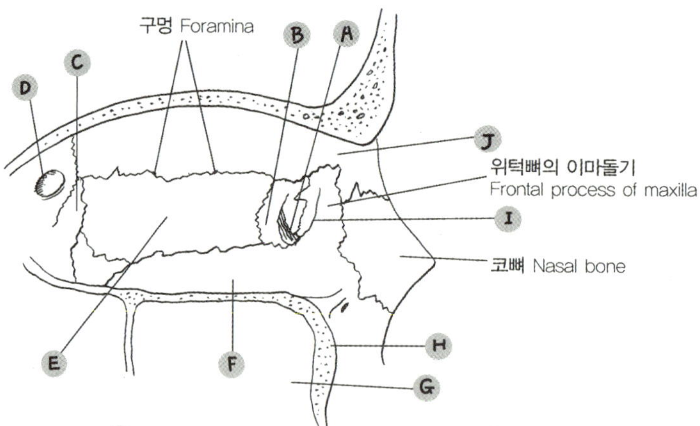

A ______________________ B ______________________ C ______________________

A ______________________ E ______________________ F ______________________

G ______________________ H ______________________ I ______________________

J ______________________

그림 5-3 눈확 내벽의 구조

▶▶ 아래 그림의 밑줄 친 곳에 의학용어(한글 · 영어)로 기록하시오

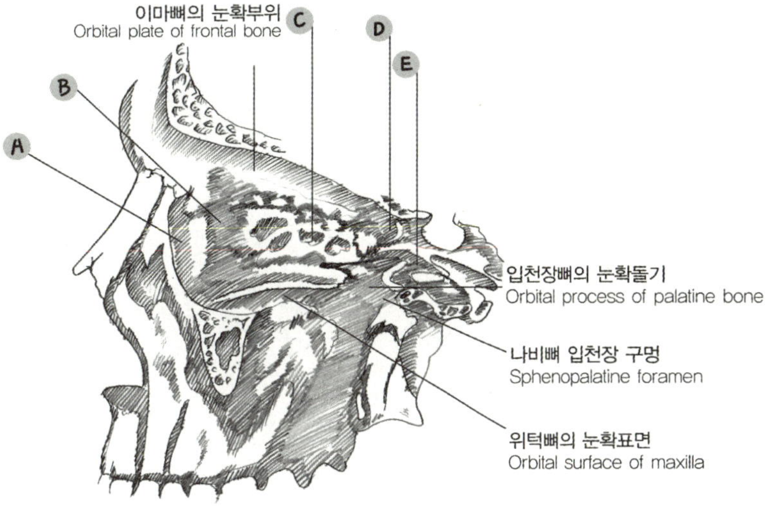

A __________ B __________ C __________

D __________ E __________

그림 5-4 눈확의 내측면

▶▶ 아래 그림의 밑줄 친 곳에 의학용어(한글 · 영어)로 기록하시오

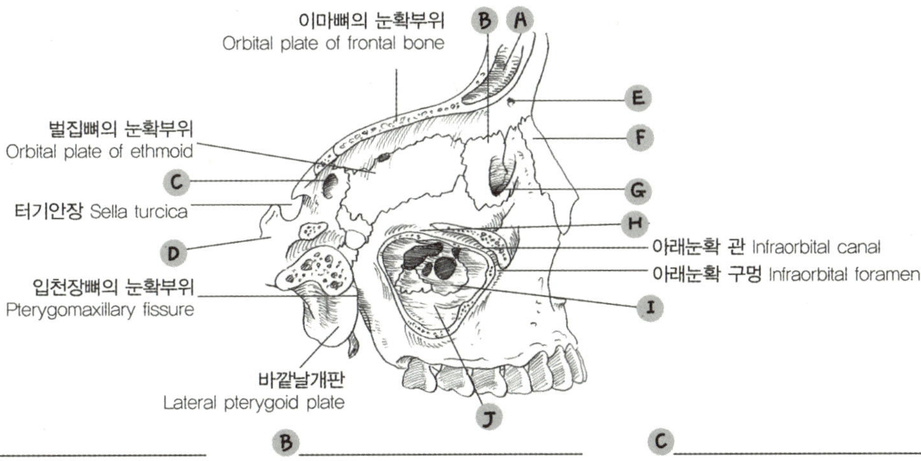

A __________ B __________ C __________

A __________ E __________ F __________

G __________ H __________ I __________

J __________

그림 5-5 눈확의 내벽과 구조물

▶▶ 아래 그림의 밑줄 친 곳에 의학용어(한글 · 영어)로 기록하시오

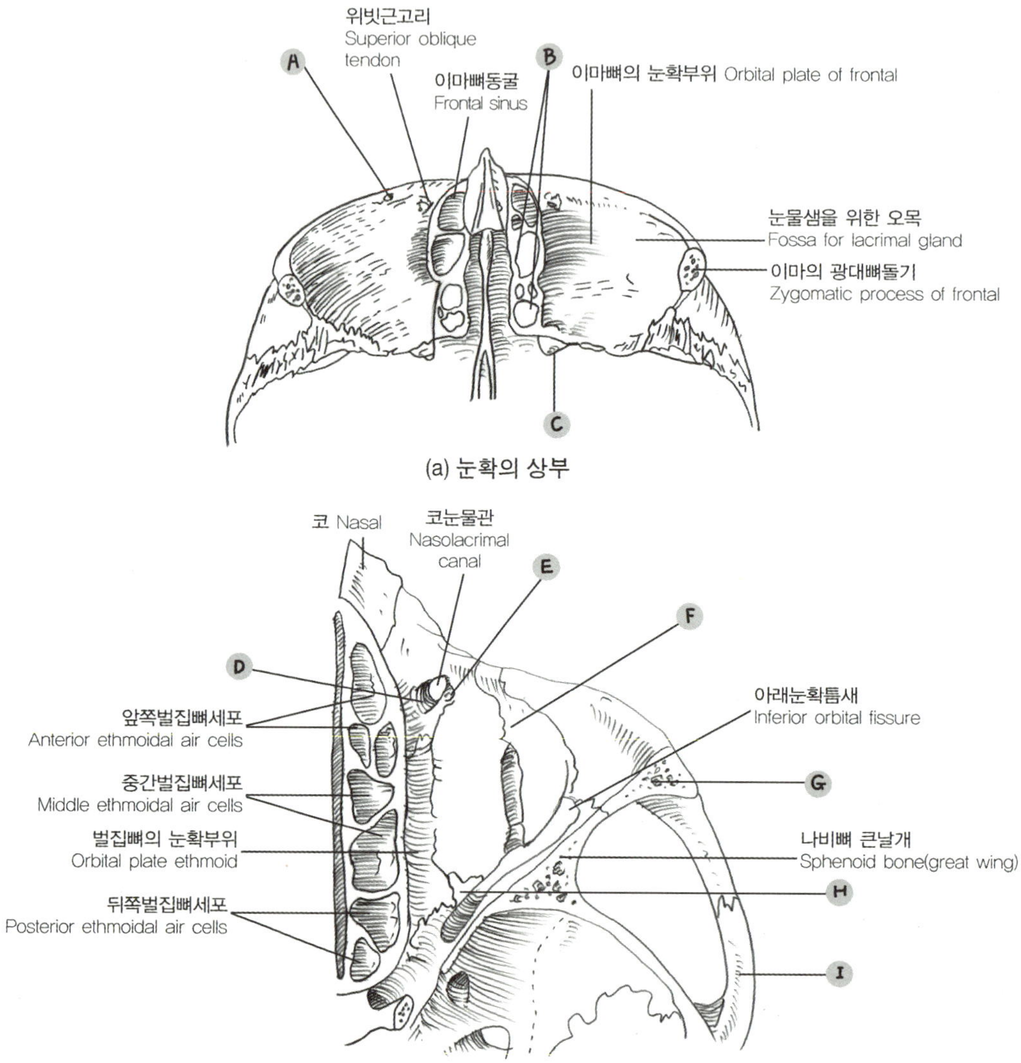

(a) 눈확의 상부

(b) 눈확의 하부

A ______________	B ______________	C ______________
D ______________	E ______________	F ______________
G ______________	H ______________	I ______________

그림 5-6 눈확의 상부(a)와 하부(b)

▶▶ 아래 그림의 밑줄 친 곳에 의학용어(한글 · 영어)로 기록하시오

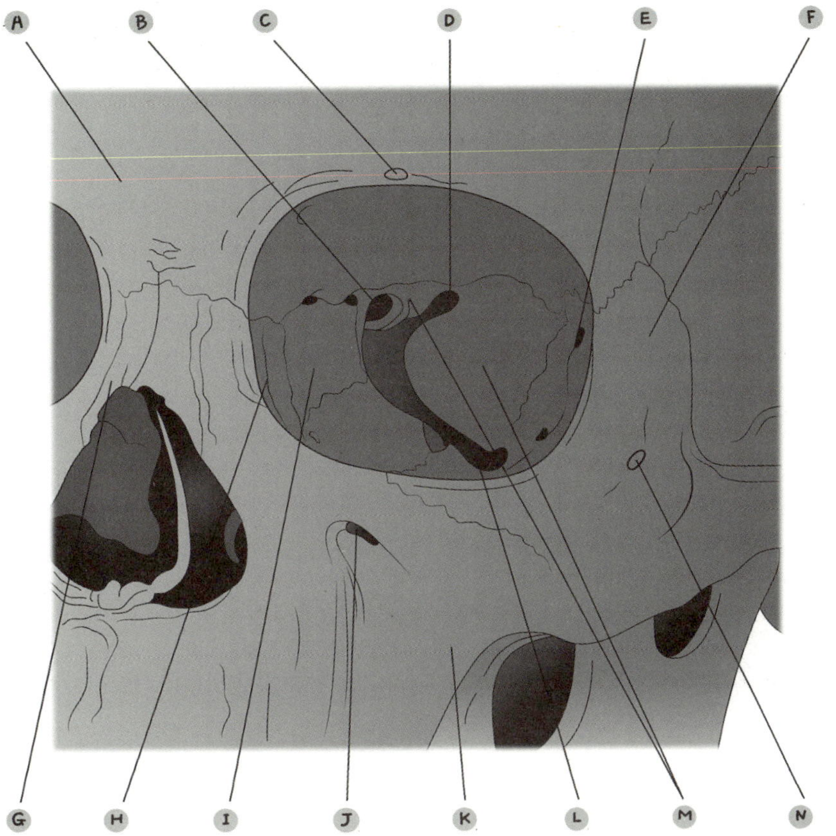

A ______________

B ______________

C ______________

D ______________

E ______________

F ______________

G ______________

H ______________

I ______________

J ______________

K ______________

L ______________

M ______________

N ______________

그림 5-7 눈확 눈확꼭지

▶▶ 아래 그림의 밑줄 친 곳에 의학용어(한글 · 영어)로 기록하시오

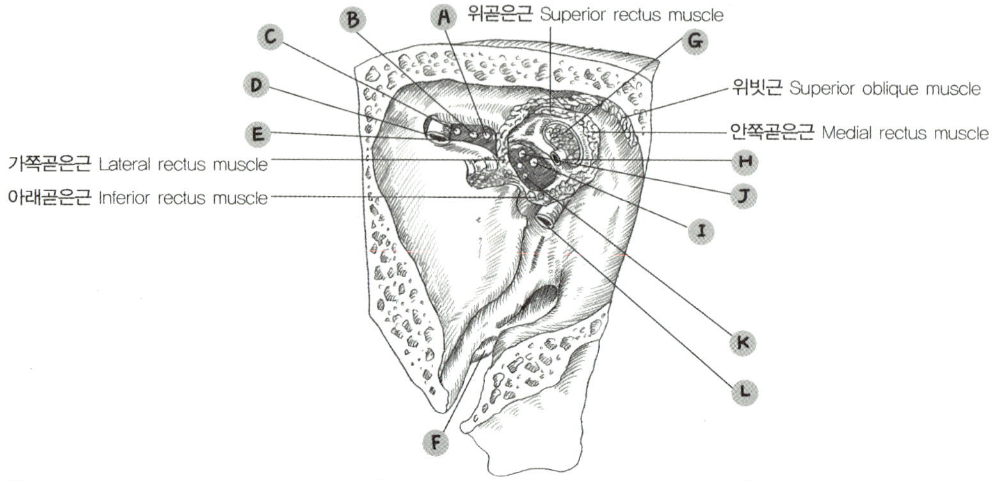

A ______________ B ______________ C ______________

D ______________ E ______________ F ______________

G ______________ H ______________ I ______________

J ______________ K ______________ L ______________

그림 5-8 눈확의 첨부

▶▶ 아래 그림의 밑줄 친 곳에 의학용어(한글 · 영어)로 기록하시오

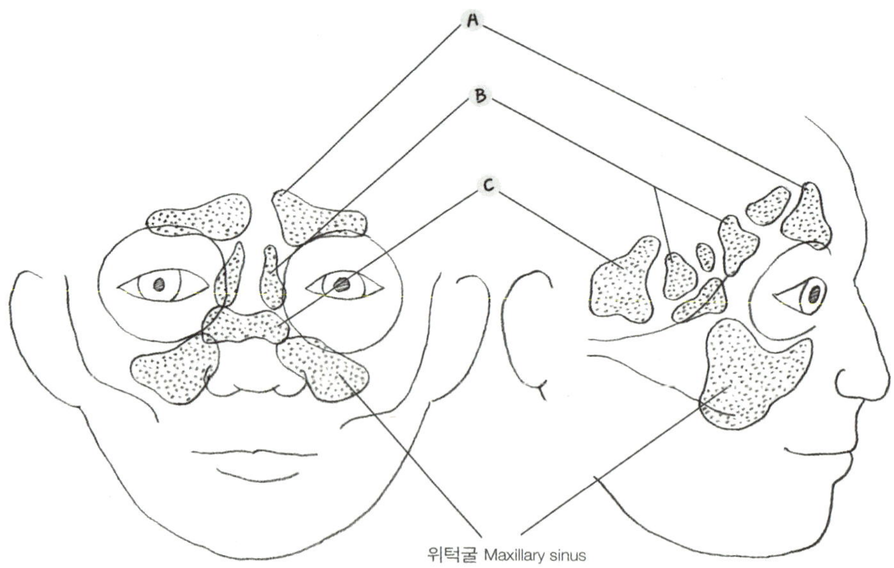

A ______________ B ______________ C ______________

그림 5-9 코곁굴 위치

2. 눈꺼풀Eyelid

1) 눈꺼풀 종류

눈꺼풀은 위눈꺼풀과 아래눈꺼풀로 구분되며, 위눈꺼풀은 아래눈꺼풀보다 넓고 통상 잘 움직인다. 이들 사이의 공간을 눈꺼풀틈새(fissure)라 한다. 이 눈꺼풀틈새의 안쪽은 눈물의 저장을 하는 둔각으로 만나서 안쪽눈구석을 이루며, 가쪽은 시야를 넓히는 예각으로 가쪽눈구석을 구성한다. 눈꺼풀 가장자리의 눈꺼풀 가장자리에는 속눈썹이 있다.

한편 몽골계통에게는 흔히 위눈꺼풀의 일부가 덜 발달되어, 눈구석주름을 형성하여, 7세 이전까지는 거짓내사시 모습을 가지나 코뼈가 성장하면 원래 형태를 가진다.

눈꺼풀의 안쪽·가쪽눈구석에는 내측 눈꺼풀인대와 외측 눈꺼풀인대가 있으며, 위·아래눈꺼풀 내에는 치밀한 결체조직으로 이루어진 눈꺼풀판이 존재한다. 위눈꺼풀의 상이측에는 주눈물샘이 분포한다.

2) 눈꺼풀 층

눈꺼풀은 외부에서 내부로 조직학적으로 네 층으로 구분된다. 즉, 외부의피부, 근육, 눈꺼풀판, 결막으로 구성된다. 눈꺼풀의 근육에는 얼굴근육, 눈꺼풀올림근, 뮬러근이 있다. 위눈꺼풀은 눈돌림신경이 지배하며 주로 개안작용을 담당한다. 뮬러근은 눈꺼풀판의 끝에 연결되어 있으며, 교감신경이 지배하며 주로 개안작용을 한다. 얼굴근육은 양파의 단면과 같은 모습으로 얼굴신경이 지배하며 주작용은 폐안을 담당한다.

눈꺼풀 내에는 눈물의 분비와 연관되는 각종 눈꺼풀판샘, 자이스샘, 몰샘, 크라우제샘, 볼프링샘 등이 있다.

3) 눈꺼풀 기능

눈꺼풀은 위눈꺼풀과 아래눈꺼풀의 깜박거림으로 눈물의 생산과 분비를 촉진하고, 생산된 눈물의 분포를 고르게 한다. 또한 외부이물질의 방어작용, 자외선차단, 세척기능 등도 실시한다.

4) 눈꺼풀 조직

눈꺼풀 내에는 눈물에 연관되는 각종 샘, 즉 눈꺼풀판샘, Wolfring 샘, Krause 샘 등이 있다. 또한 위·아래눈꺼풀에는 눈꺼풀을 움직이는 얼굴근육, 위눈꺼풀근육이 있다. 이는 눈깜박임작용을 담당하며, 눈꺼풀판은 눈꺼풀의 형태를 항상 일정하게 만들어준다.

5) 눈꺼풀 근육

눈꺼풀 내에는 각종 근육이 있으며 각자 다양한 기능을 수행한다(표 5-2).

표 5-2 안검내 근육의 종류와 기능

종류	특성	기능	지배신경
눈둘레근	가로무늬근(뼈대근육)	폐안	얼굴신경
위눈꺼풀올림근	가로무늬근(뼈대근육)	개안	눈돌림신경
뮬러근	민무늬근(민무늬근육)	개안	교감신경

▶▶ 아래 그림의 밑줄 친 곳에 의학용어(한글 · 영어)로 기록하시오

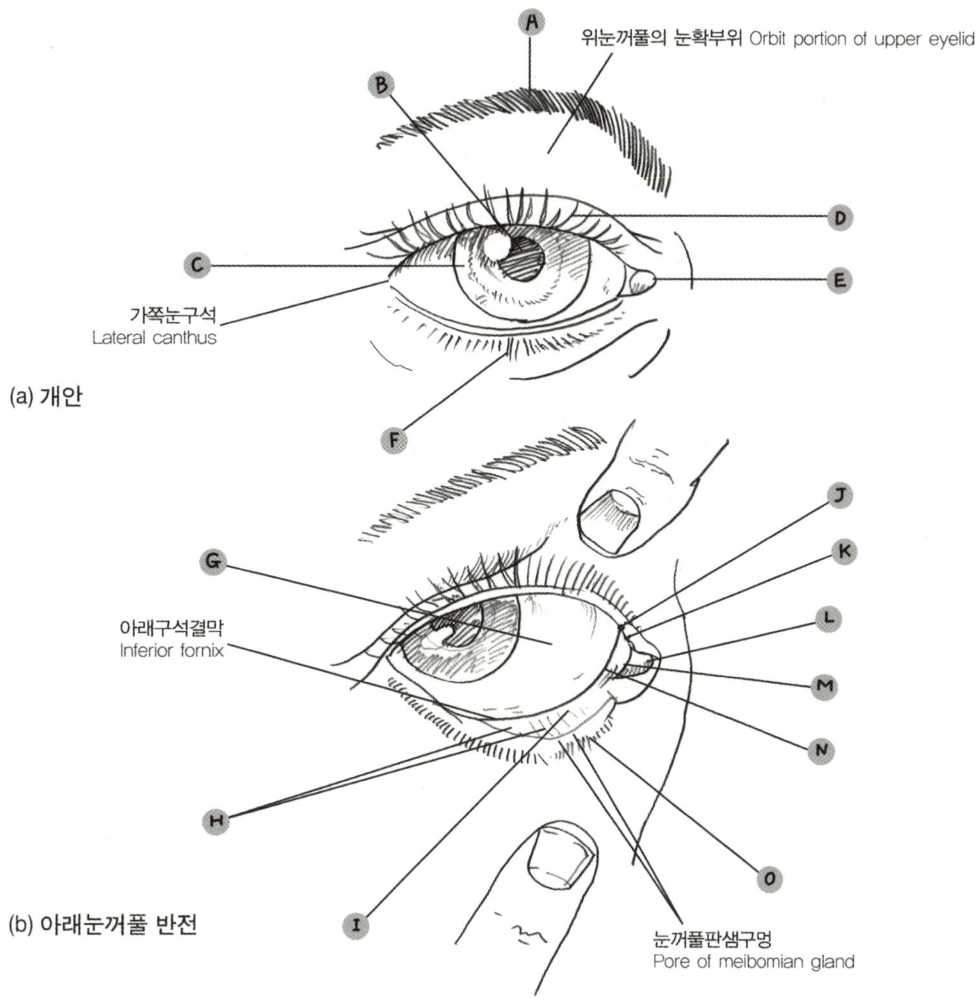

A ____________ B ____________ C ____________

D ____________ E ____________ F ____________

G ____________ H ____________ I ____________

J ____________ K ____________ L ____________

M ____________ N ____________ O ____________

그림 5-10 눈꺼풀과 주변조직. 개안(a), 아래눈꺼풀 반전(b)

▶▶ 아래 그림의 밑줄 친 곳에 의학용어(한글 · 영어)로 기록하시오

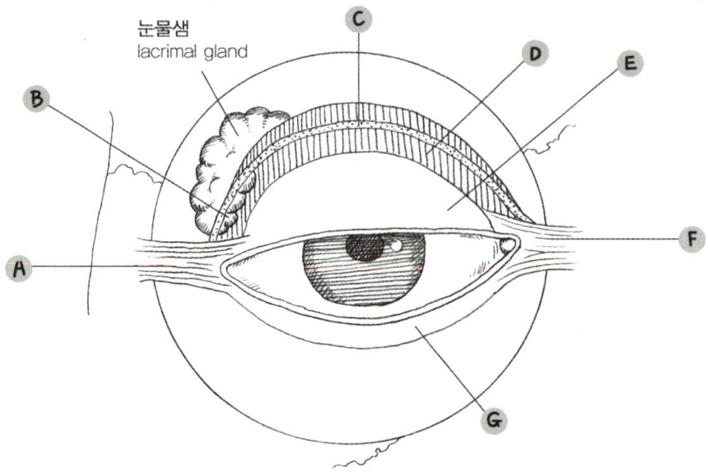

A ______________ B ______________ C ______________
D ______________ E ______________ F ______________
G ______________

그림 5-11 눈꺼풀틈새와 주변

▶▶ 아래 그림의 밑줄 친 곳에 의학용어(한글 · 영어)로 기록하시오

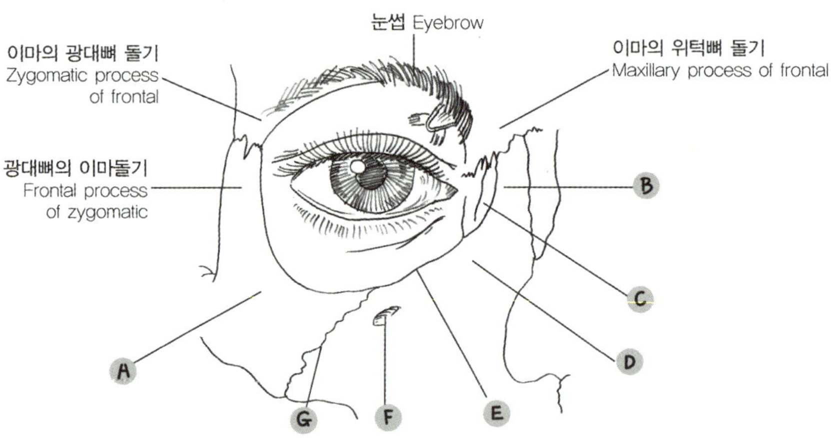

A ______________ B ______________ C ______________
D ______________ E ______________ F ______________
G ______________

그림 5-12 눈확과 가장자리와 주변

▶▶ 아래 그림의 밑줄 친 곳에 의학용어(한글 · 영어)로 기록하시오

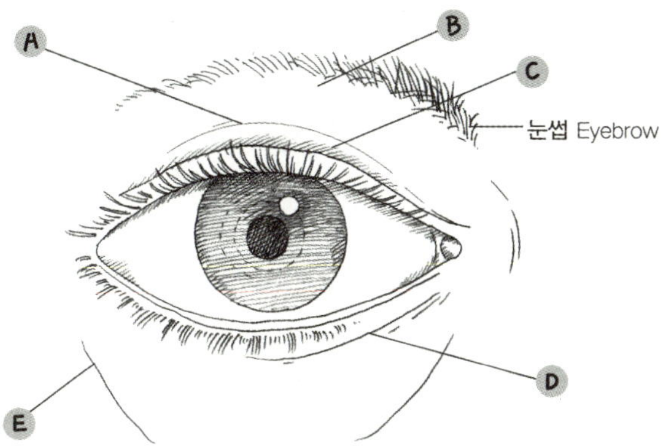

A ______________ B ______________ C ______________

D ______________ E ______________

그림 5-13 눈꺼풀의 상부

▶▶ 아래 그림의 밑줄 친 곳에 의학용어(한글 · 영어)로 기록하시오

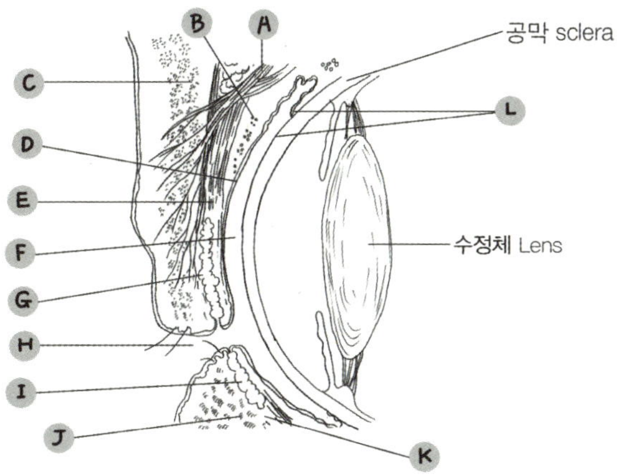

A ______________ B ______________ C ______________

D ______________ E ______________ F ______________

G ______________ H ______________ I ______________

J ______________ K ______________ L ______________

그림 5-14 눈꺼풀 시상면과 눈알 전면

▶▶ 아래 그림의 밑줄 친 곳에 의학용어(한글 · 영어)로 기록하시오

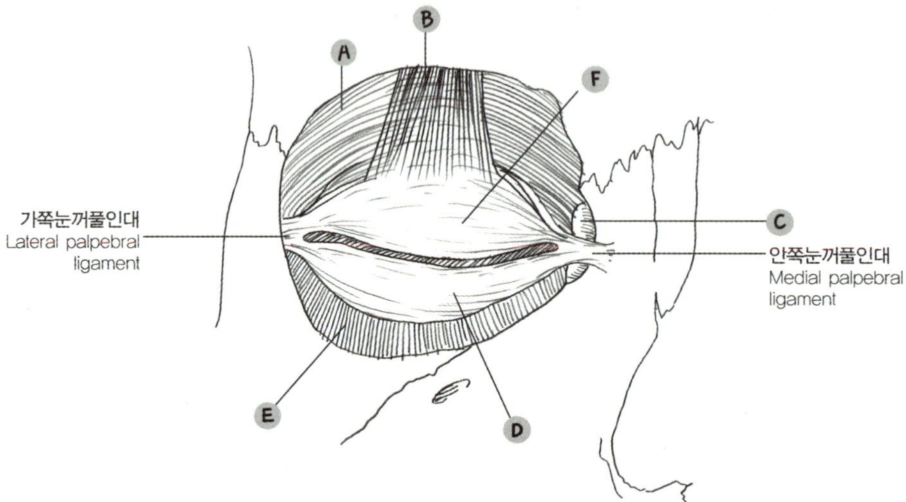

A ______________ B ______________ C ______________

D ______________ E ______________ F ______________

그림 5-15 눈확 가장자리의 주변

▶▶ 아래 그림의 밑줄 친 곳에 의학용어(한글 · 영어)로 기록하시오

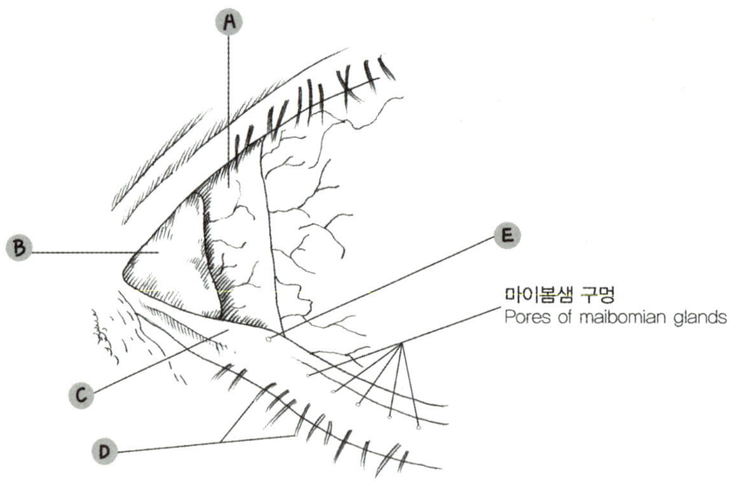

A ______________ B ______________ C ______________

D ______________ E ______________

그림 5-16 안쪽눈구석의 구조

▶▶ 아래 그림의 밑줄 친 곳에 의학용어(한글 · 영어)로 기록하시오

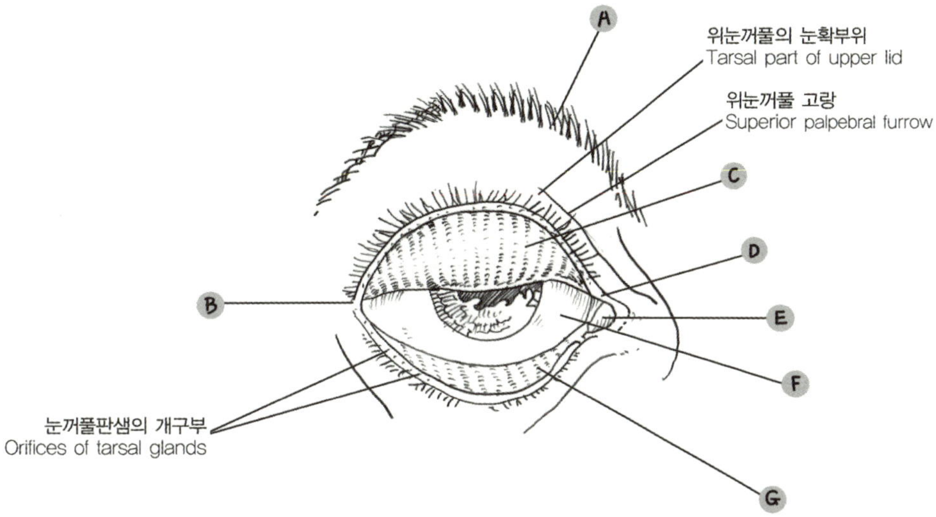

(a) 눈꺼풀의 반전과 주변

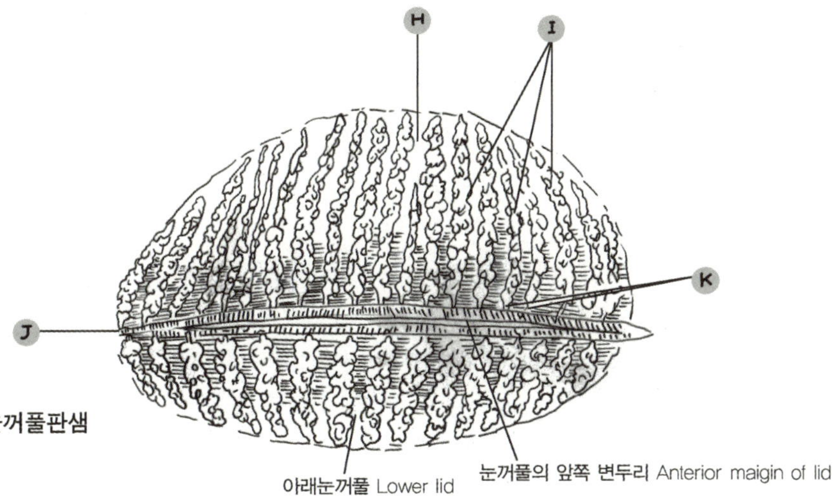

(b) 눈꺼풀판샘

A ______________ B ______________ C ______________

D ______________ E ______________ F ______________

G ______________ H ______________ I ______________

J ______________ K ______________

그림 5-17 눈꺼풀 반전과 주변(a) 및 눈꺼풀판샘(b)

▶▶ 아래 그림의 밑줄 친 곳에 의학용어(한글 · 영어)로 기록하시오

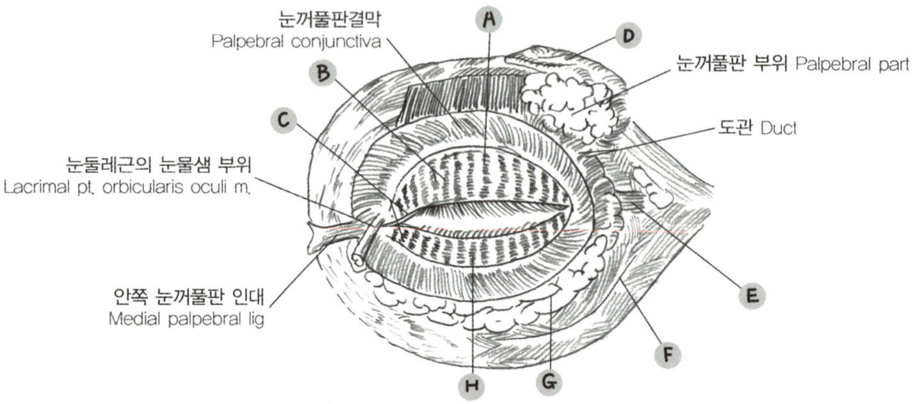

Ⓐ ______________ Ⓑ ______________ Ⓒ ______________

Ⓓ ______________ Ⓔ ______________ Ⓕ ______________

Ⓖ ______________ Ⓗ ______________

그림 5-18 눈꺼풀의 내면

▶▶ 아래 그림의 밑줄 친 곳에 의학용어(한글 · 영어)로 기록하시오

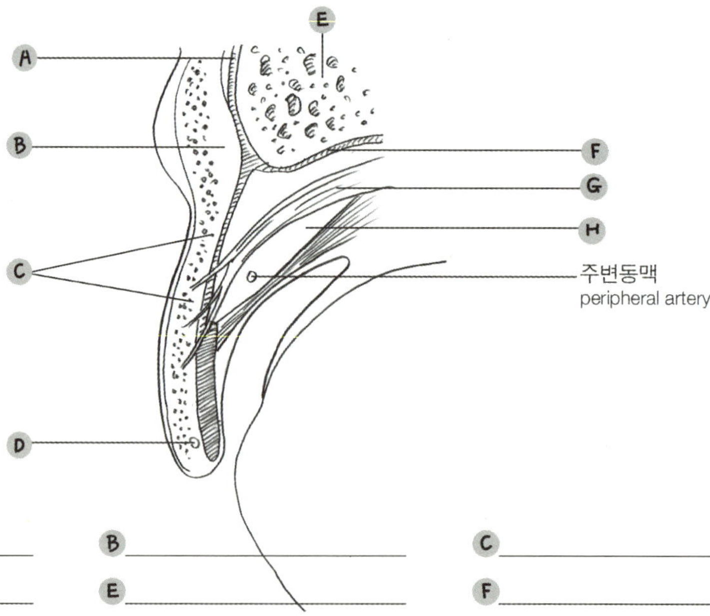

Ⓐ ______________ Ⓑ ______________ Ⓒ ______________

Ⓓ ______________ Ⓔ ______________ Ⓕ ______________

Ⓖ ______________ Ⓗ ______________

그림 5-19 위눈꺼풀의 시상면

▶▶ 아래 그림의 밑줄 친 곳에 의학용어(한글 · 영어)로 기록하시오

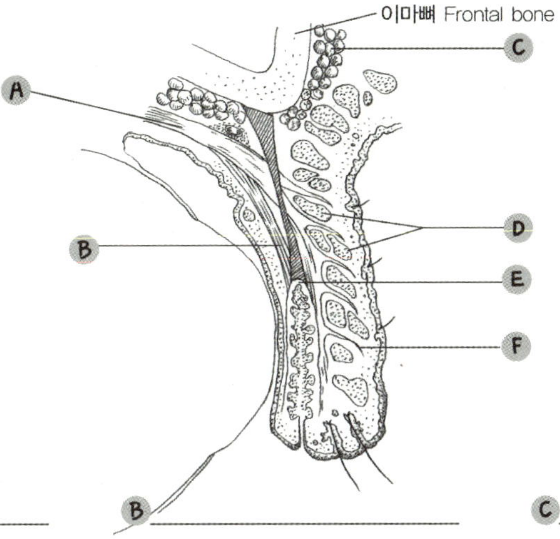

Ⓐ ____________ Ⓑ ____________ Ⓒ ____________

Ⓓ ____________ Ⓔ ____________ Ⓕ ____________

그림 5-20 눈꺼풀의 횡단면

▶▶ 아래 그림의 밑줄 친 곳에 의학용어(한글 · 영어)로 기록하시오

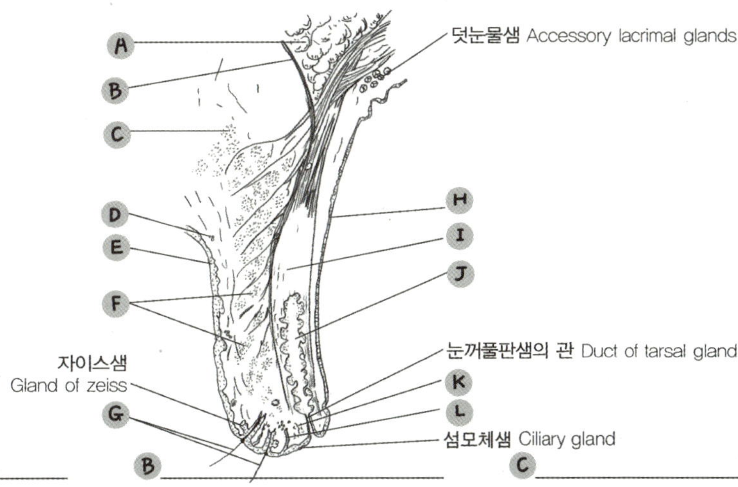

Ⓐ ____________ Ⓑ ____________ Ⓒ ____________

Ⓓ ____________ Ⓔ ____________ Ⓕ ____________

Ⓖ ____________ Ⓗ ____________ Ⓘ ____________

Ⓙ ____________ Ⓚ ____________ Ⓛ ____________

그림 5-21 위눈꺼풀의 수직단면

▶▶ 아래 그림의 밑줄 친 곳에 의학용어(한글 · 영어)로 기록하시오

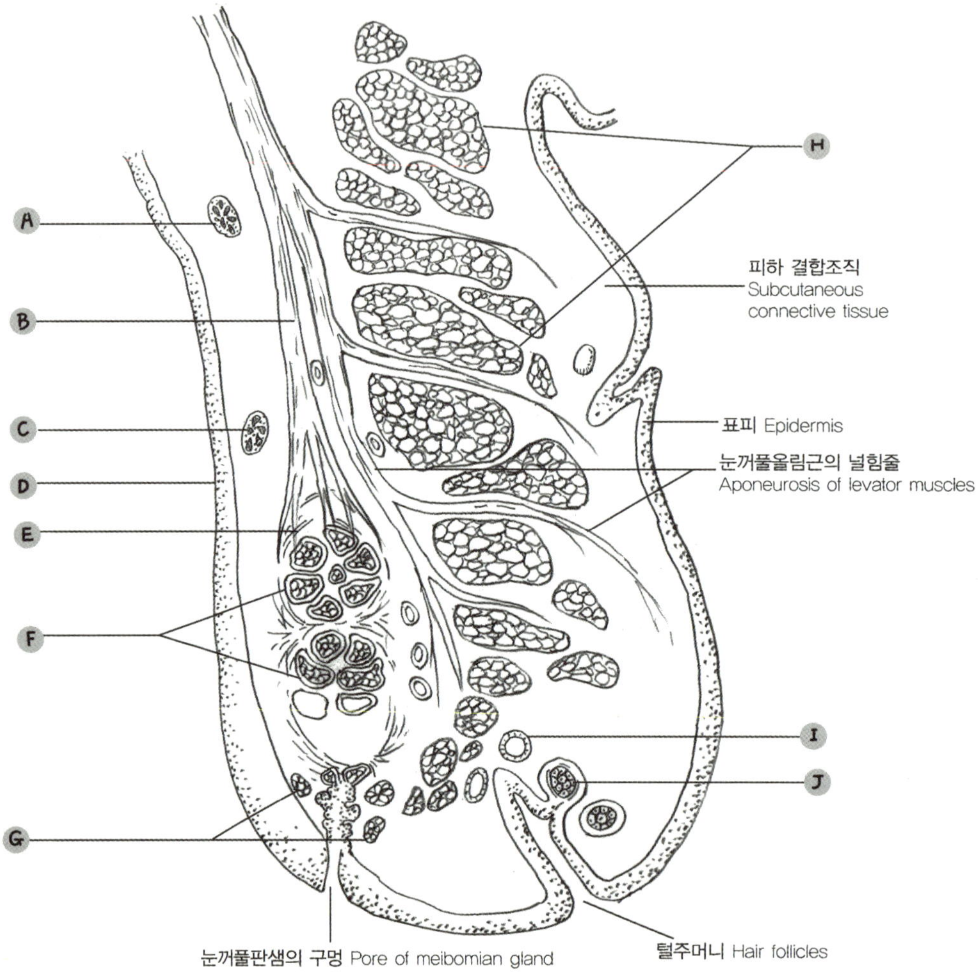

A ____________ B ____________ C ____________

D ____________ E ____________ F ____________

G ____________ H ____________ I ____________

J ____________

그림 5-22 눈꺼풀의 시상면

▶▶ 아래 그림의 밑줄 친 곳에 의학용어(한글 · 영어)로 기록하시오

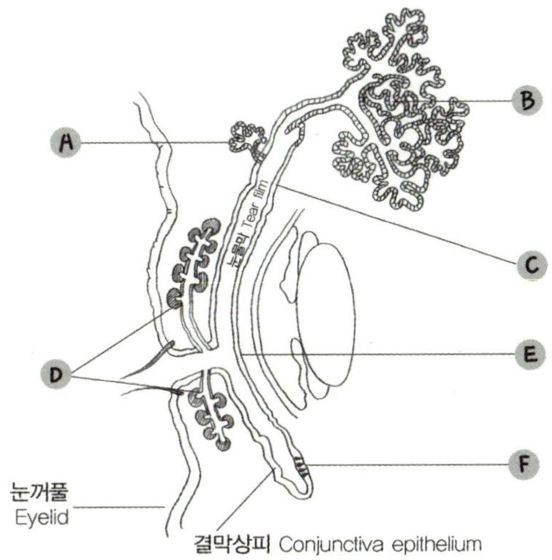

A ____________ B ____________ C ____________

D ____________ E ____________ F ____________

그림 5-23 주눈물샘과 덧샘눈물샘의 위치

▶▶ 아래 그림의 밑줄 친 곳에 의학용어(한글 · 영어)로 기록하시오

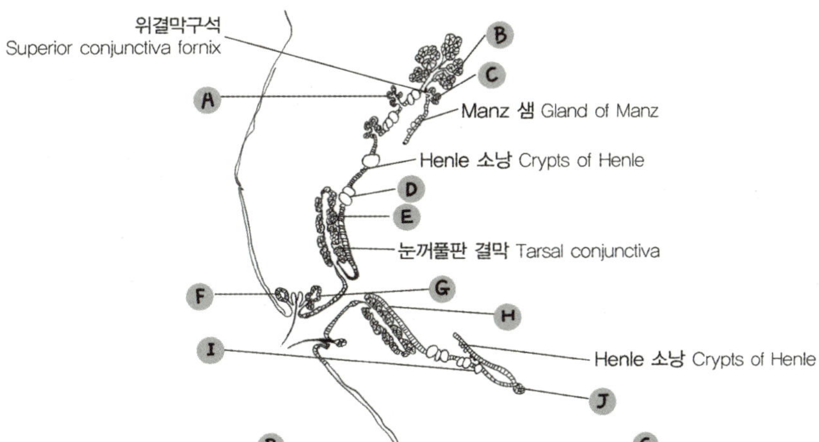

A ____________ B ____________ C ____________

D ____________ E ____________ F ____________

G ____________ H ____________ I ____________

J ____________

그림 5-24 눈꺼풀의 시상면

▶▶ 아래 그림의 밑줄 친 곳에 의학용어(한글 · 영어)로 기록하시오

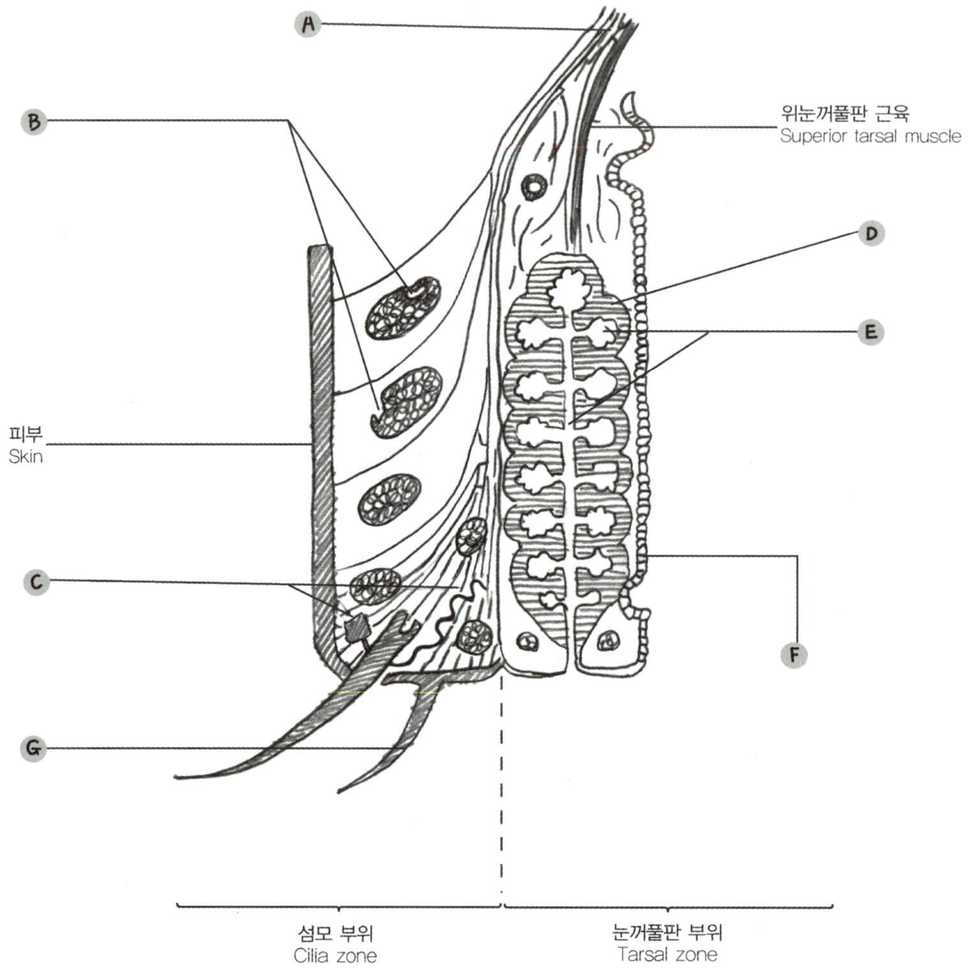

A ____________ B ____________ C ____________

D ____________ E ____________ F ____________

G ____________

그림 5-24 위눈꺼풀의 사상면

3. 눈물샘 누선Lacrimal gland과 부속기Lacrimal apparatus

1) 눈물샘(Lacrimal gland)

눈물을 생산하는 눈물샘은 주눈물샘과 덧샘눈물샘으로 나누어진다.

주눈물샘은 눈확의 상이측에 위치하며 이는 이마 뼈의 눈물샘오목에 있으며, 위눈꺼풀올림근의 건막의 가쪽가지에 의해 눈확부와 눈꺼풀부로 나누어진다. 눈확 눈물샘은 상부선으로 완두콩 같은 타원이며 크기는 2~3㎝이며, 눈꺼풀부 눈물샘은 하부는 상부샘의 절반 크기이다. 이들은 주로 자극성 눈물을 생산하는 것이다. 덧샘눈물샘은 눈구석부의 Krause샘과 Wolfring샘이며 이것은 비자극성으로 평소 눈물을 생산하는 곳이다.

주눈물샘과 덧샘눈물샘에서 생산한 눈물은 누액의 중간층인 수성층을 형성한다.

생산된 눈물은 통상 대부분 생산과 증발은 거의 비슷한 비율을 가진다.

2) 눈물길(lacrimal duct)

눈물배출경로는 생산된 눈물의 유출경로인 것이다.

눈물길은 결막주머니에서 코 안까지 연결되는 것으로서 눈물모세관, 눈물주머니, 코눈물관의 세 부분으로 나누어진다. 눈물은 위 · 아래 눈물점을 통해 모세관 인력에 의해 눈물관으로 들어가며, 눈물관은 약 10㎜정도의 직각으로 되어있는 눈물관이다.

위 · 아래 눈물소관은 공통눈물소관으로 합쳐서 눈물주머니로 간다. 눈물주머니는 약 12㎜ 길이로 눈확 내벽 앞쪽에 위치한다. 눈물주머니과 코안을 연결하는 코눈물관은 약 18㎜ 길이 관으로 눈물주머니와 아래 콧길을 연결하고 있으며 아래콧길 앞에 개구한다.

눈물샘은 자율신경과 감각신경의 지배를 받는다. 부교감신경계통인 눈돌림 신경은 얼굴신경 경로에 의해 지배되며, 교감신경계통은 상경부교감신경절에서 기시된다.

감각신경은 자극성 눈물 생산에 관계하며, 눈신경에서 지배되어진다.

▶▶ 아래 그림의 밑줄 친 곳에 의학용어(한글 · 영어)로 기록하시오

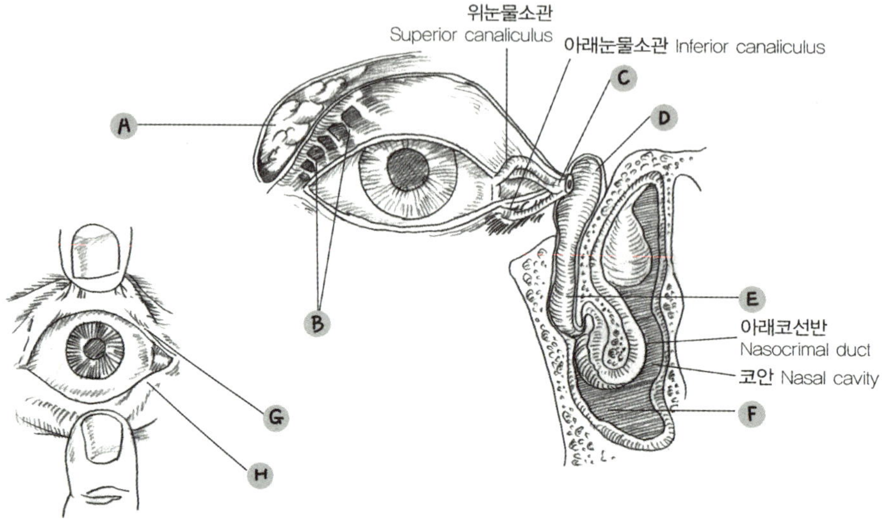

Ⓐ ______________ Ⓑ ______________ Ⓒ ______________

Ⓓ ______________ Ⓔ ______________ Ⓕ ______________

Ⓖ ______________ Ⓗ ______________

그림 5-26 눈물 배출계

▶▶ 아래 그림의 밑줄 친 곳에 의학용어(한글 · 영어)로 기록하시오

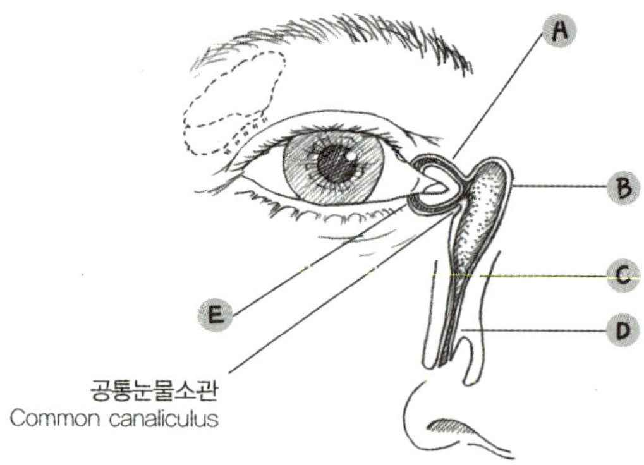

Ⓐ ______________ Ⓑ ______________ Ⓒ ______________

Ⓓ ______________ Ⓔ ______________

그림 5-27 눈물샘 배출계

▶▶ 아래 그림의 밑줄 친 곳에 의학용어(한글 · 영어)로 기록하시오

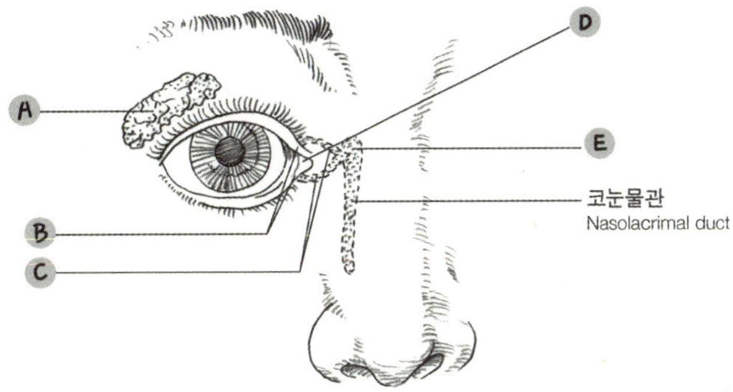

A________________ B________________ C________________

D________________ E________________

그림 5-28 눈물샘과 부속기

▶▶ 아래 그림의 밑줄 친 곳에 의학용어(한글 · 영어)로 기록하시오

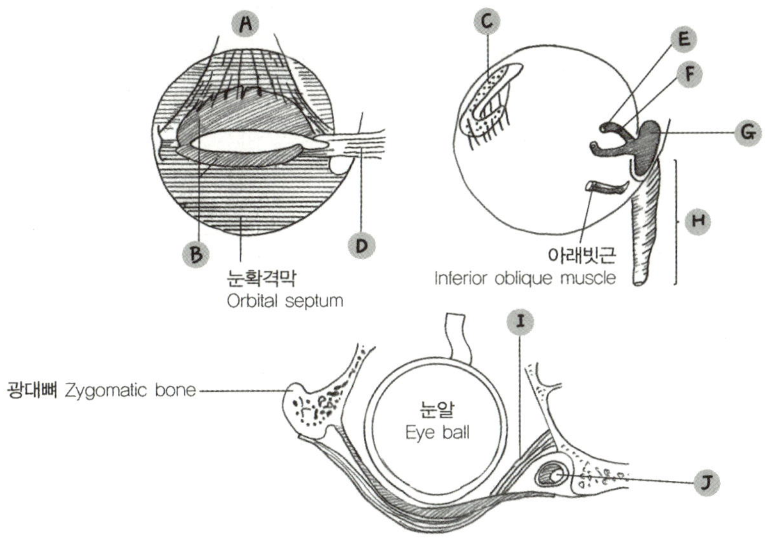

A________________ B________________ C________________

D________________ E________________ F________________

G________________ H________________ I________________

J________________

그림 5-29 눈물샘

▶▶ 아래 그림의 밑줄 친 곳에 의학용어(한글 · 영어)로 기록하시오

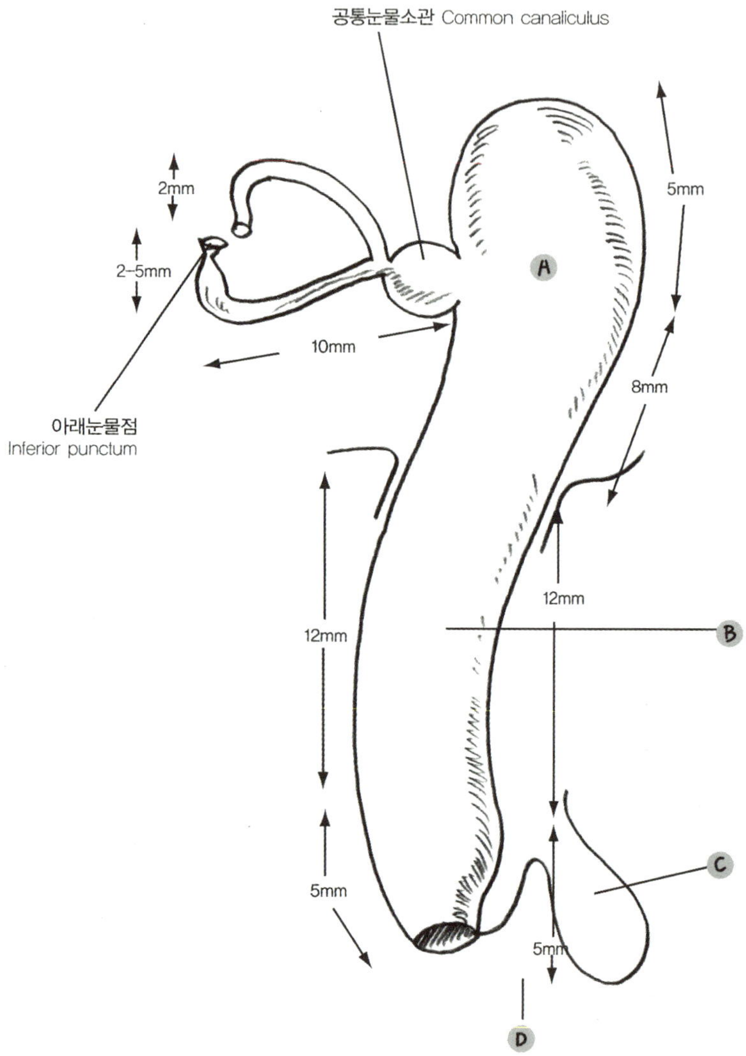

A ______________________ B ______________________ C ______________________

D ______________________

그림 5-30 눈물 배출로

▶▶ 아래 그림의 밑줄 친 곳에 의학용어(한글 · 영어)로 기록하시오

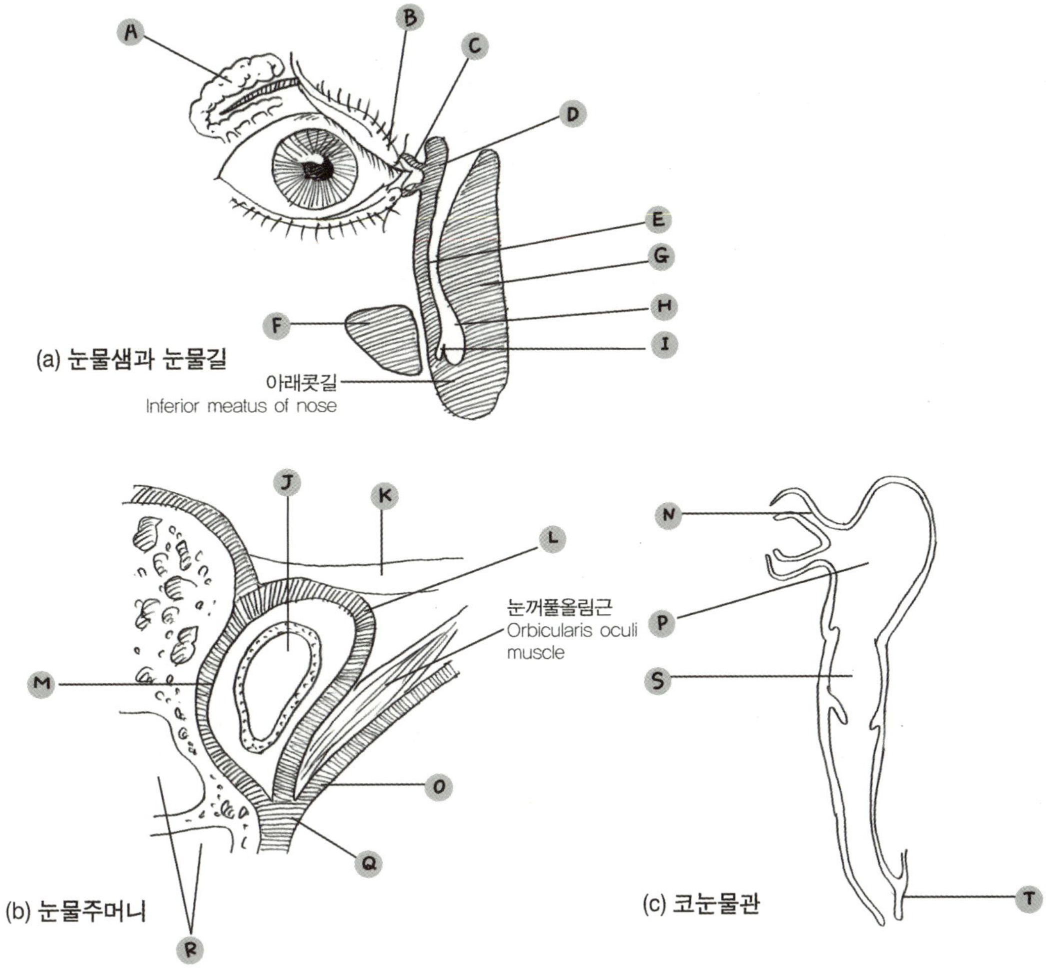

A ____________ B ____________ C ____________

D ____________ E ____________ F ____________

G ____________ H ____________ I ____________

J ____________ K ____________ L ____________

M ____________ N ____________ O ____________

P ____________ Q ____________ R ____________

S ____________ T ____________

그림 5-31 눈물샘과 눈물샘부속기 구조. 눈물샘과 눈물길(a), 눈물주머니(b), 코눈물관(c)

▶▶ 아래 그림의 밑줄 친 곳에 의학용어(한글 · 영어)로 기록하시오

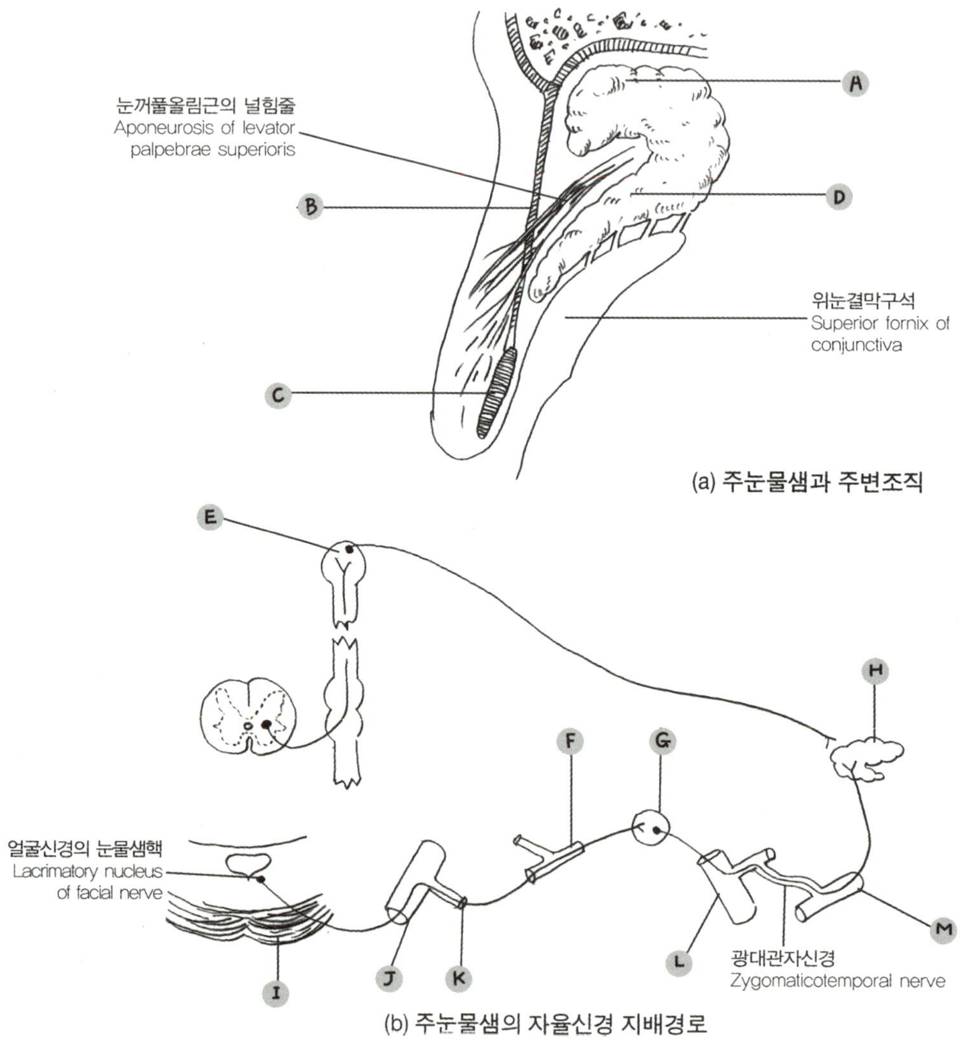

A ____________ B ____________ C ____________

D ____________ E ____________ F ____________

G ____________ H ____________ I ____________

J ____________ K ____________ L ____________

M ____________

그림 5-32 주눈물샘과 주변 조직(a)과 주눈물샘의 자율신경 지배경로(b)

4. 결막Conjunctiva

1) 결막 구조

결막은 무색 투명한 점액성 조직으로 눈꺼풀의 후방선과 눈알의 전방을 덮고, 눈알과 눈꺼풀 사이를 연결한다.

또한 눈꺼풀의 가장자리에서는 피부와 연속되며 각막가장자리에서는 각막상피와도 연결된다.

결막주머니는 눈꺼풀과 눈알 사이에 있는 공간으로 이곳에는 눈물이 저장되며, 모세혈관이 발달되어 있다. 특히 이 부위는 온도가 낮아서 세균 감염시 정균 작용을 할 수 있으며, 세균의 서식지로써 좋지 못한 곳이다.

2) 결막 종류

결막은위치에따라서눈꺼풀결막,눈알결막그리고결막구석으로구분하게된다.

(1) **눈꺼풀결막**(palpebral conjunctiva)

눈꺼풀결막은 눈꺼풀의 안쪽을 덮는 투명한 점액성 막이다. 눈꺼풀결막을 뒤집어 보면 마이봄샘을 볼 수 있으며 이 선은 눈꺼풀테에서 개구한다. 일반적으로 눈꺼풀결막은 붉고 혈관이 풍부하다. 따라서 이 부위는 통상부종이 잘 일어난다.

(2) **눈알결막**(bulbar conjunctiva)

눈알결막은 눈알의 전면을 덮은 막을 말한다. 이곳은 투명하여 공막이 흰색으로 보인다.

그러나 세균의 감염이 있으면, 충혈이 쉽게 되는 곳이다.

이 지역은 느슨한 조직으로서 눈알의 운동에서 함께 움직이는 곳이다.

각막가장자리에서 눈알결막의 상피세포는 각막의 상피세포와 연결된다.

(3) **결막구석**(fornix conjunctiva)

눈꺼풀결막과 눈알결막이 서로 만나는 곳은 결막구석이라고 한다. 따라서 이곳은 주머니인 모양의 결막낭을 형성한다. 특히 결막구석에는 덧샘눈물샘, 술잔세포 등이 많이 분포되어있다.

(4) **결막 기능**

결막은 술잔세포가 아주 풍부하여 점액을 생산하여 눈물의 점액층을 구성하며, 덧샘눈물샘은 눈물의 수성물질을 주로 생산하여 수성층을 이룬다.

(5) 결막 층

결막은 조직학적으로 여러 층의 세포로 구성되며, 이들은 크게 다층원주상피세포와 실질 고유층으로 구성된다.

표면상피세포층은 둥글거나 난원형의 점액을 분비하는 술잔세포(Goblet cell)를 소유한다.

바닥상피세포층은 각막 가장자리 부근에 발달되며, 이들은 많은 멜라닌 색소를 가진다.

아데노이드층(adenoid layer)은 많은 림프조직을 가지면서 세균의 감염 시에는 면역기능을 수행한다.

섬유층은 결합조직을 가지는 것으로 눈꺼풀 판에 부착된다.

▶▶ 아래 그림의 밑줄 친 곳에 의학용어(한글 · 영어)로 기록하시오

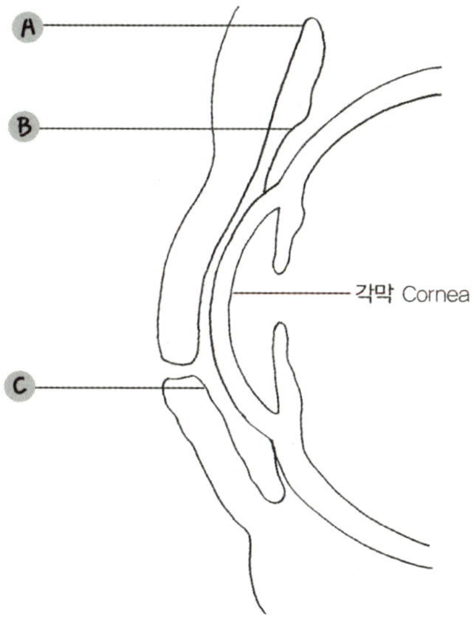

A ____________ B ____________ C ____________

그림 5-33 결막의 종류

▶▶ 아래 그림의 밑줄 친 곳에 의학용어(한글 · 영어)로 기록하시오

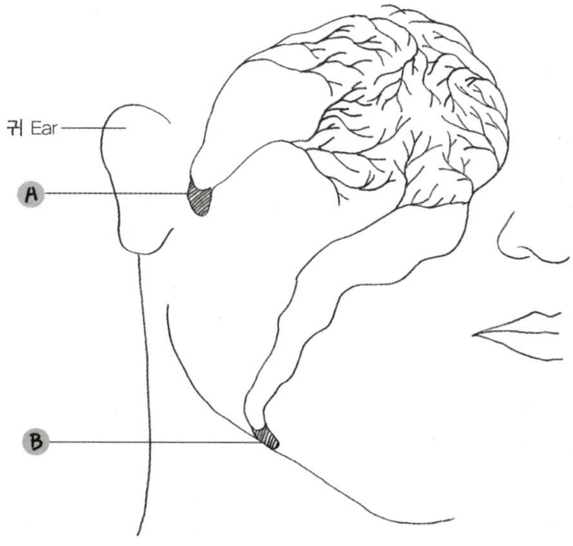

A ____________ B ____________

그림 5-34 눈과 연관된 림프절

5. 눈의 근육Eye muscle

눈의 근육에는 내안근과 외안근으로 분류된다.

1) 내안근(Intra Eye muscle)

내안근은 민무늬근육으로서 자율신경이 지배한다.
눈에서의 내안근 종류와 기능은 표 5-3과 같다.

표 5-3 내안근

종류	기능	지배신경
동공 조임근	동공 축소	부교감신경
동공 확대근	동공 산대	교감신경
섬모체근	조절	부교감신경
뮬러근	개안	교감신경

2) 외안근(Extra Eye muscle)

외안근은 뼈대 근육이면서 가로무늬근으로서 말초신경인 수의신경이 지배한다.

이것은 4개의 직근(위곧은근, 아래곧은근, 안쪽곧은근, 가쪽곧은근)과 2개의 사근(위빗근, 아래빗근)으로 구성된다. 이들의 기능은 눈알을 움직이는 것으로 여러 기능을 하게 된다(표 5-4).

표 5-4 외안근의 종류와 기능 및 지배신경

종류	1차 작용	2차 작용	지배신경
안쪽곧은근	눈알모음		눈돌림신경
가쪽곧은근	눈알벌림		가돌림신경
위곧은근	눈알올림	내회선, 모음	눈돌림신경
아래곧은근	눈알내림	외회선, 모음	눈돌림신경
위빗근	눈알내회선	내림, 벌림	도르래신경
아래빗근	눈알외회선	올림, 벌림	눈돌림신경

4개 직근은 공통힘줄고리에서 기시하여 눈알의 각막가장자리에서 약간 떨어진 공막에 정지한다. 한편 위빗근은 공통힘줄고리 상내측에서, 아래빗근은 눈물주머니의 외측에서 기시된다.

3) 외안근과 혈관관계

위곧은근, 아래곧은근, 안쪽곧은근은 2개의 앞섬모동맥, 가쪽곧은근에는 1개의 앞섬모동맥이 분포하고 있다. 한편 곧은근은 7개의 앞섬모체동맥에 의해 혈액을 받으며, 위빗근과 아래빗근은 눈동맥에서 혈액을 받는다. 외안근은 동향운동은 작용방향이 같고, 이향운동은 작용방향이 반대방향이다. 그러나 한눈 운동은 서로 협력하는 근육은 협력근이며, 작용방향이 반대인 경우는 길항근이 된다.

각막가장자리에서 직근 부착지점까지의 거리는 위곧은근 8㎜, 아래곧은근 6㎜, 안쪽곧은근 5㎜, 가쪽 곧은근 7㎜로 된다.

4) 눈알 운동 법칙

- 쉐링톤의 법칙 : 한 눈 운동 시 한 근이 자극되면 그 길항근은 동시에 동일한 정도로 억제된다.
- 헤링의 법칙 : 두 눈 운동 시 두 눈의 동향근에 동시에 동일한 정도의 신경자극이 전달된다.
- 협력근 : 한 근의 작용을 돕는 근육이다.
- 길항근 : 한 근의 작용과 반대 방향으로 작용하는 근육이다.
- 동향근(yoke muscle) : 동향운동에서 서로 작용방향이 같아서 협력하는 근육(표 5-5)이다.

표 5-5 동향근

눈알 운동 방향	동향근
눈의 오른쪽 위 방향	오른쪽위곧은근과 왼쪽아래빗근
눈의 오른쪽 방향	오른쪽가쪽곧은근과 왼쪽안쪽곧은근
눈의 오른쪽아래 방향	오른쪽아래곧은근과 왼쪽위빗근
눈의 왼쪽 위 방향	오른쪽아래빗근과 왼쪽위곧은근
눈의 왼쪽 방향	오른쪽안쪽곧은근과 왼쪽가쪽곧은근
눈의 왼쪽아래 방향	오른쪽위빗근과 왼쪽아래곧은근

5) 눈알의 위치

- 눈알 위치 : 눈알운동에 따라서 변화되는 눈알의 위치이다.
- 제1안위 : 눈의정위 상태의 자세에서 대상물의 원거리주시 때의 눈알위치이다.
- 제2안위 : 제1안위상태에서 위·아래, 안·가쪽으로 회전된 위치이다.
- 제3안위 : 제1안위상태에서 내회선, 외회선 상태인 경우이다.

▶▶ 아래 그림의 밑줄 친 곳에 의학용어(한글 · 영어)로 기록하시오

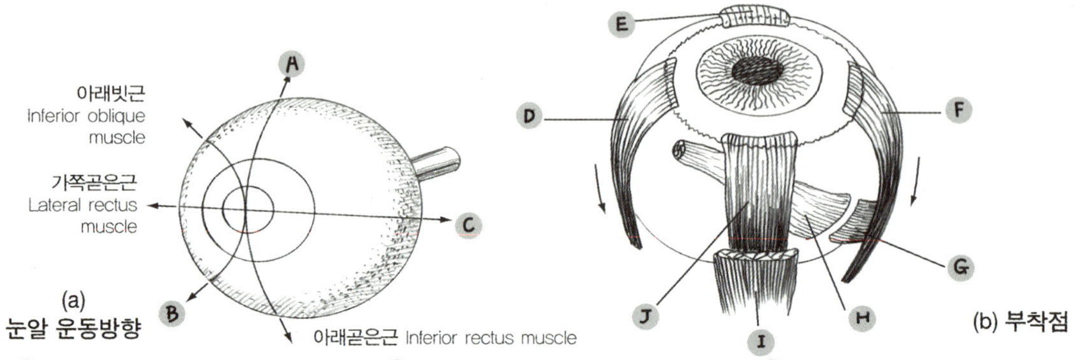

A____________ B____________ C____________

D____________ E____________ F____________

G____________ H____________ I____________

J____________

그림 5-35 눈알의 운동방향(a)과 부착점(b)

▶▶ 아래 그림의 밑줄 친 곳에 의학용어(한글 · 영어)로 기록하시오

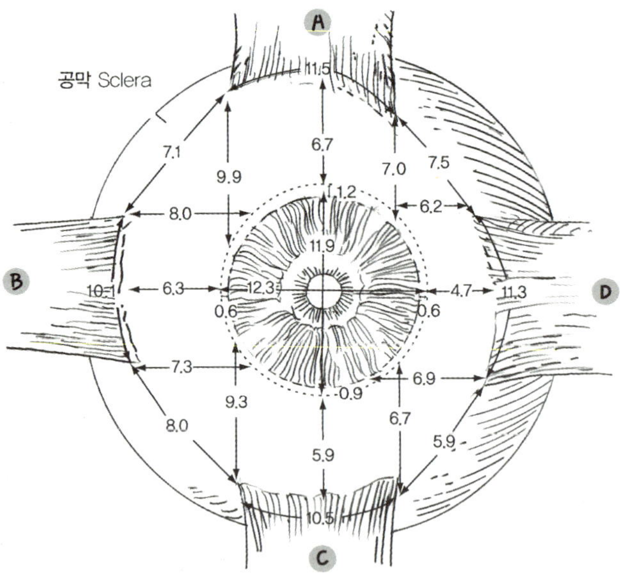

A____________ B____________ C____________

D____________

그림 5-36 공막에 삽입된 곧은근

▶▶ 아래 그림의 밑줄 친 곳에 의학용어(한글 · 영어)로 기록하시오

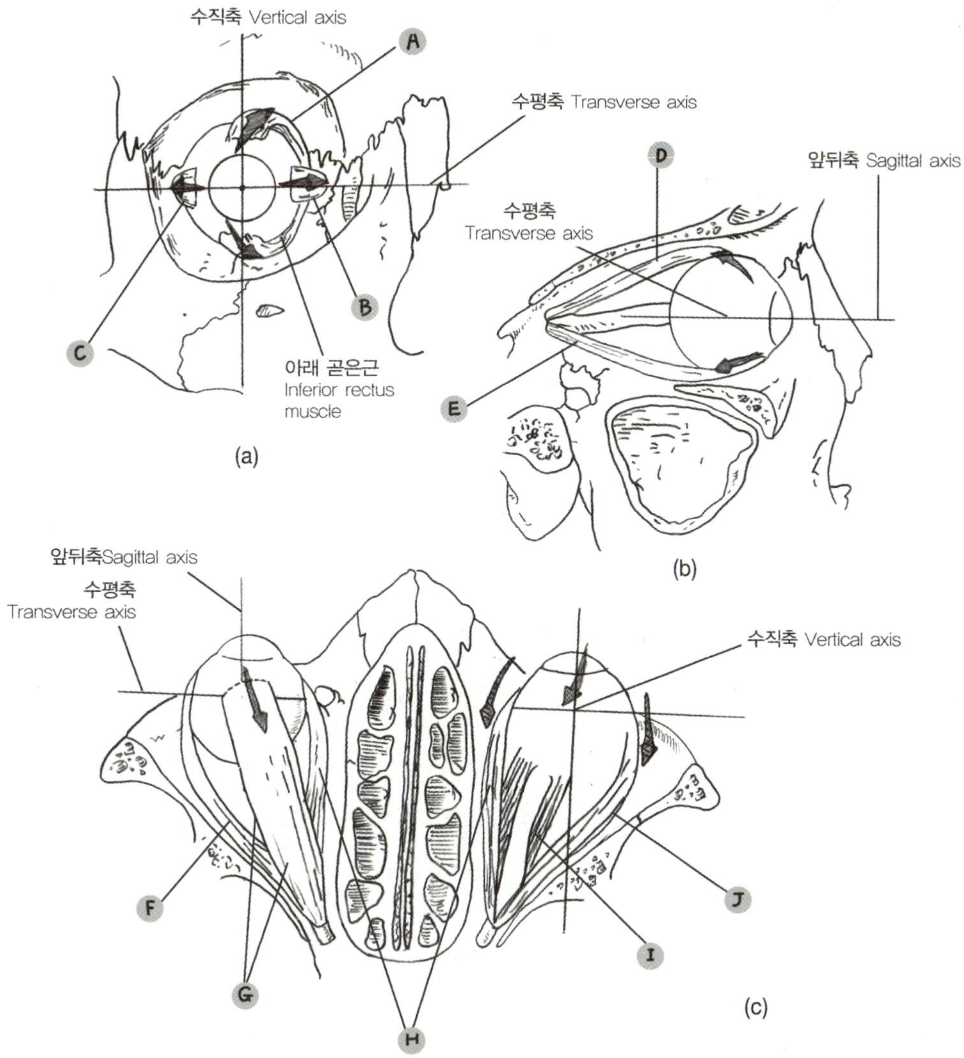

Ⓐ ______________ Ⓑ ______________ Ⓒ ______________

Ⓓ ______________ Ⓔ ______________ Ⓕ ______________

Ⓖ ______________ Ⓗ ______________ Ⓘ ______________

Ⓙ ______________

그림 5-37 눈알운동과 눈알근육 위치

▶▶ 아래 그림의 밑줄 친 곳에 의학용어(한글 · 영어)로 기록하시오

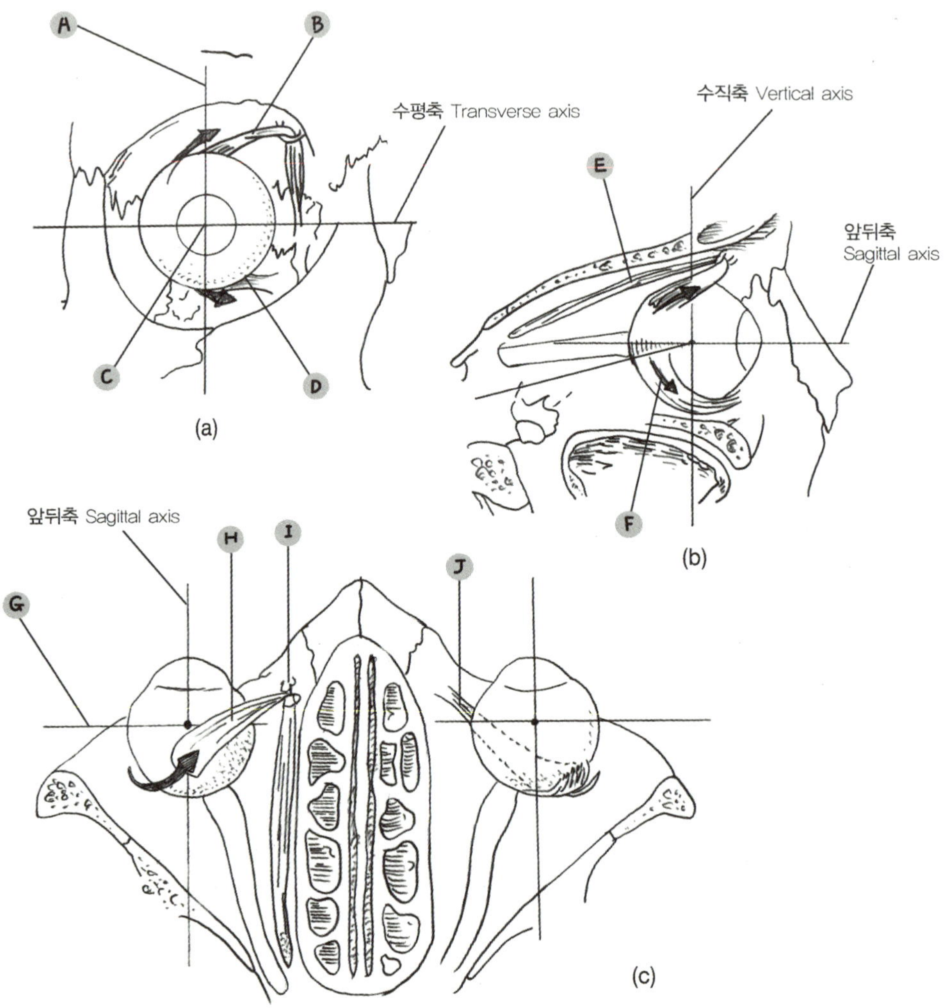

A ____________________ B ____________________ C ____________________

D ____________________ E ____________________ F ____________________

G ____________________ H ____________________ I ____________________

J ____________________

그림 5-38 눈알운동에 관련된 근육과 축

▶▶ 아래 그림의 밑줄 친 곳에 의학용어(한글 · 영어)로 기록하시오

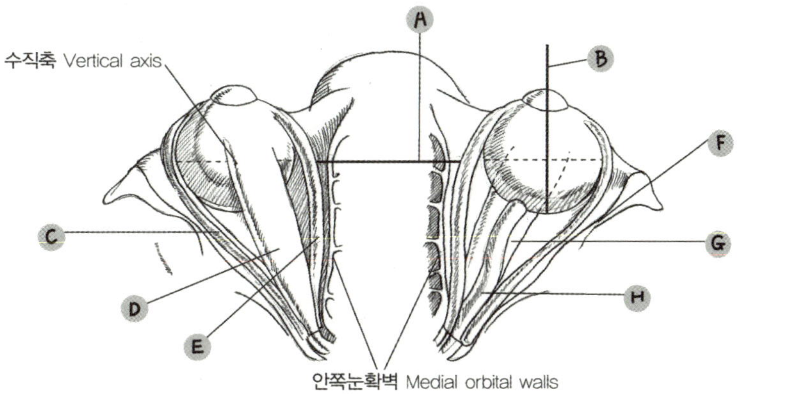

A ________________ B ________________ C ________________

D ________________ E ________________ F ________________

D ________________ H ________________

그림 5-39 눈확 주변의 근육과 신경분포

▶▶ 아래 그림의 밑줄 친 곳에 의학용어(한글 · 영어)로 기록하시오

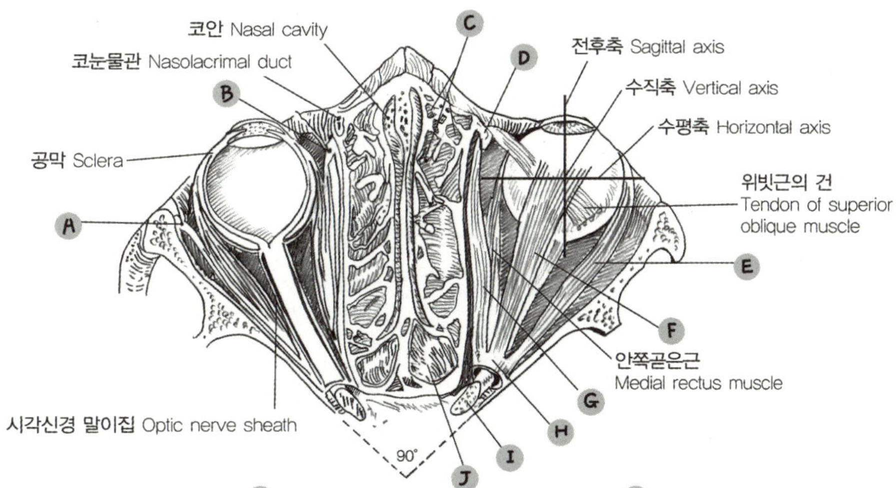

A ________________ B ________________ C ________________

D ________________ E ________________ F ________________

G ________________ H ________________ I ________________

J ________________

그림 5-40 눈확강, 근막, 눈확근육의 형태와 위치

▶▶ 아래 그림의 밑줄 친 곳에 의학용어(한글 · 영어)로 기록하시오

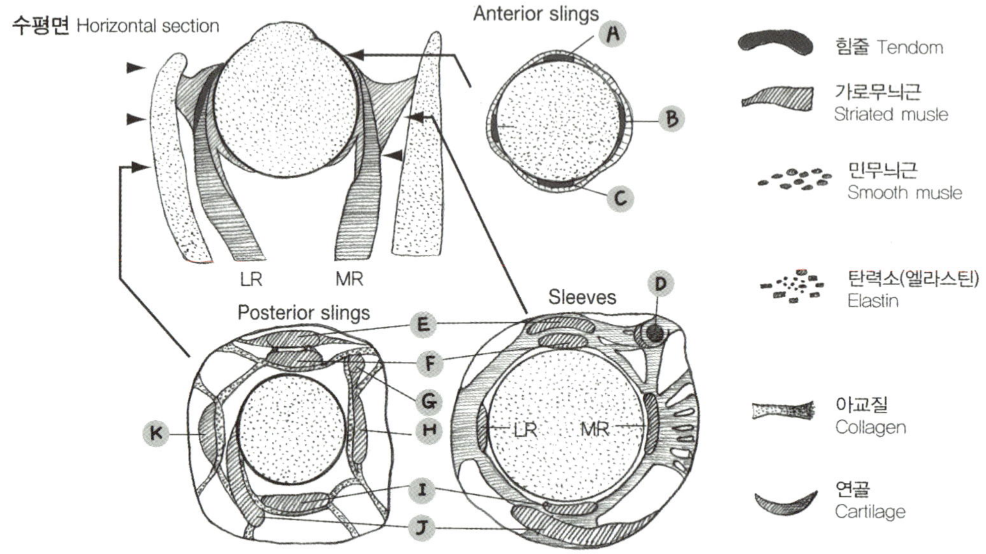

A ________________ B ________________ C ________________

D ________________ E ________________ F ________________

G ________________ H ________________ I ________________

J ________________ K ________________

그림 5-41 눈알근육의 단면

▶▶ 아래 그림의 밑줄 친 곳에 의학용어(한글 · 영어)로 기록하시오

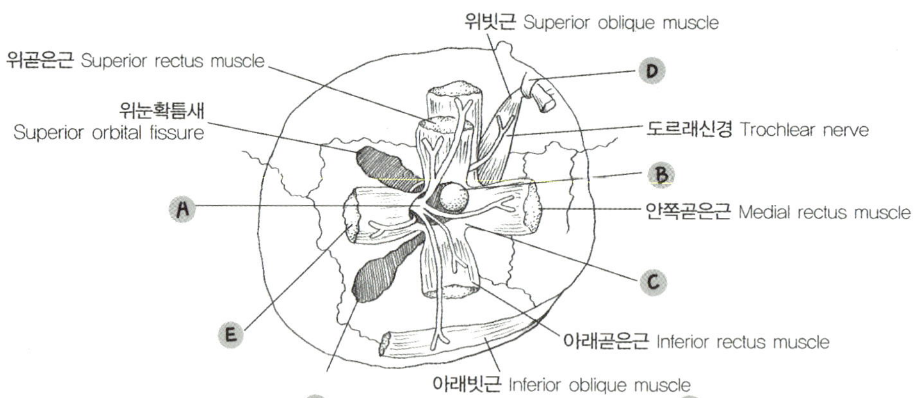

A ________________ B ________________ C ________________

D ________________ E ________________

그림 5-42 눈확꼭지와 주변

▶▶ 아래 그림의 밑줄 친 곳에 의학용어(한글 · 영어)로 기록하시오

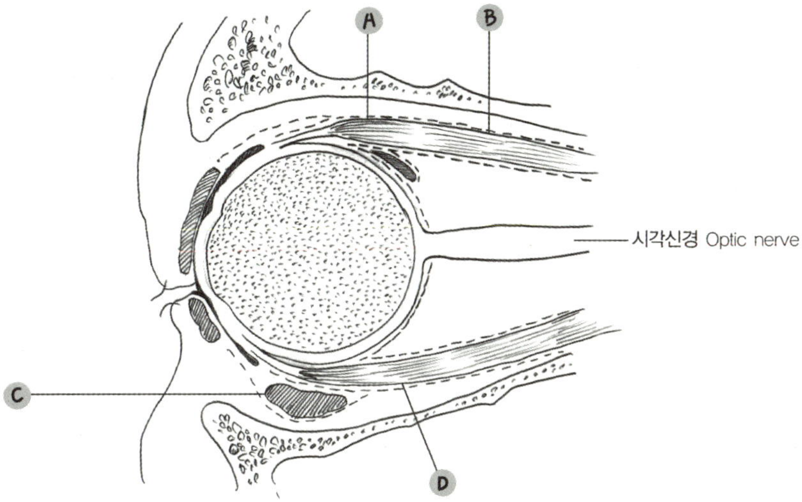

A________________

B________________

C________________

D________________

그림 5-43 눈알근육과 눈알피막

▶▶ 아래 그림의 밑줄 친 곳에 의학용어(한글 · 영어)로 기록하시오

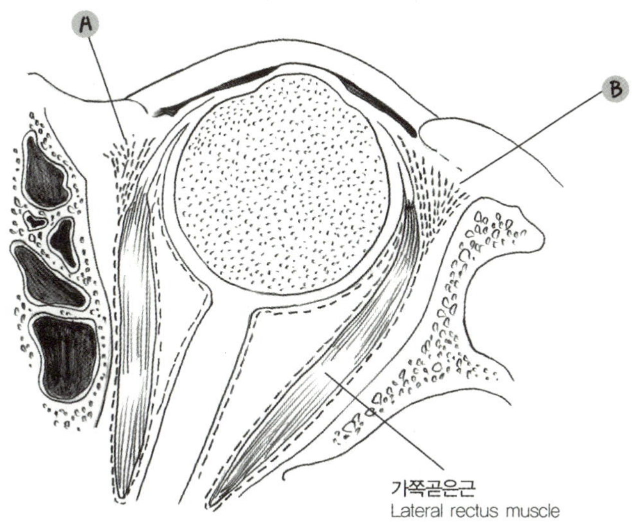

A________________

B________________

그림 5-44 안쪽곧은근과 가쪽곧은근의 check 인대

▶▶ 아래 그림의 밑줄 친 곳에 의학용어(한글 · 영어)로 기록하시오

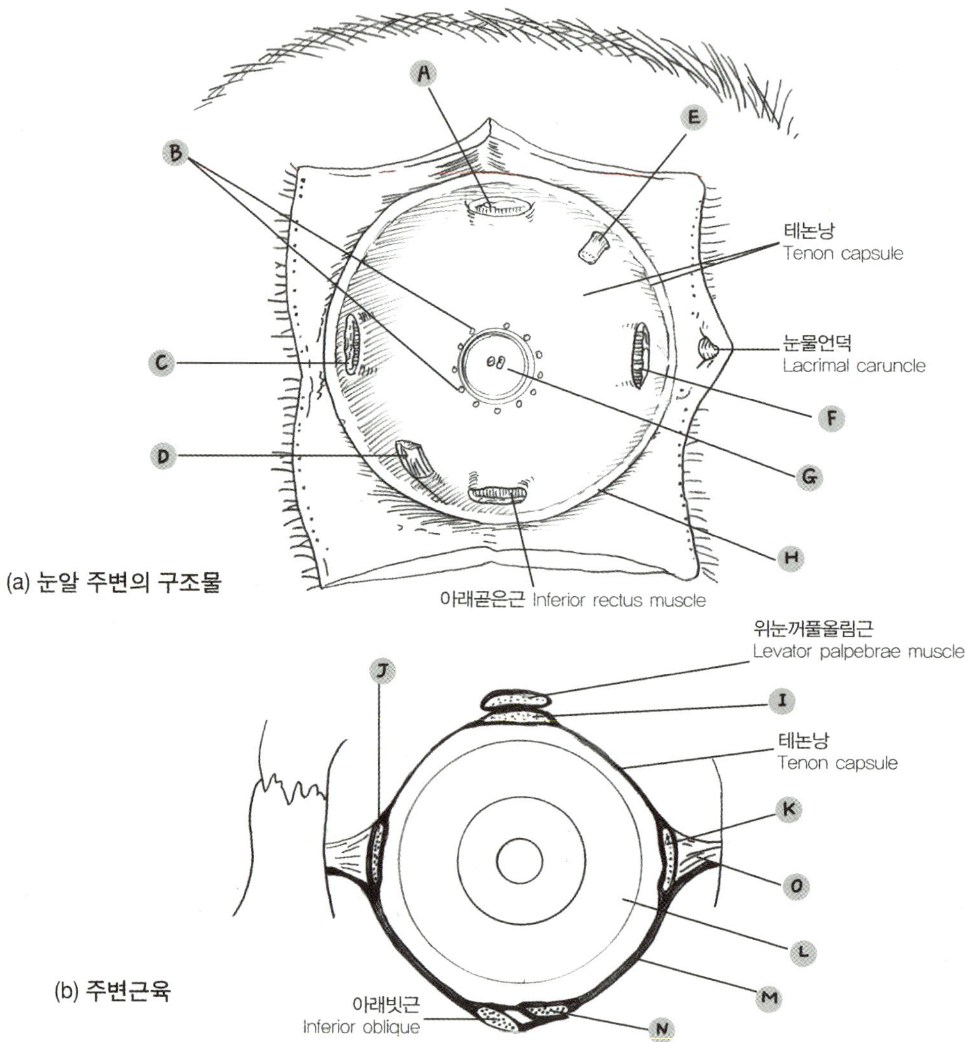

A ________	B ________	C ________
D ________	E ________	F ________
G ________	H ________	I ________
J ________	K ________	L ________
M ________	N ________	O ________

그림 5-45 눈알 주변의 구조물(a)과 주변근육(b)

▶▶ 아래 그림의 밑줄 친 곳에 의학용어(한글 · 영어)로 기록하시오

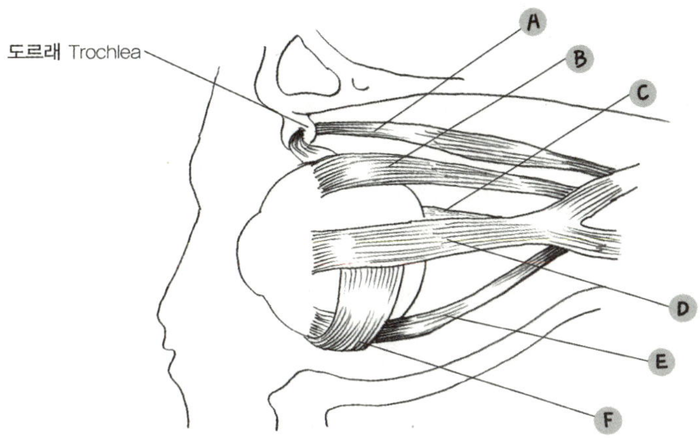

A________________ B________________ C________________

D________________ E________________ F________________

그림 5-46 눈알근육의 모습

▶▶ 아래 그림의 밑줄 친 곳에 의학용어(한글 · 영어)로 기록하시오

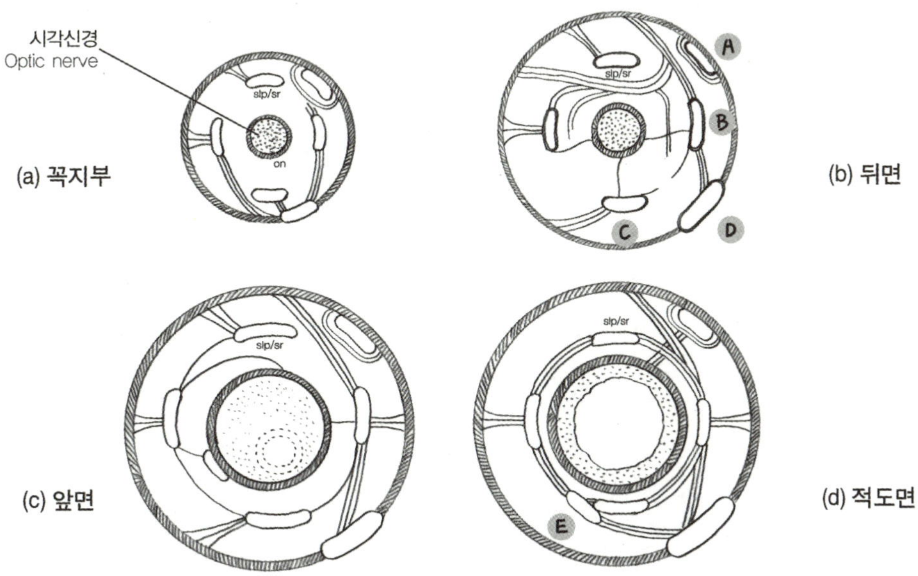

A________________ B________________ C________________

D________________ E________________

그림 5-47 눈확 주변의 눈알근육 위치. 꼭지부(a), 뒤면(b), 앞면(c), 적도면(d)

▶▶ 아래 그림의 밑줄 친 곳에 의학용어(한글 · 영어)로 기록하시오

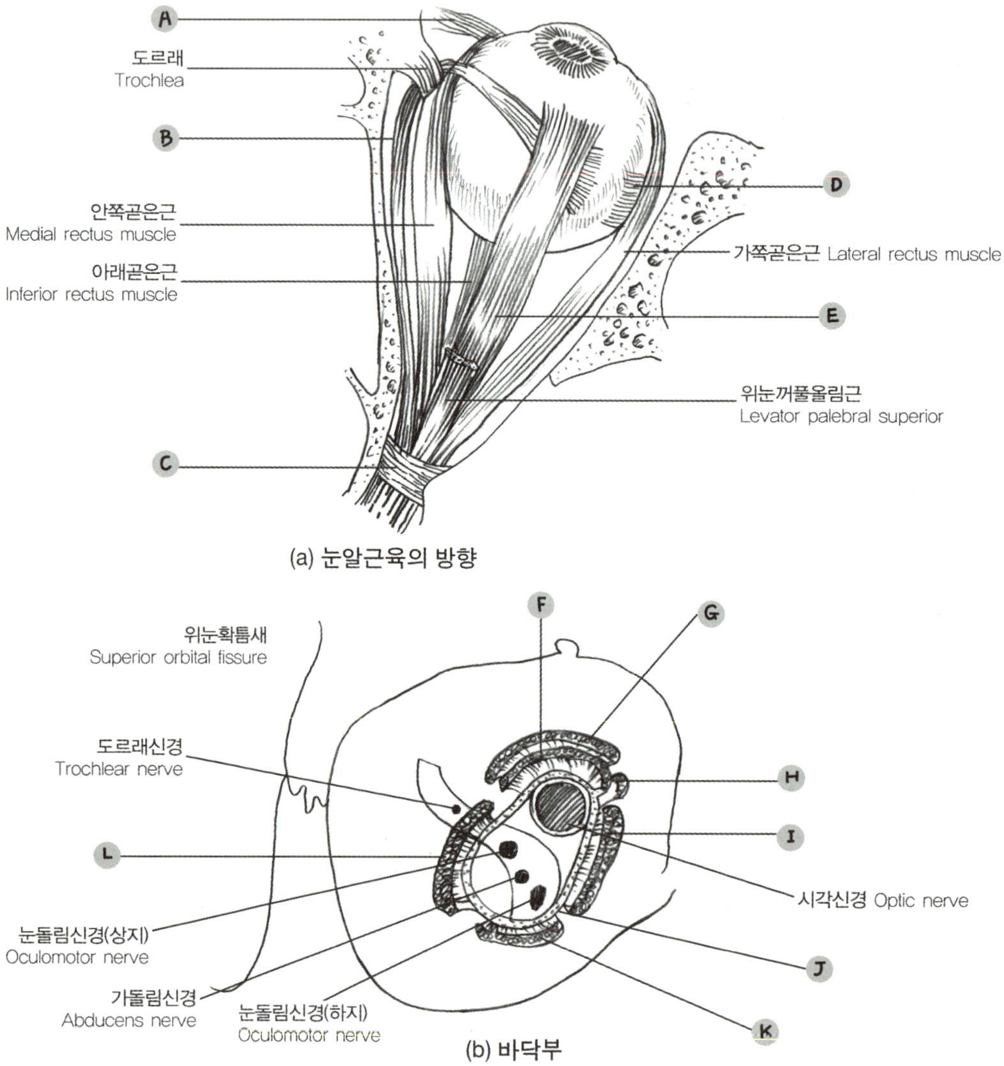

A ____________	B ____________	C ____________
D ____________	E ____________	F ____________
G ____________	H ____________	I ____________
J ____________	K ____________	L ____________

그림 5-48 눈알근육의 방향(a)과 바닥부(b)

▶▶ 아래 그림의 밑줄 친 곳에 의학용어(한글 · 영어)로 기록하시오

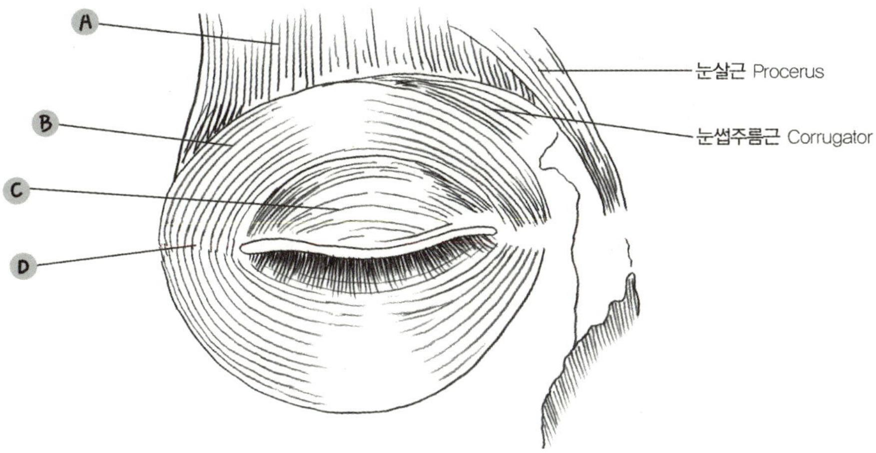

A ____________ B ____________ C ____________
D ____________

그림 5-49 눈꺼풀과 연관된 이마근과 눈썹

▶▶ 아래 그림의 밑줄 친 곳에 의학용어(한글 · 영어)로 기록하시오

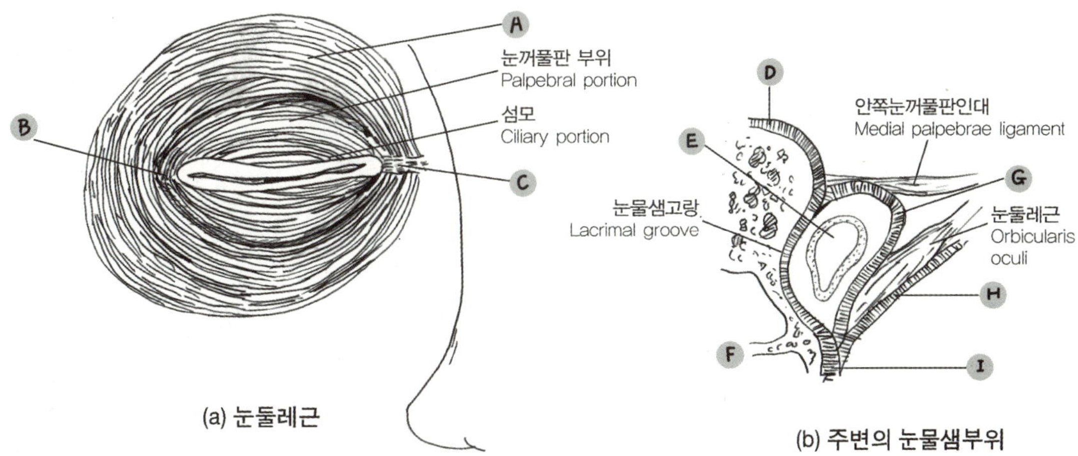

A ____________ B ____________ C ____________
D ____________ E ____________ F ____________
G ____________ H ____________ I ____________

그림 5-50 눈둘레근(a)과 주변의 눈물샘 부위(b)

▶▶ 아래 그림의 밑줄 친 곳에 의학용어(한글 · 영어)로 기록하시오

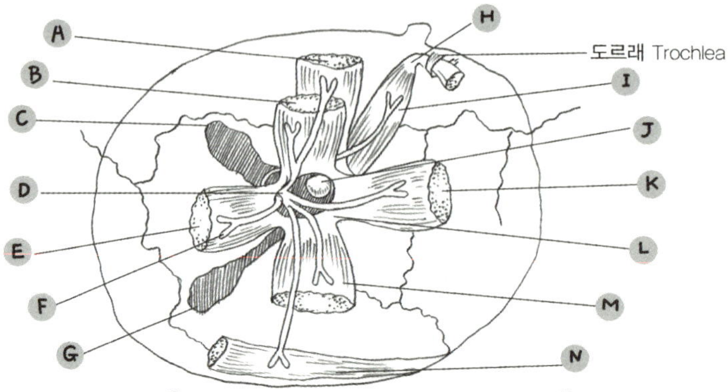

Ⓐ ____________ Ⓑ ____________ Ⓒ ____________

Ⓓ ____________ Ⓔ ____________ Ⓕ ____________

Ⓖ ____________ Ⓗ ____________ Ⓘ ____________

Ⓙ ____________ Ⓚ ____________ Ⓛ ____________

Ⓜ ____________ Ⓝ ____________

그림 5-51 눈알과 눈확꼭지

▶▶ 아래 그림의 밑줄 친 곳에 의학용어(한글 · 영어)로 기록하시오

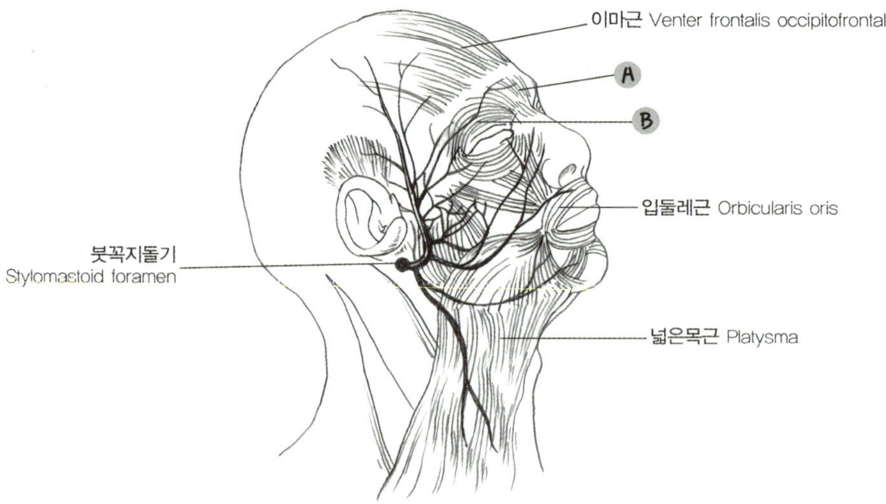

Ⓐ ____________ Ⓑ ____________

그림 5-52 얼굴신경과 근육

▶▶ 아래 그림의 밑줄 친 곳에 의학용어(한글 · 영어)로 기록하시오

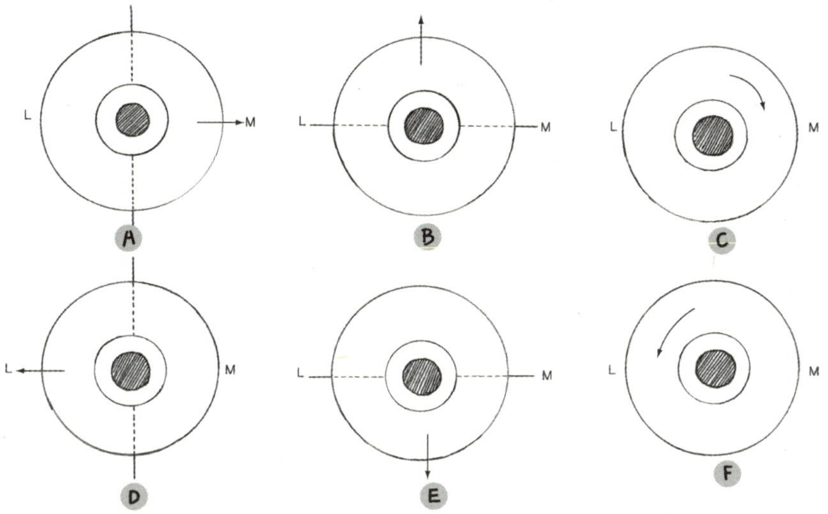

A ______________________ B ______________________ C ______________________

D ______________________ E ______________________ F ______________________

그림 5-53 눈알의 한눈운동

▶▶ 아래 그림의 밑줄 친 곳에 의학용어(한글 · 영어)로 기록하시오

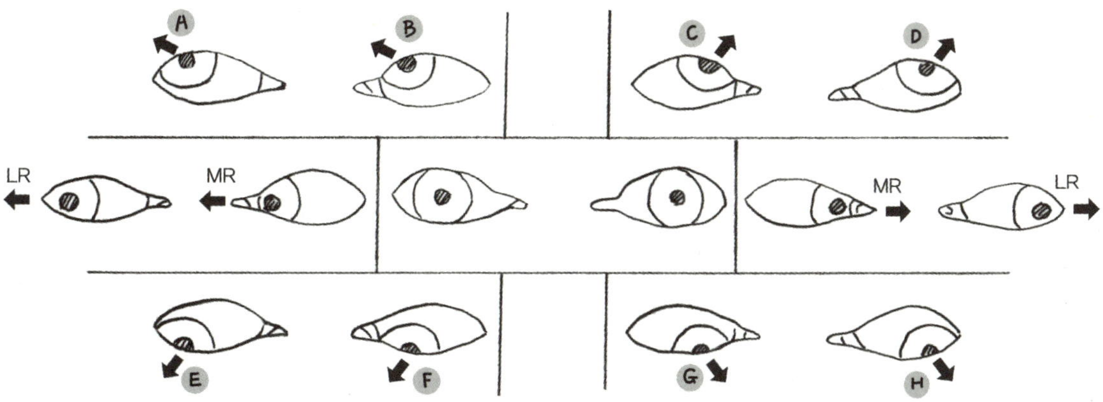

A ______________________ B ______________________ C ______________________

D ______________________ E ______________________ F ______________________

G ______________________ H ______________________

그림 5-54 동향근

▶▶ 아래 그림의 밑줄 친 곳에 의학용어(한글 · 영어)로 기록하시오

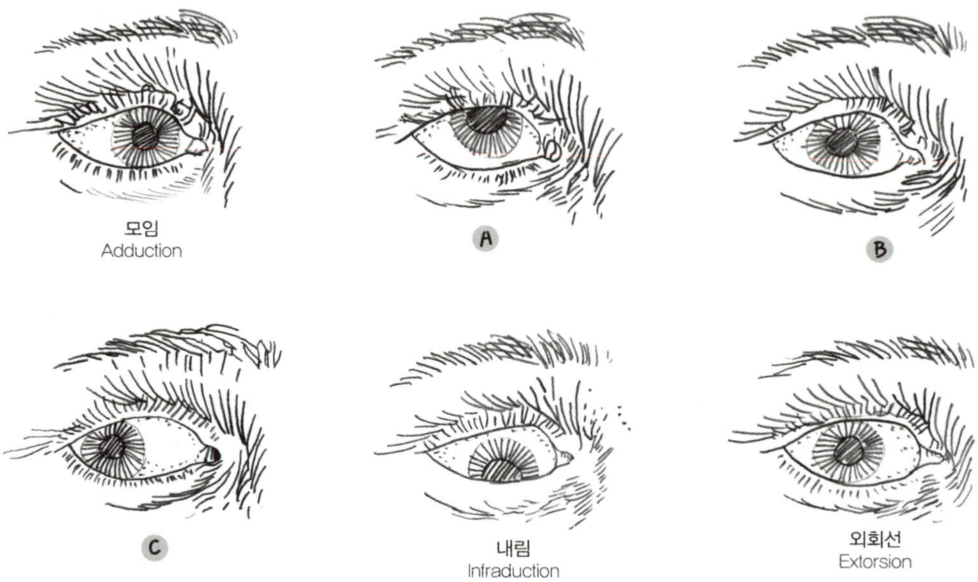

(a) 오른눈의 눈알운동

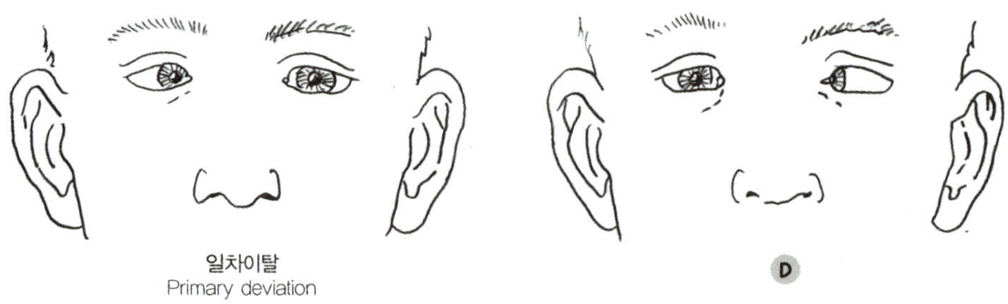

(b) 수평근의 마비 때 눈 모습

A ____________________ B ____________________ C ____________________

D ____________________

그림 5-55 눈알운동(a)과 수평근의 마비 때 눈의 모습(b)

▶▶ 아래 그림의 밑줄 친 곳에 의학용어(한글 · 영어)로 기록하시오

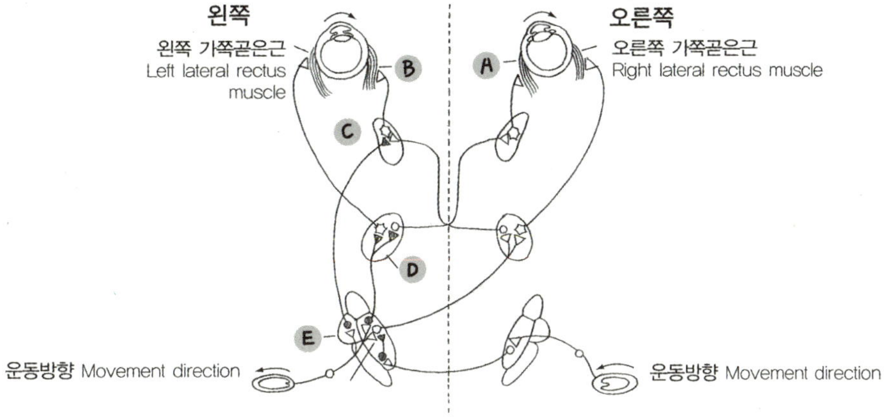

Ⓐ ______________ Ⓑ ______________ Ⓒ ______________

Ⓓ ______________ Ⓔ ______________

그림 5-56 눈알 모임과 벌림의 신경지배

▶▶ 아래 그림의 밑줄 친 곳에 의학용어(한글 · 영어)로 기록하시오

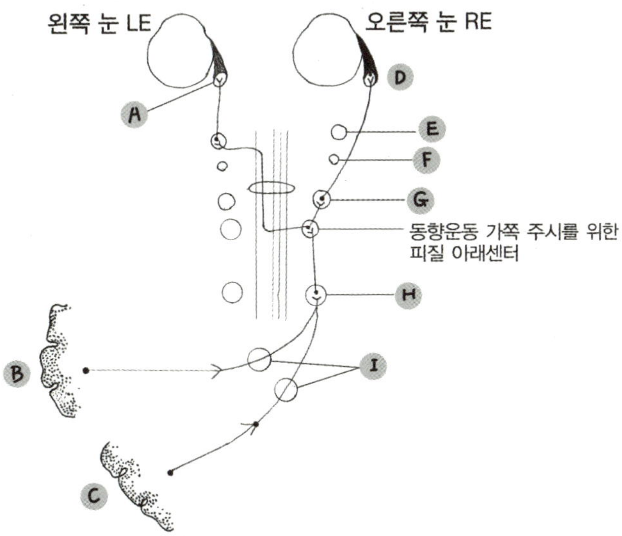

Ⓐ ______________ Ⓑ ______________ Ⓒ ______________

Ⓓ ______________ Ⓔ ______________ Ⓕ ______________

Ⓖ ______________ Ⓗ ______________ Ⓘ ______________

그림 5-57 동명성 주시

6. 눈물 누액Tear

1) 눈물과 기능

눈물은 주눈물샘과 덧눈물샘에서 통상생산이 된다.

주눈물샘은 자극성눈물을 생산하고 덧눈물샘은 비자극성눈물을 통상생산한다.

생산된 눈물은 각막의 건조방지, 눈알의 마찰방지, 면역 기능, 항생기능, 이물질의 세척 등 많은 기능을 수행한다. 한편 눈물의 전체량이 적은 사람은 건조안이라 한다.

2) 눈물의 층

눈물막은 3층 구조로 되며 통상 여러 가지 기능을 수행한다(표 5-6).

표 5-6 눈물의 층

눈물의 층	주성분	생산 장소	기능
외층(지질층)	지질	눈꺼풀판샘, 자이스샘, 몰샘	탈수방지, 마찰방지
중간층(수성층)	물, 단백질	주눈물샘, 덧샘눈물샘	굴절, 면역, 대사, 항생, 식균 등
내층(점액층)	뮤신	술잔세포	표면장력, 각막과 친수성

3) 눈물의 구성

정상인의 눈물은 한쪽 눈에 약 7㎕의 부피를 가진다. 이중에서 약 1.2㎕는 항상 교체된다.

각 눈물은 맹관에 약 4.5㎕, 눈알주변에 2.9㎕, 그리고 각막 앞에 약 1.1㎕를 산재한다.

눈물에는 각종 단백질, 무기이온, 포도당, 요소, 비타민, 염류 등이 분포되어 있다.

단백질의 종류는 알브민(albumin), 글로브린(globulin), 리소자임(lysozyme) 등이 있다.

알브민은 전체 단백질의 약 60%를 차지하며, 이들은 주로 각막과 수정체의 대사에 관계한다.

한편 글로브린은 면역 단백질로서 IgA, IgG, IgE가 있다. IgA와 IgG는 주로 세균과 바이러스의 중화작용과 면역기능을 수행하나, IgE는 면역부작용으로서 알레르기와 같은 부작용을 일으킨다.

한편 lysozyme는 세균과 바이러스를 중화시켜 방어작용을 담당한다.

더욱이 최근에는 beta-lysin은 강력한 항생기능이 있는 것으로 확인되었다.

그밖에 눈물에는 포도당이 눈의 대사작용에 참여하며, 적은 양의 요소는 세포의 부산물로서 존재한다.

그 외에 눈물에는 칼륨, 나트륨, 염, 마그네슘, 칼슘 등이 있다.

또한 눈물은 pH가 7.35로서 약알카리성을 가진다.

눈물은 약 295~308 mos m/L의 삼투압이며, 용액은 성질이 0.85% NaCl을 가지는 생리적 식염수와 비슷한 등장성(0.085% NaCl)이다.

표 5-7 눈물의 구성성분

물질	내용
함수율	98.2%
Sodium	145mEq/L
Potassium	20mEq/L
Chloride	128mEq/L
중탄산나트륨	26mEq/L
칼슘	2.11mg/dL
마그네슘	소량
아연	소량
포도당	3mg/100mL
아미노산	8mg/100mL
Urea	7~20mg/100mL
산소(O_2)	155mgHg(개인)
전체 단백질	0.9±0.1%
Lysozime	1.3±0.6mg/mL
보체	소량
Mucus secretary substance	소량
Lysosomal hydrolases	소량
Lysosomol enzymes	소량
Lactate & pyruvate	소량

▶▶ 아래 그림의 밑줄 친 곳에 의학용어(한글 · 영어)로 기록하시오

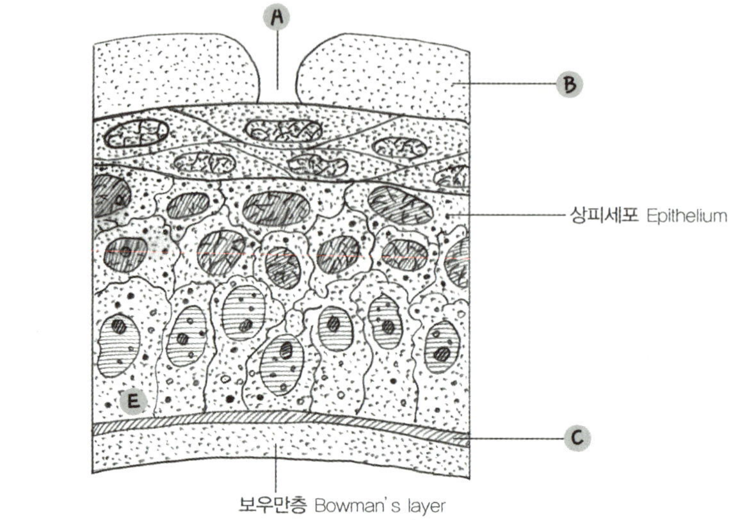

A ________________ B ________________ C ________________

그림 5-58 눈물의 건점

▶▶ 아래 그림의 밑줄 친 곳에 의학용어(한글 · 영어)로 기록하시오

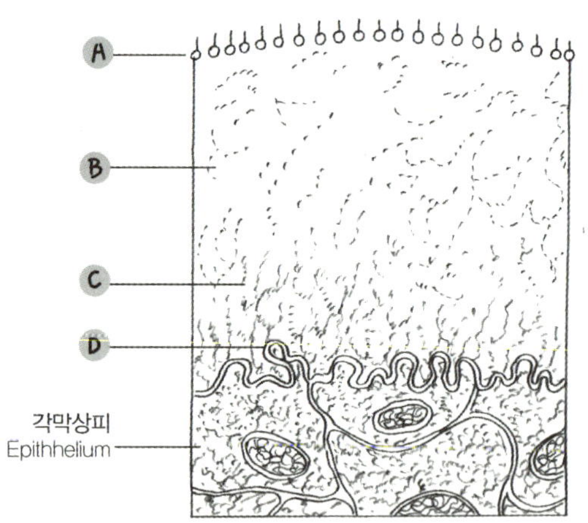

A ________________ B ________________ C ________________

D ________________

그림 5-59 눈물층

제6장

신경해부학

Neuroanatomy

1. 동공Pupil

1) 특징

동공은 홍채의 중앙하부에 위치한 구멍으로서 광선이 눈알 내로 통과되는 지역이다.

이것의 위치는 눈을 떴을 경우는 각막의 중앙부보다는 약간 내하측방에 위치한다.

동공령은 동공의 중앙 빈 공간을 말하며, 동공연은 구멍의 바깥둘레를 말한다.

정상인의 동공 크기는 직경이 2-6㎜이며, 이것은 광량에 따라서 스스로 크기를 변화된다. 대개 2㎜ 이하를 동공축소라 하며, 6㎜ 이상은 동공확대라 한다.

동공은 출생에서 성장되면서 잠차 동공은 크나 노인이 되면 오히려 감소된다. 따라서 대개 노인들은 축동된 상태로 사물을 주시하므로 핀홀효과로서 시력이 개선되었다고 한다.

대부분 동공의 크기는 생리적으로 오른눈과 왼눈에 약간 차이가 있다. 그러나 좌우 차이가 0.5㎜ 이상인 경우는 대부분 병적동공이라 한다.

이 같은 동공은 동공 부동현상이라고 한다. 한편 동공은 광량에 따라서 자동으로 크기가 조절되는데 이런 현상은 히푸스(동공동요)라 부른다.

2) 동공의 신경해부

동공의 자동적 크기 조절은 동공조임근(pupil sphincter)과 동공확대근(pupil dilator)이 상호작용해서 이루어진다.

이들 민무늬근육을 움직이는 것은 자율신경이 하는데 서로 길항작용(antagonist)을 하도록 되어져 있다(표 6-1).

표 6-1 동공근의 종류

종류	지배신경	특징
동공확대근	교감신경	동공확대
동공조임근	부교감신경	동공축소

한편 섬모체신경절 ciliary ganglion은 가쪽곧은근육과 시각신경 사이에 있으며, 이곳은 교감신경과 부교감신경 섬유를 가지고 있으며, 동공조임근을 지배하는 부교감 신경인 눈돌림신경이 신경연접을 하는 곳이다.

3) 동공 반사(Pupil reflex)

동공반사는 광선에 의한 동공의 자율적인 반응상태를 말한다.

동공반사의 종류는 다음과 같다.

(1) **대광반사**(light reflex)

대광반사는 동공반사라고도 하며 광선에 의한 동공조임근의 수축을 통해 동공축소 현상을 말한다.

이 같은 대광반사는 광선이 투과된 눈에서 동공축소 현상을 일으키는 직접반사가 있고, 간접반사는 광선이 투과된 반대쪽 눈이 동공축소 현상을 일으키는 것이다.

동공 반사의 경로는 망막 → 시각신경 → 시각신경교차 → 시각로 → 시개전핵 · E-W핵(동공반사핵) → 섬모체신경절 → 짧은섬모체신경 → 동공조임근 → 동공축소의 순서이다.

(2) **근접반사**(near reflex)

인간의 눈이 근거리사물을 주시할 때에 눈모음, 조절의 동공축소의 현상을 일으키는 것이다.

이 같은 반응은 망막에서 좋은 결상을 맺기 위한 수단이라 할 수 있다.

조절은 섬모체근육의 수축으로 수정체가 두터워지는 현상이며, 동공축소는 강한 광선에 의해 동공이 축소되는 현상이며, 눈모음은 두 눈이 가까운 사물을 볼 때에 두 눈이 동시에 안쪽눈구석 쪽으로 이동하는 상태이다.

이들의 신경경로는 대광반사의 경로와 거의 비슷하다.

(3) **폐검반사**

폐검반사는 눈둘레근의 반사로서 눈앞에 갑자기 사물이 나타날 때에 무의식적으로 눈을 감는 현상이다.

▶▶ 아래 그림의 밑줄 친 곳에 의학용어(한글 · 영어)로 기록하시오

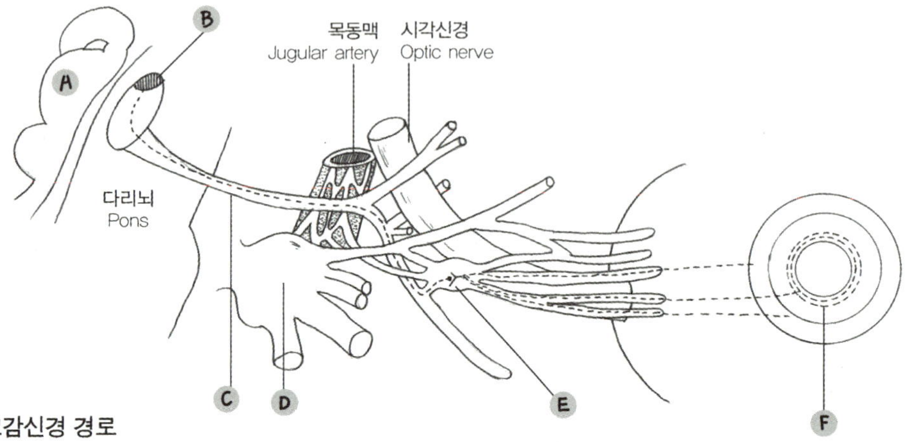

(a) 부교감신경 경로

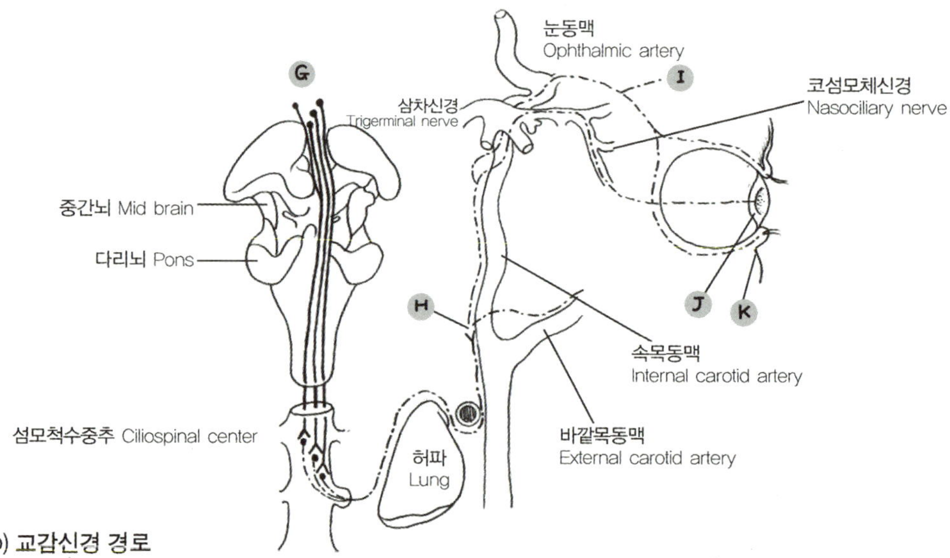

(b) 교감신경 경로

A ____________________ B ____________________ C ____________________

D ____________________ E ____________________ F ____________________

G ____________________ H ____________________ I ____________________

J ____________________ K ____________________

그림 6-1 동공 지배신경. 부교감신경 경로(a), 교감신경 경로(b)

▶▶ 아래 그림의 밑줄 친 곳에 의학용어(한글 · 영어)로 기록하시오

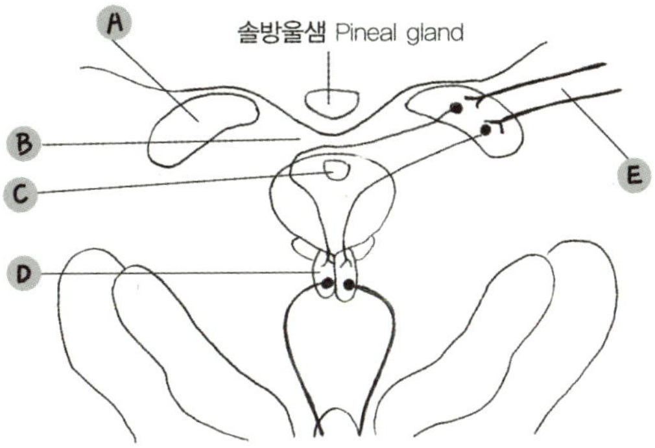

Ⓐ ____________ Ⓑ ____________ Ⓒ ____________

Ⓓ ____________ Ⓔ ____________

그림 6-2 대광반사와 연관 구조

▶▶ 아래 그림의 밑줄 친 곳에 의학용어(한글 · 영어)로 기록하시오

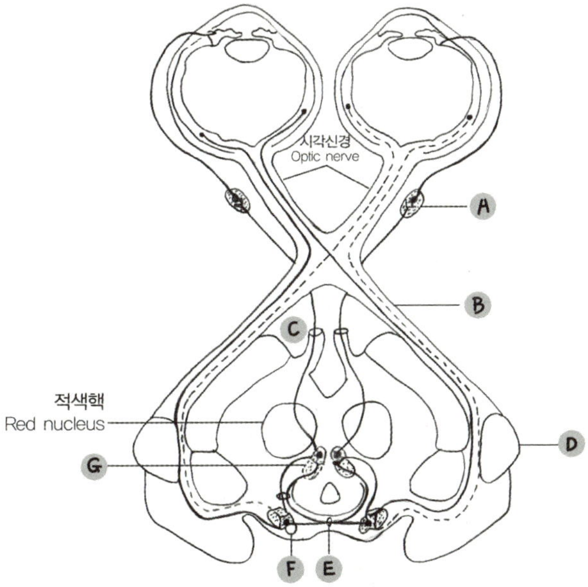

Ⓐ ____________ Ⓑ ____________ Ⓒ ____________

Ⓓ ____________ Ⓔ ____________ Ⓕ ____________

Ⓖ ____________

그림 6-3 대광반사 경로

▶▶ 아래 그림의 밑줄 친 곳에 의학용어(한글 · 영어)로 기록하시오

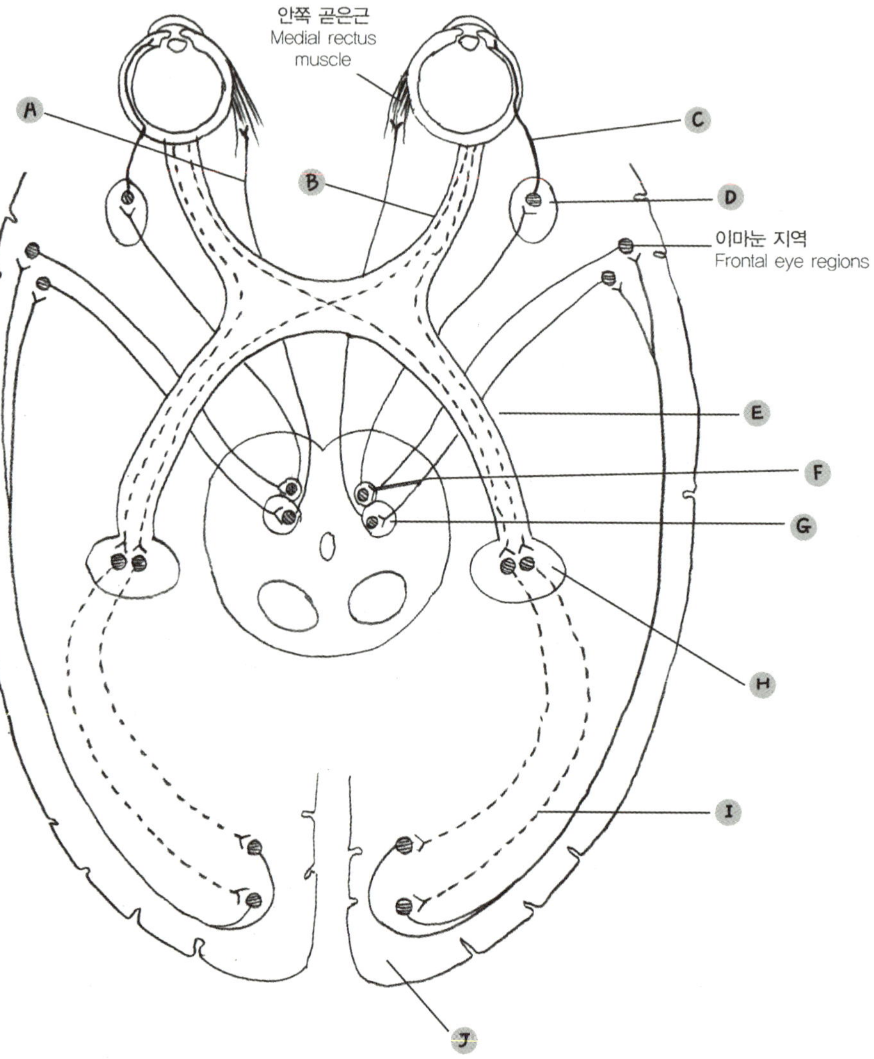

Ⓐ ______________ Ⓑ ______________ Ⓒ ______________

Ⓓ ______________ Ⓔ ______________ Ⓕ ______________

Ⓖ ______________ Ⓗ ______________ Ⓘ ______________

Ⓙ ______________

그림 6-4 근접반사 경로

2. 시각반사로Visual pathway

시각반사로는 눈에 결상된 영상이 대뇌의 뒤통수 엽시각겉질에서 인지되는 신경경로이다.

1) 시각신경(optic nerve)

시각신경은 제 2뇌신경으로서 망막의 신경절 세포의 축삭에 수렴하여, 이것이 약 110만 개를 구성하여 원통형섬유가 되어 가쪽 무릎체까지 연결되는 것이다.

시각신경은 뇌와 같이 재생이 되지 않는 중추신경계통과 유사한 특성을 가진다.

이들의 기능은 망막에 결상된 영상을 대뇌로 전도하는 것이다.

(1) 시각신경 구조와 혈관

시각신경은 시각신경말이집으로 에워싸여져 있으며, 이들의 중앙에는 중심망막정맥과 중심망막동맥이 통과되며, 이 혈관들을 시각신경섬유가 둘러싸고 있으며, 외부에는 말이집이 에워싸여 있다.

말이집은 시각신경 근처에서 느슨히 연결된 가장 안쪽의 섬유조직인 연질막과, 머리 안에서 시각신경과 연결된 연질막과 경질막 사이의 결합조직막인 거미막 그리고 가장 바깥막으로 강인한 섬유성 조직인 경질막으로 이루어져 있다.

2) 시각신경 교차(optic chiasma)

두 눈의 시각신경은 각각 뇌에서 서로 교차되는 부분이 있다. 이것을 시각신경교차라 한다.

시각신경교차는 길이가 8㎜이며 폭은 15㎜이다.

이들의 구성은 편평한 신경다발로서 시각신경말이집과 뇌척수액에 의해 둘러싸인다.

시각신경의 위치는 앞쪽으로는 전대뇌동맥과 앞교차동맥이 있고 뒤쪽에는 회색융기가 있으며, 뒤쪽 아래는 시상하부가 있으며, 뒤쪽 위에는 셋째뇌실이 있고, 아래는 터키안과 뇌하수체가 있다.

시각신경의 구조는 교차부는 양코쪽 망막에서 온 신경섬유는 서로 교차되어 반대쪽 시각로로 이어진다.

그러나 비교차부는 양귀쪽망막에서 온 신경섬유는 서로 비교차되어 같은 쪽 시각로로 이어진다.

3) 가쪽무릎체(Lateral geniculate body)

이것은 시각신경과 시각섬유가 연접되는 신경연접부위에 관련된다.

이곳은 신경전달물질이 있어 양쪽 신경 사이의 자극을 전도하는 기능을 한다.

4) 시각경로(Visual pathway)

시각경로는 망막에서 시각겉질에 이르는 일종의 경로를 말한다. 즉, 망막 → 시각신경 → 시각신경교차 → 시각로 → 가쪽무릎채 → 시각로부챗살 → 시각겉질로 이어진다.

시각신경은 망막신경절세포로부터 나온 축삭과 신경교세포들이 신경섬유를 형성한다.

시각신경교차는 양코쪽 망막에서 오는 섬유가 서로 반대쪽 시각로로 들어가고, 양귀쪽 망막에서 오는 섬유는 서로 같은 쪽 시각로로 들어간다.

시각로는 오른눈 코쪽 망막에서 오는 섬유와 왼눈 귀쪽 망막에서 오는 섬유가 왼눈 시각로를 지나고, 오른눈 귀쪽 망막에서 오는 섬유와 왼눈 코쪽 망막에서 오는 섬유가 오른눈 시각로를 지나간다.

가쪽무릎체는 6개의 층상구조로 일종의 신경연접을 한다.

시각로 부챗살은 가쪽 무릎체 층에 존재하는 신경세포에서 나온 신경섬유로 형성되고 부채살처럼 넓어져 고리를 구성하며, 시각겉질은 뒤통수엽의 1차 시각겉질인 Brodmann영역 17지역으로서 마지막 영상을 인지하는 것이다.

5) 시각경로 장애(시야장애)

시각경로장애는 결국 시야의 변화로 나타난다.

시야결손에는 다음과 같은 종류가 있다.

표 6-2 시야 결손의 종류와 특징

종류	내용
협착	시야 좁아짐
감도저하	아이솝터가 구분이 어렵거나 변형
암점	시야에 시력이 없는 지점
반맹	시야의 절반이 결손
고도반맹	수평중간선에서 상측이나 하측 시야결손
동명성 반맹	두 눈의 수직중간선의 같은 방향에 시야결손
이명성 반맹	두 눈의 수직중간선의 반대 방향에 시야결손
양이측 반맹	두 눈의 귀쪽 시야의 결손
양비측 반맹	두 눈의 코쪽 시야의 결손

6) 시각겉질의 영역(Visual cortex area)

(1) 제 1 영역

제1시각영역은 Brodmann 17번 영역으로 서주로 시각만 담당한다.

기능은 망막에서 시각경로를 지나는 섬유의 신경전달을 하며, 구조는 대뇌반구 내측면의 새발톱고랑에 있으며, 구성은 회백질의 유수섬유로 구성된다.

(2) 제 2 영역

제2시각영역은 Brodmann 18번과 19번 영역으로서 시각연합영역을 가진다.

이곳의 기능은 사물인식과 색채인식을 하며, 구조는 대뇌반구의 안쪽 면과 바깥쪽 면으로 제1영역을 에워싼다. 이들의 구성은 제1영역이나 다른 겉질 영역과 시상으로부터 오는 감각성 섬유를 소유한다.

▶▶ 아래 그림의 밑줄 친 곳에 의학용어(한글 · 영어)로 기록하시오

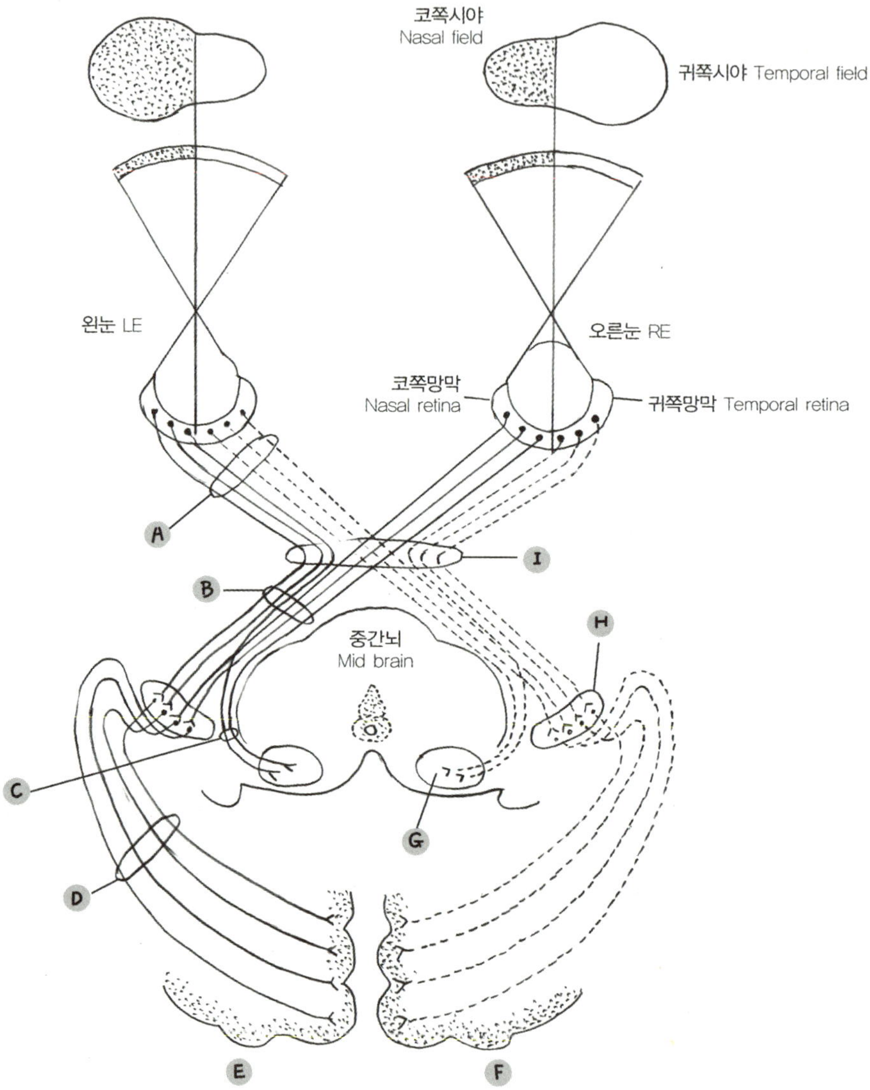

A ______________	B ______________	C ______________
D ______________	E ______________	F ______________
G ______________	H ______________	I ______________

그림 6-5 시각경로

▶▶ 아래 그림의 밑줄 친 곳에 의학용어(한글 · 영어)로 기록하시오

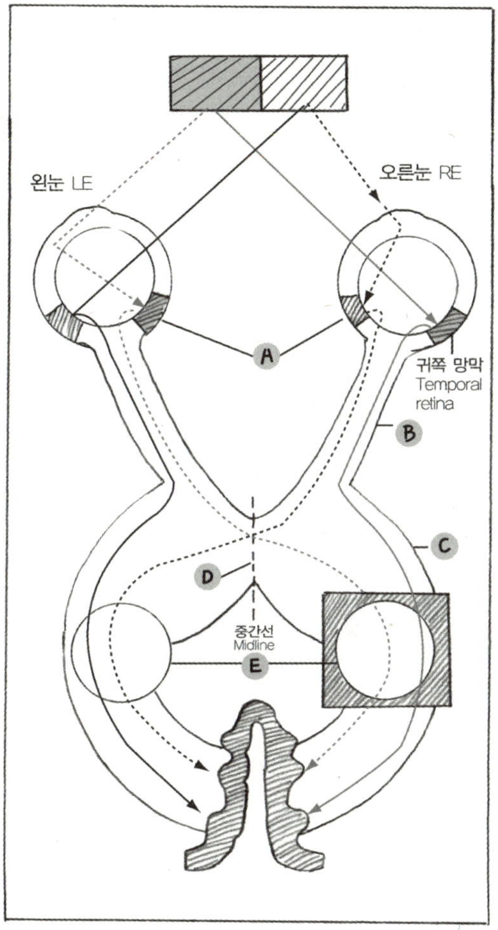

(a) 전도로

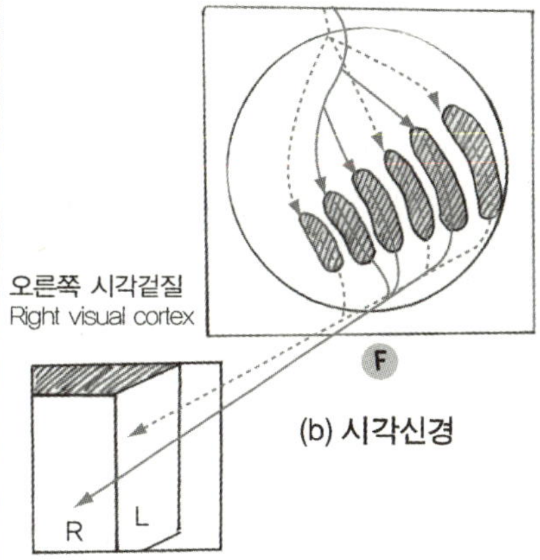

(b) 시각신경

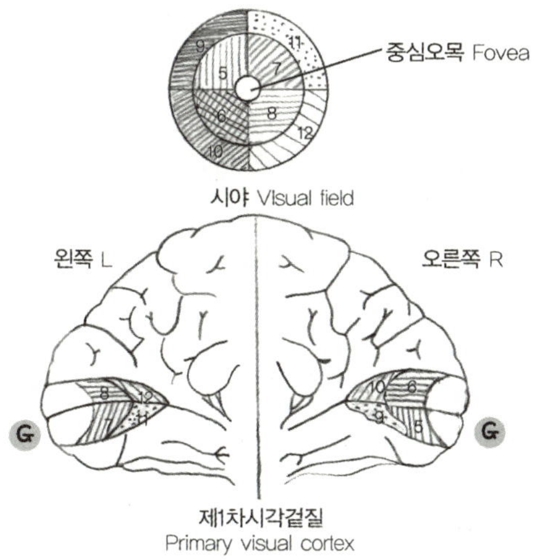

(c) 대뇌겉질

A ______________________ B ______________________ C ______________________

D ______________________ E ______________________ F ______________________

G ______________________

그림 6-6 시각전도로

▶▶ 아래 그림의 밑줄 친 곳에 의학용어(한글 · 영어)로 기록하시오

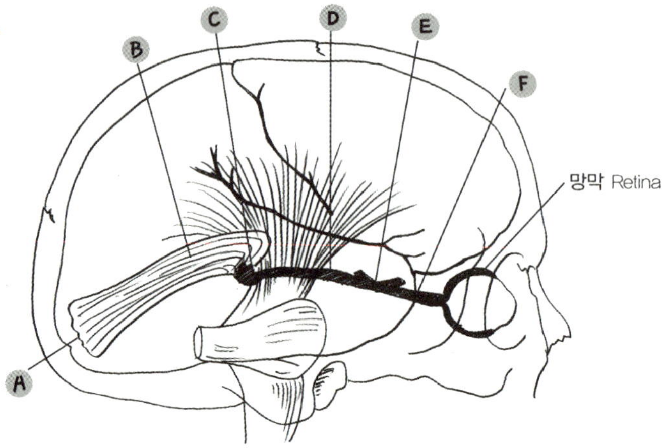

A ______________________ B ______________________ C ______________________

D ______________________ E ______________________ F ______________________

그림 6-7 대뇌반구를 가로지르는 시각경로

▶▶ 아래 그림의 밑줄 친 곳에 의학용어(한글 · 영어)로 기록하시오

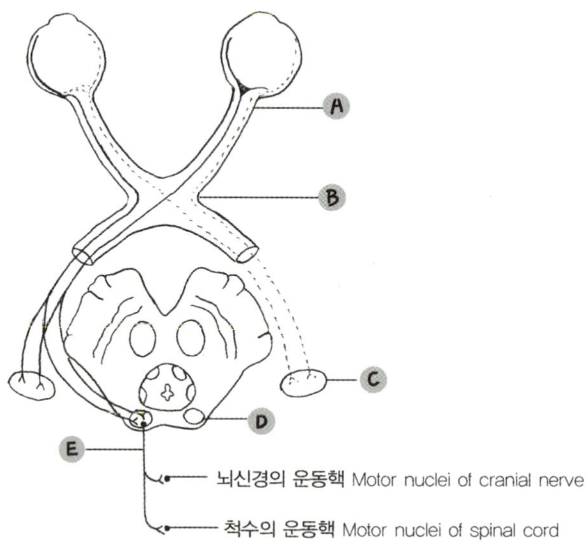

A ______________________ B ______________________ C ______________________

D ______________________ E ______________________

그림 6-8 시각반사 시각신경 경로

▶▶ 아래 그림의 밑줄 친 곳에 의학용어(한글 · 영어)로 기록하시오

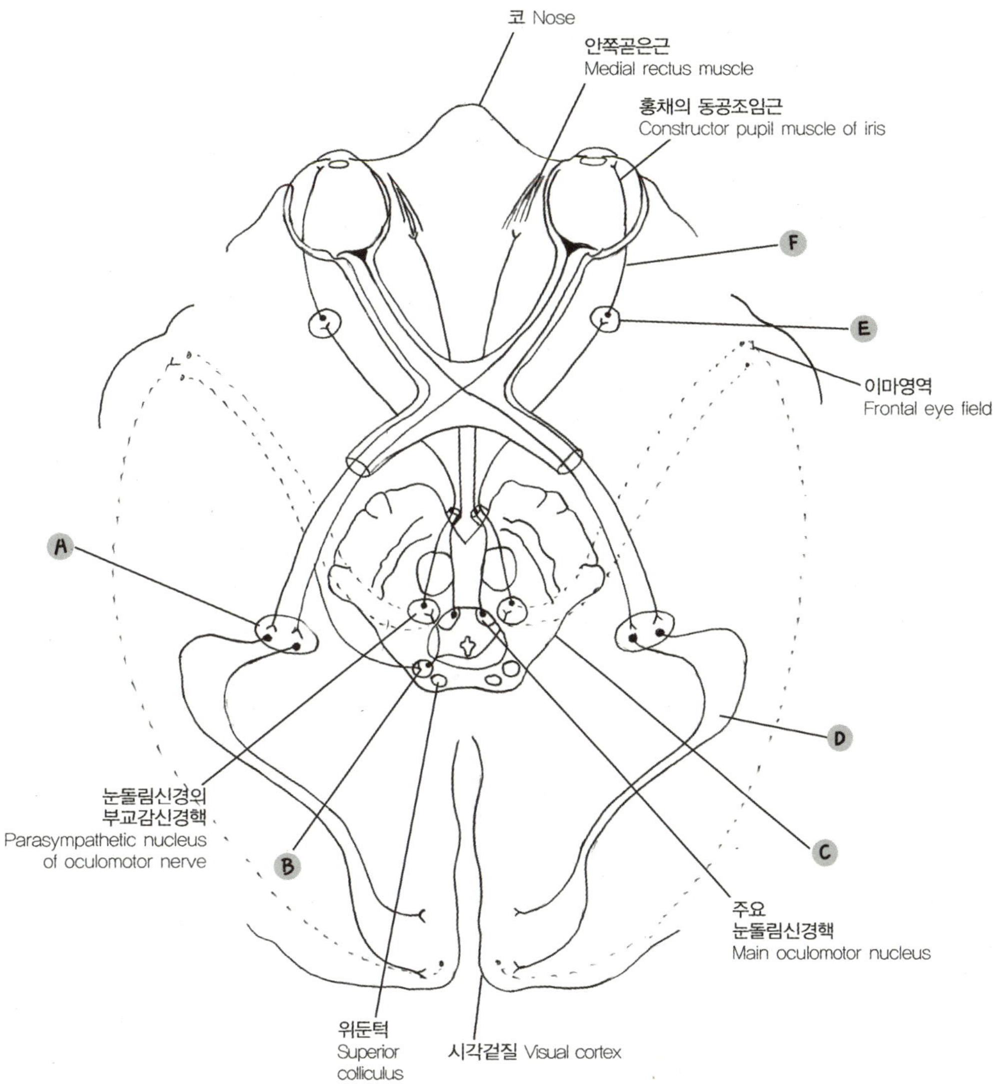

Ⓐ ______________ Ⓑ ______________ Ⓒ ______________

Ⓓ ______________ Ⓔ ______________ Ⓕ ______________

그림 6-9 시각경로와 시각반사로

▶▶ 아래 그림의 밑줄 친 곳에 의학용어(한글 · 영어)로 기록하시오

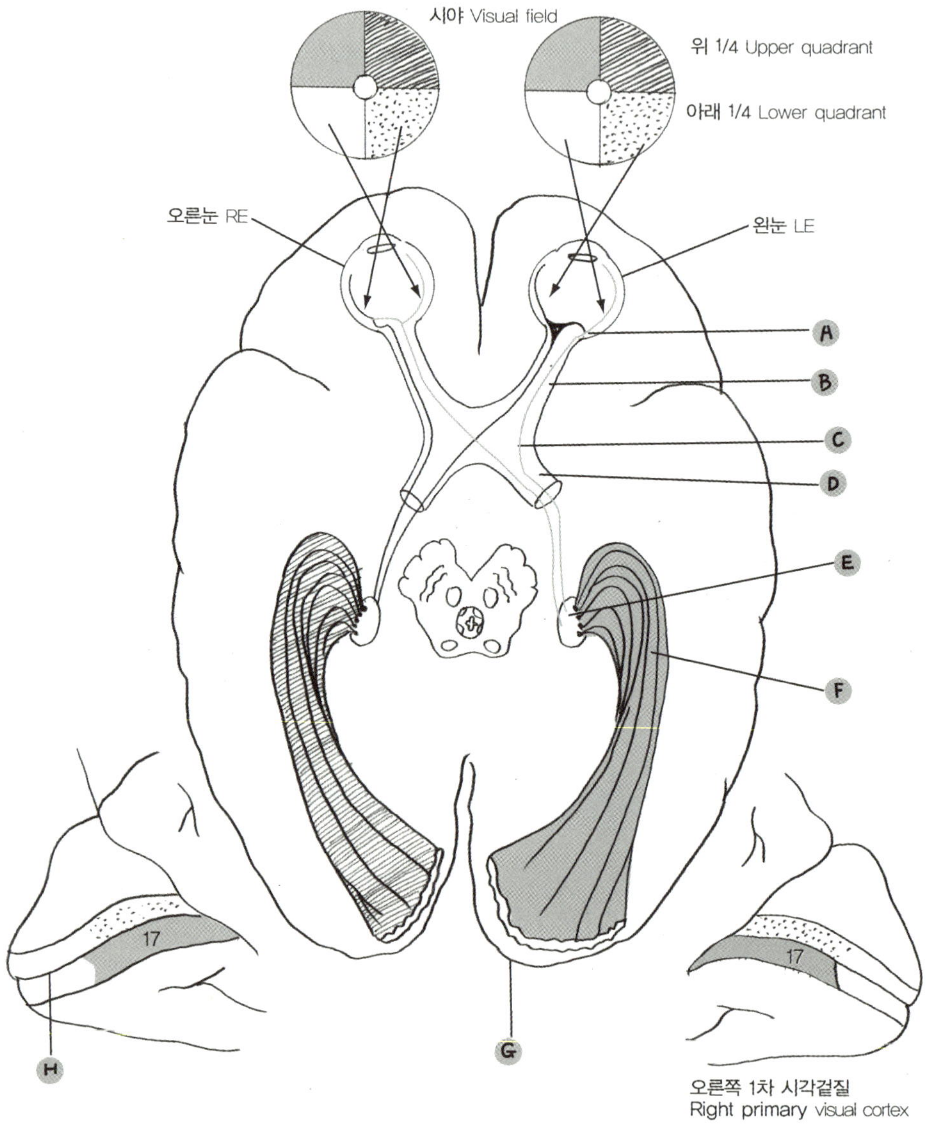

Ⓐ__________ Ⓑ__________ Ⓒ__________

Ⓓ__________ Ⓔ__________ Ⓕ__________

Ⓖ__________ Ⓗ__________

그림 6-10 뇌 하부의 시각경로

▶▶ 아래 그림의 밑줄 친 곳에 의학용어(한글 · 영어)로 기록하시오

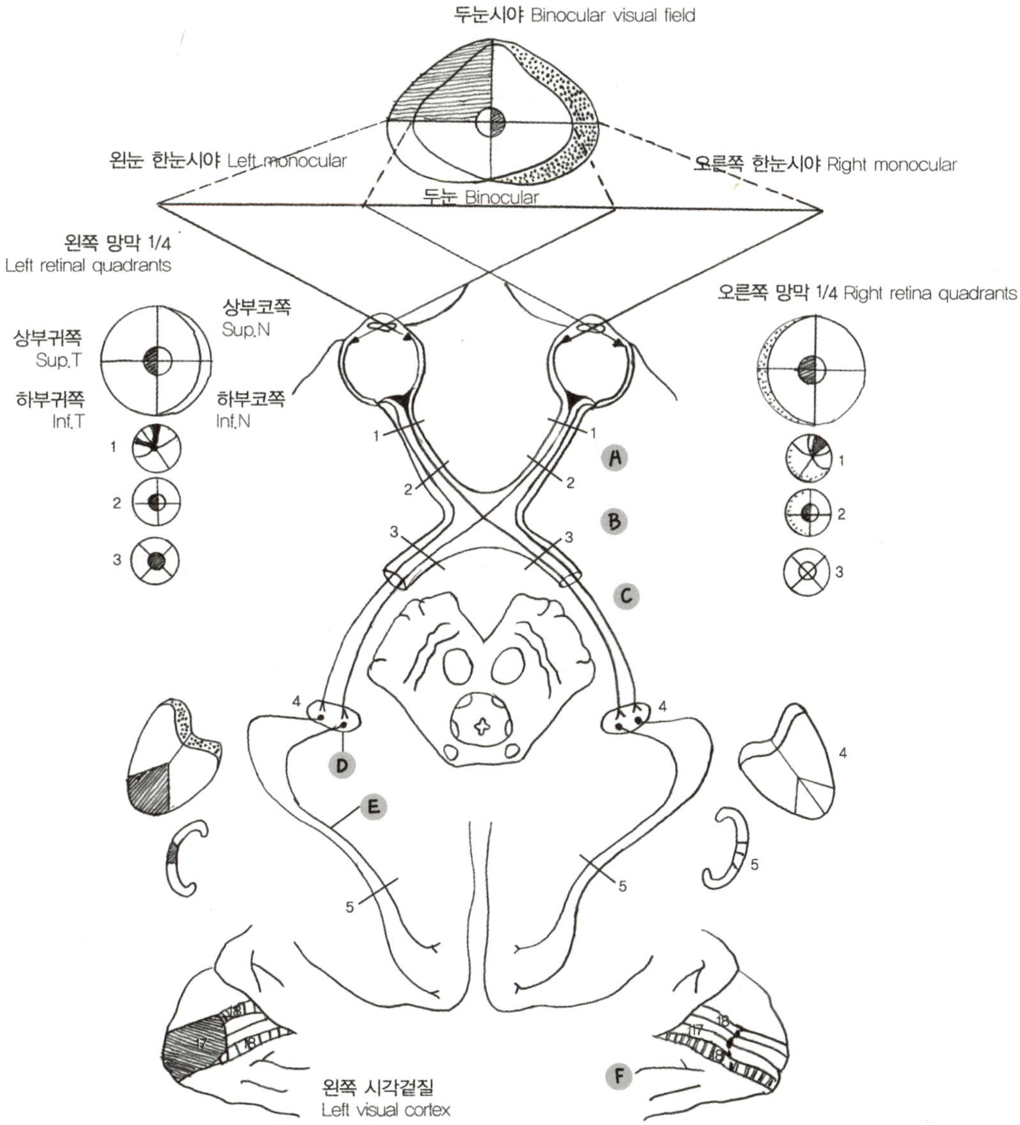

A ______________ B ______________ C ______________

D ______________ E ______________ F ______________

그림 6-11 시각경로와 시야 관계

▶▶ 아래 그림의 밑줄 친 곳에 의학용어(한글 · 영어)로 기록하시오

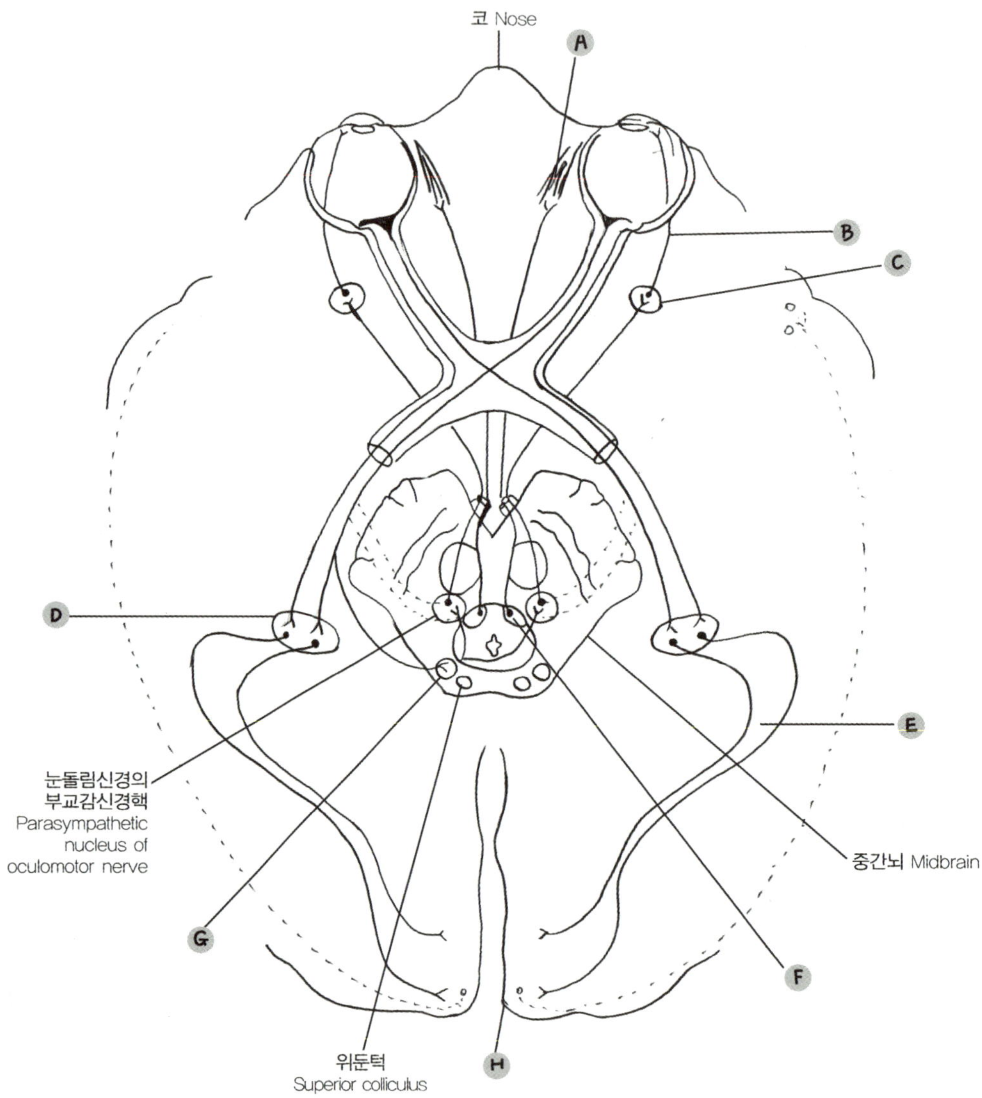

Ⓐ ____________ Ⓑ ____________ Ⓒ ____________

Ⓓ ____________ Ⓔ ____________ Ⓕ ____________

Ⓖ ____________ Ⓗ ____________

그림 6-12 시각경로와 시각반사

▶▶ 아래 그림의 밑줄 친 곳에 의학용어(한글 · 영어)로 기록하시오

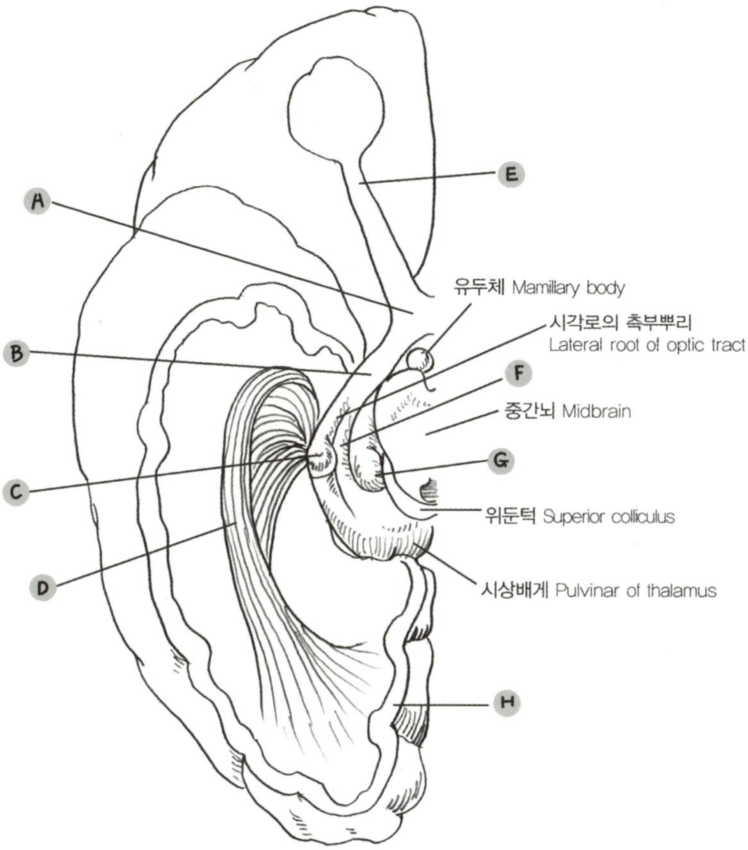

A ______________ B ______________ C ______________
D ______________ E ______________ F ______________
G ______________ H ______________

그림 6-13 뇌의 하면의 시각경로

▶▶ 아래 그림의 밑줄 친 곳에 의학용어(한글 · 영어)로 기록하시오

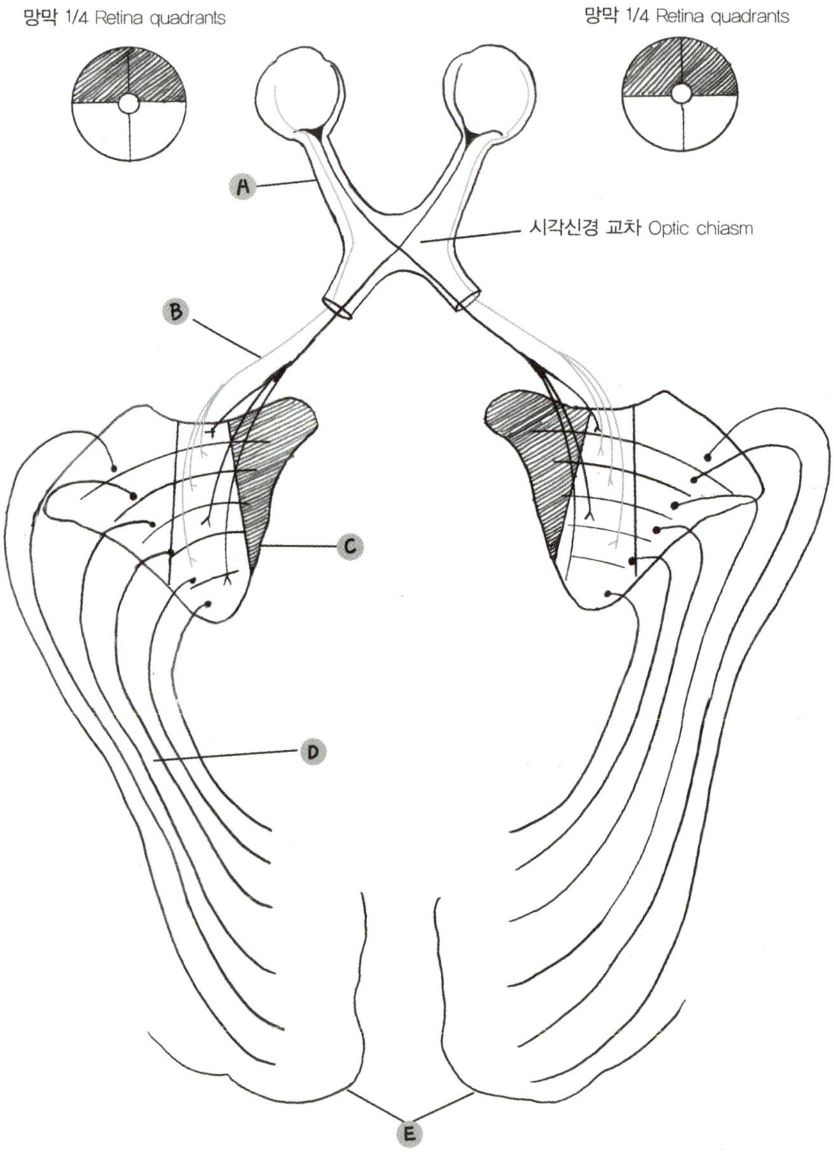

A ______________ B ______________ C ______________

D ______________ E ______________

그림 6-14 시각신경섬유와 시각섬유의 연결관계

▶▶ 아래 그림의 밑줄 친 곳에 의학용어(한글 · 영어)로 기록하시오

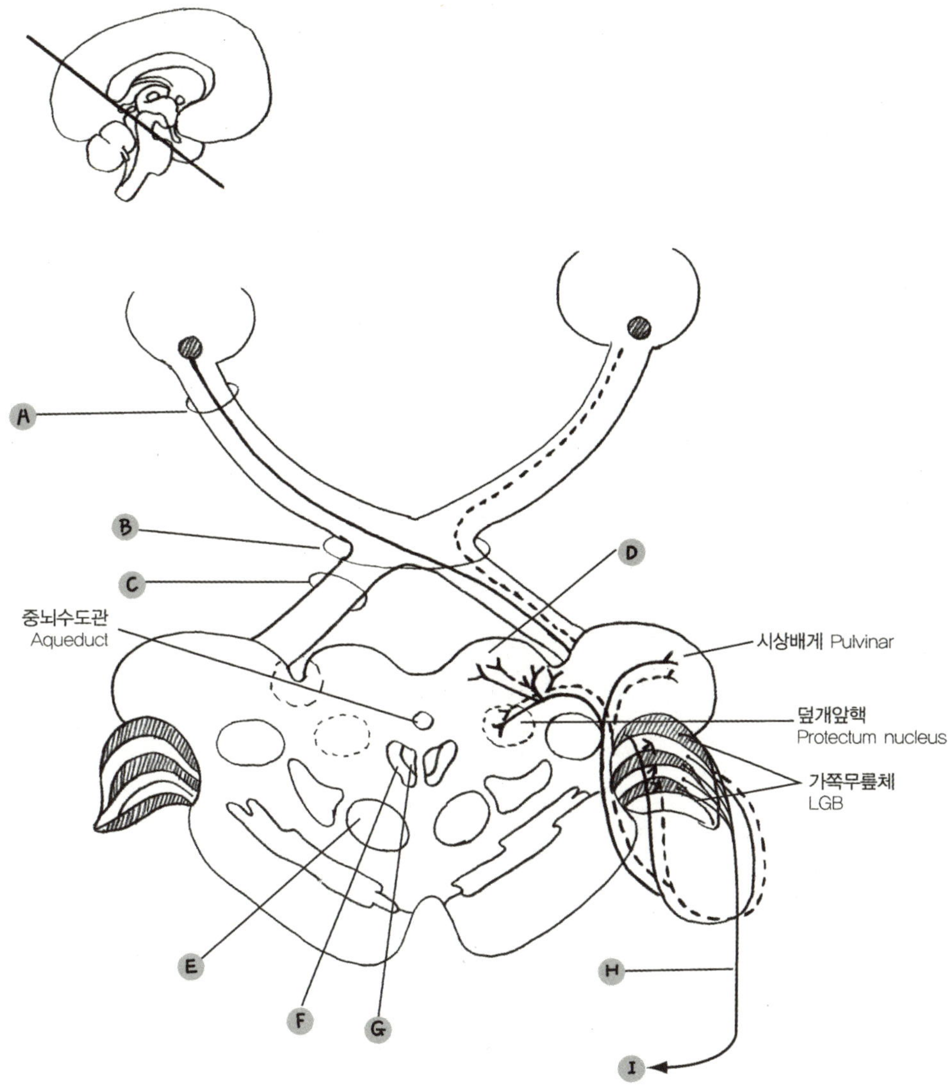

A ______________________ B ______________________ C ______________________

D ______________________ E ______________________ F ______________________

G ______________________ H ______________________ I ______________________

그림 6-15 시각경로와 연관된 뇌의 단면

▶▶ 아래 그림의 밑줄 친 곳에 의학용어(한글 · 영어)로 기록하시오

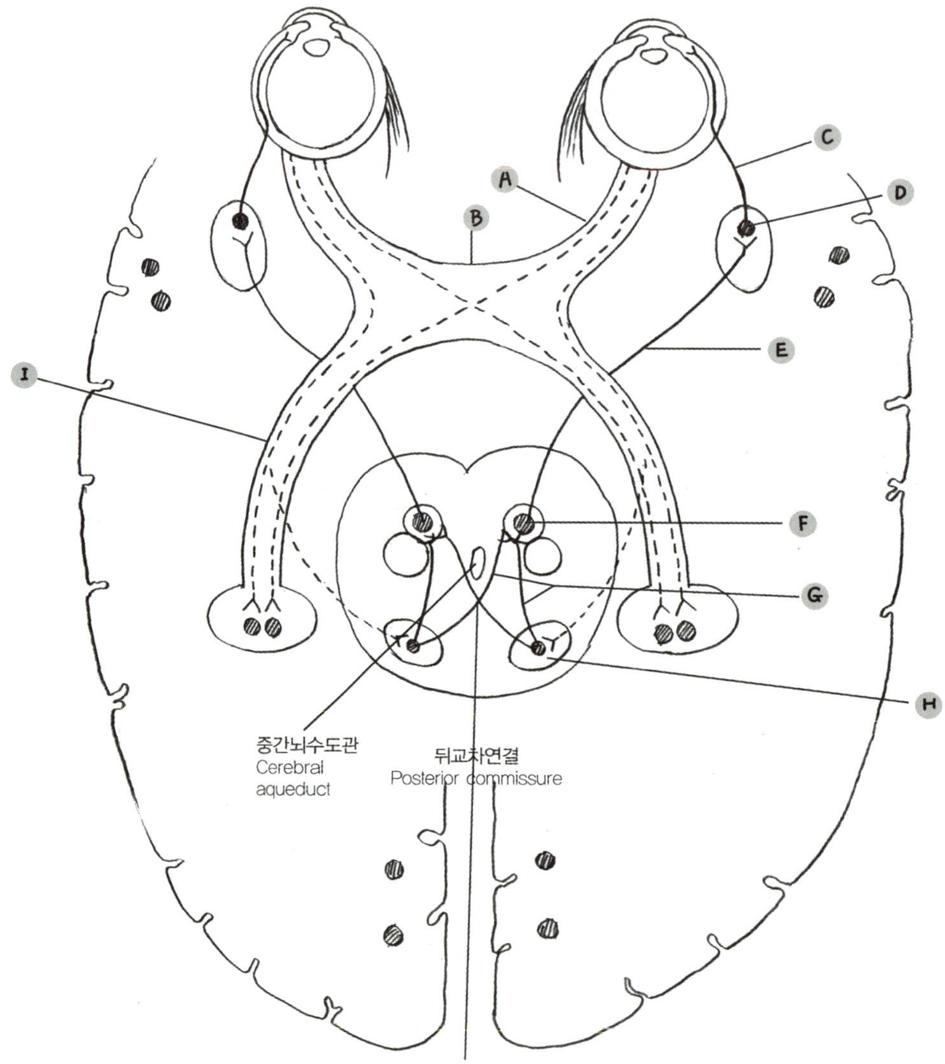

A__________ B__________ C__________

D__________ E__________ F__________

G__________ H__________ I__________

그림 6-16 동공반사경로

▶▶ 아래 그림의 밑줄 친 곳에 의학용어(한글 · 영어)로 기록하시오

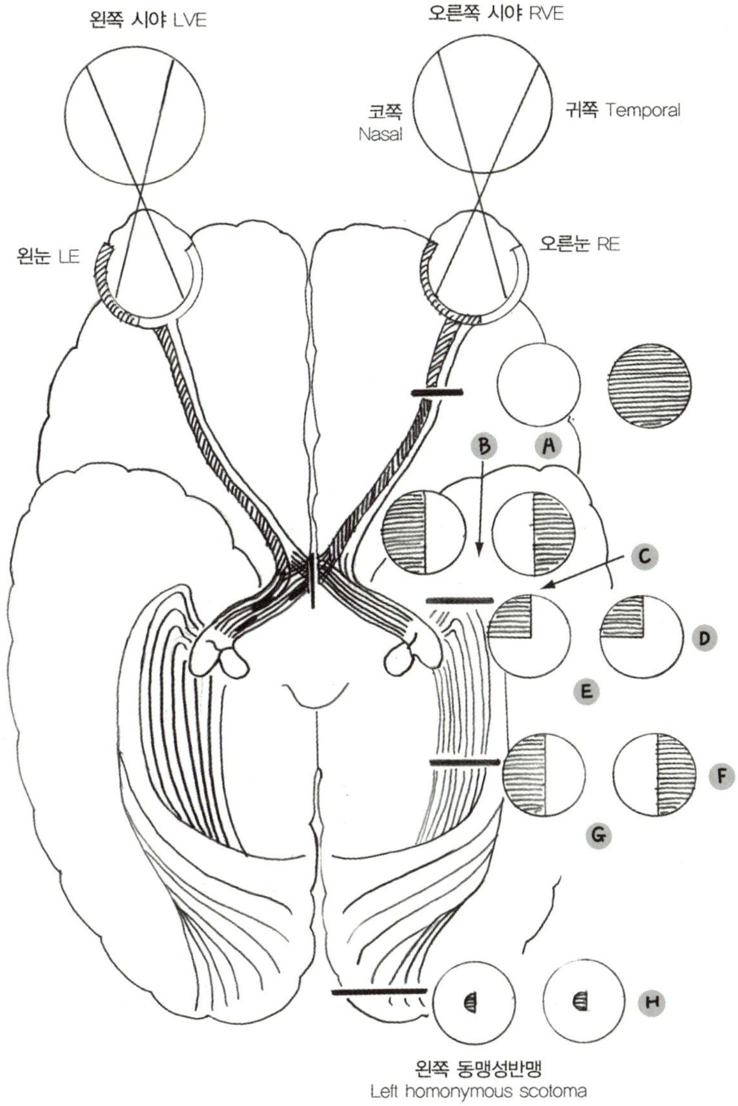

A ______________________ B ______________________ C ______________________

D ______________________ E ______________________ F ______________________

G ______________________ H ______________________

그림 6-17 시로와 시야장애

▶▶ 아래 그림의 밑줄 친 곳에 의학용어(한글 · 영어)로 기록하시오

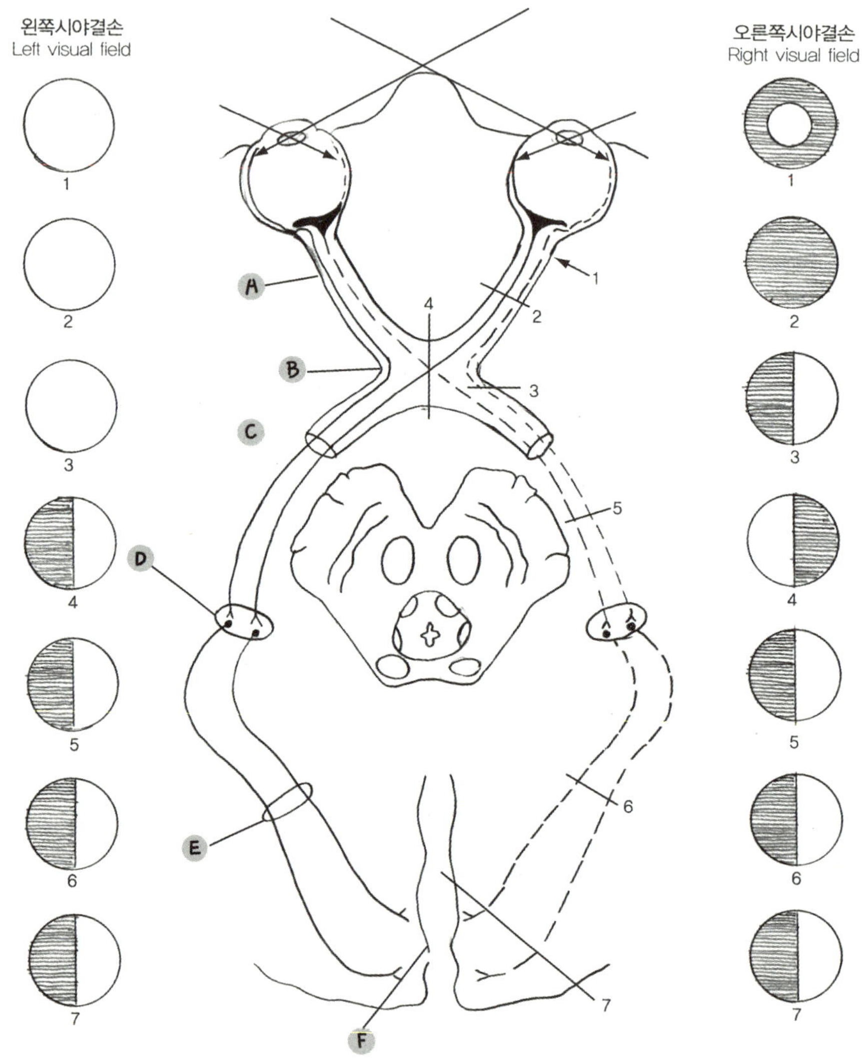

A ______________ B ______________ C ______________

D ______________ E ______________ F ______________

그림 6-18 시각경로의 장애와 시야결손

▶▶ 아래 그림의 밑줄 친 곳에 의학용어(한글 · 영어)로 기록하시오

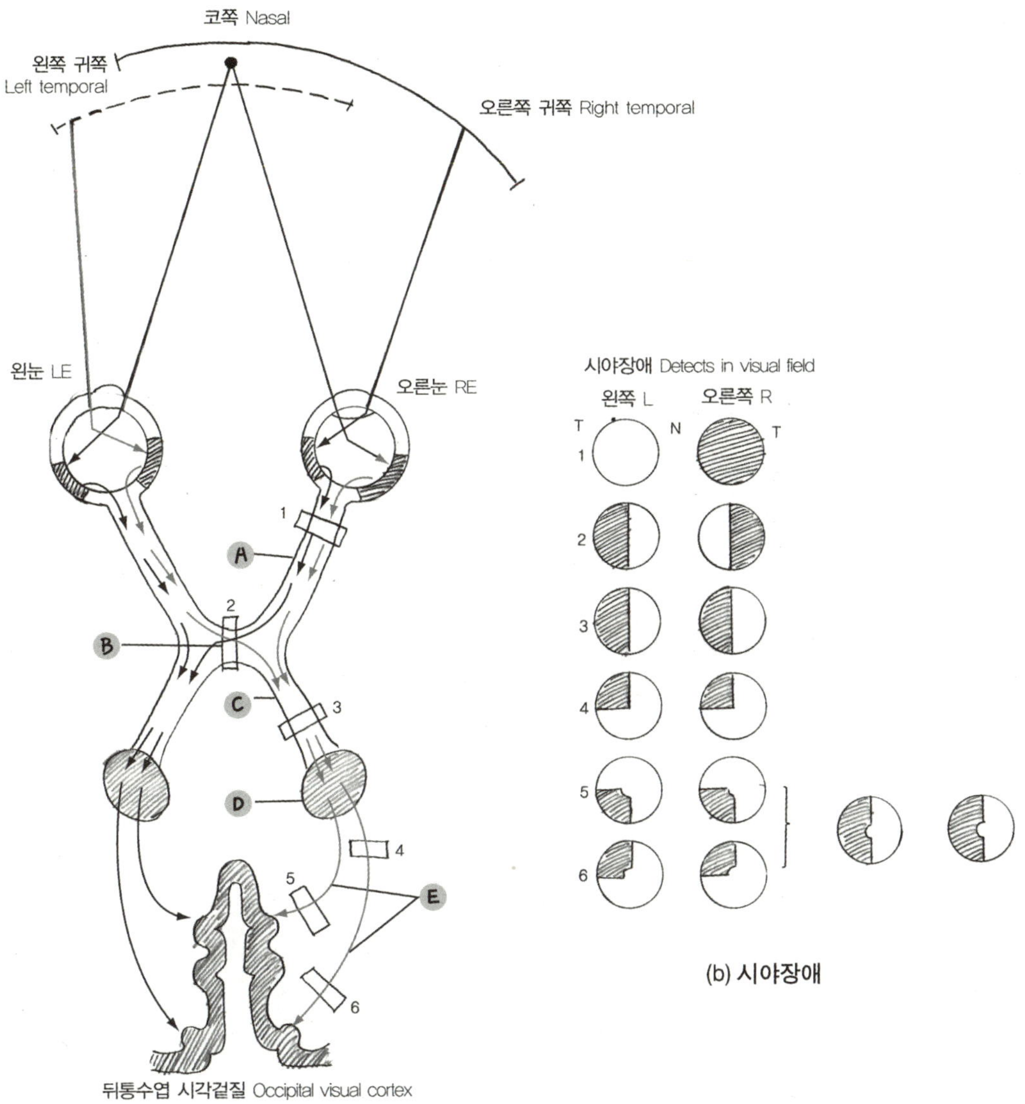

(a) 시각경로

(b) 시야장애

Ⓐ ____________________ Ⓑ ____________________ Ⓒ ____________________

Ⓓ ____________________ Ⓔ ____________________

그림 6-19 시각경로(a)와 시각장애(b)

3. 눈의 신경Nerve과 혈관Blood vessel

1) 신경(Nerve)

(1) 시각신경(Optic nerve)

시각신경은 시각을 전달하는 특수 감각신경으로 망막의 시세포에서 기시하여 시각신경교차를 지나, 다시 시각로로 가는 제 2뇌신경이다. 그 후 가쪽 무릎체를 지나서 시각로 부챗살을 지난 후 뒤통수엽의 시각영역에 간다. 망막의 결상은 대뇌피질의 뒤통수엽으로 전달되어 인지되며, 뒤통수엽이 손상되면 시각 손상이이루어진다.

(2) 눈돌림신경(Oculomotor nerve)

눈돌림신경은 눈알 운동에 관여하는 제 3뇌신경으로서, 중간뇌의 대뇌각에서 시작하여 위눈확틈새를 지나, 눈확 내로 들어가 눈알운동에 관여하는 위곧은근, 아래곧은근, 안쪽곧은근 및 아래빗근을 신경 지배하며, 개안에 참여하는 눈꺼풀올림근에 산재하며 홍채의 동공조임근과 수정체의 섬모체근을 신경 지배한다.

(3) 도르래신경(Trochlear nerve)

도르래신경은 제 4뇌신경으로서 중간뇌를 지나 위눈확틈새를 통과 후, 눈확으로 들어가 위빗근을 지배하여 눈알의 회선운동에 참여한다.

(4) 삼차신경(Trigeminal nerve)

삼차신경은 제 5뇌신경으로서 다리뇌의 외측부에서 기시하는 혼합신경으로서, 감각신경은 얼굴 피부, 코안과 입 안의 점막 등에 분포하며, 운동신경은 씹기근육과 혀근의 일부에 산재한다.

눈신경은 제 1분지로서 눈알, 결막, 앞이마, 코점막에 분포하며, 감각신경으로서 눈물신경, 이마신경, 코섬모신경이 있다.

더욱이 코섬모신경은 각막과 홍채, 섬모체의 감각을 담당한다.

위턱신경은 제2분지로서 아래눈꺼풀, 윗니, 뺨, 입천장, 윗입술 및 윗턱에 분포한다.

아래턱신경은 제 3분지로서 씹기근육과 턱목뿔근, 두힘살근, 고막에 분포하고 감각신경은 관자부, 바깥귀, 뺨, 아랫입술, 입안 점막, 아랫니, 혀 등에 산재한다. 혀의 2/3 앞쪽 미각과 턱밑샘 및 혀밑샘을 지배한다.

(5) 갓돌림신경(Abdunce nerve)

갓돌림신경은 눈알 운동을 지배하는 제 6뇌신경으로서, 다리뇌와 숨뇌의 교차부에서 나와 위눈확틈새를 관통하여 눈확에 들어간다. 이것은 바깥곧은근을 지배하여 눈알운동에 참여한다.

(6) **얼굴신경**(Facial nerve)

얼굴신경은 제 7뇌신경으로서 얼굴표정에 참여하며 다리뇌의 하면을 지나, 속귀경로와 얼굴신경관을 통해 머리뼈 공간을 통과해서 얼굴을 지배한다.

운동신경은 얼굴표정, 눈물샘, 턱밑샘, 혀밑샘 등에 분포한다.

감각신경은 눈물샘, 턱밑샘, 혀밑샘, 혀 등에 분포한다.

(7) **속귀신경**(Vestibular nerve)

속귀신경은 제 8뇌신경으로서 속귀경로를 지나서 전정기관, 즉 타원주머니, 원형주머니, 반고리관에 감각섬유를 가진다. 이들은 신체와 눈의 균형을 담당한다. 속귀신경의 이상은 현기증과 눈알떨림현상이 나타난다.

2) 혈관(Blood vessel)

눈의 혈관은 심장의 좌심실에서 방출되는 혈액이 공통 목동맥(commoncarotid artery)을 지나 다시 바깥목동맥(external carotid artery)과 속목동맥(internal carotid artery)으로 분지되어 얼굴과 뇌로 지나 눈에 들어간 이후, 다시 역으로 정맥을 거처 오른 심장으로 되돌아온다. 속목동맥은 주로 눈알에 분포하며, 바깥목동맥은 눈꺼풀과 얼굴에 분포한다.

(1) **눈동맥**(Ophthalmic artery)

눈동맥은 망막중심동맥으로 눈에서 가장 중요한 혈관 중에 하나로, 눈알뒷방에서 시각신경의 경질막하내로 들어가 5개 가지로 분지되어 망막의 내측에 분포한다.

긴·뒤섬모체동맥은 공막을 관통하여 섬모체에 혈액공급하며, 앞섬모체동맥과 합해서 대홍채 동맥륜을 구성한 후 홍채에 혈액을 제공한다.

짧은·뒤섬모체동맥은 약 20개로서 맥락막에 영양공급을 하고, 톱니둘레 주위에서 앞섬모체동맥과 결합하여 기능을 수행한다.

눈동맥의 주요 분지는 표 6-3과 같다.

표 6-3 눈동맥의 분지

혈관 명칭	눈확 혈관
망막중심동맥	눈물동맥, 근육성 가지
앞섬모동맥	위도르래동맥, 콧등동맥
짧은뒤섬모동맥	위눈확동맥, 앞벌집동맥
긴뒤섬모동맥	뒤벌집동맥, 안쪽눈꺼풀판동맥

(2) **눈정맥**(Ophthalmic vein)

위아래눈확정맥은 눈확의 위쪽과 아래쪽에 분포한다.

눈구석정맥은 눈의 위눈꺼풀과 아래눈꺼풀이 만나는 눈구석에 산재한다.

해면정맥동굴은 뇌의 바닥에 위치하는 정맥혈관으로서 눈 정맥의 혈액이 합류하여서 심장으로 간다. 한편 또아리정맥(vortex vein)은 특수한 정맥으로서 눈알 전반부의 정맥혈액을 모아서 뇌 정맥으로 보내는 기능을 한다. 눈정맥은 내경정맥을 지나 총경정맥과 상대정맥을 거쳐 심장으로 연결된다.

▶▶ 아래 그림의 밑줄 친 곳에 의학용어(한글 · 영어)로 기록하시오

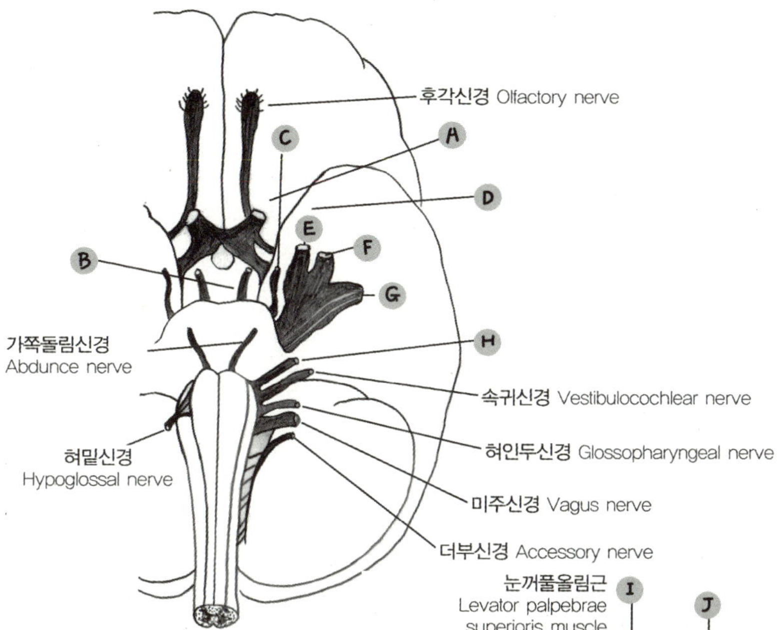

(a) 뇌신경

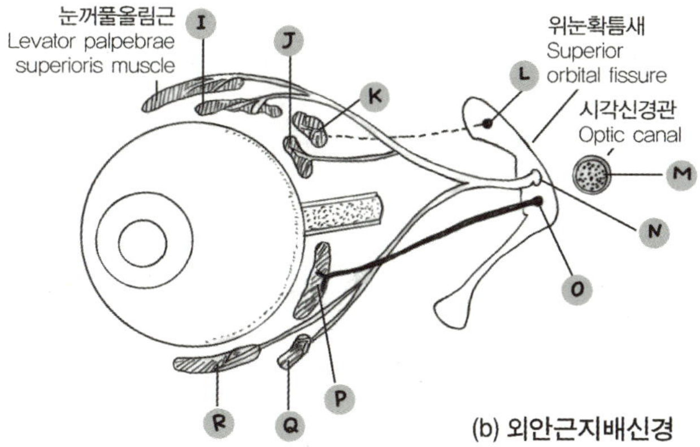

(b) 외안근지배신경

A ______ B ______ C ______

D ______ E ______ F ______

G ______ H ______ I ______

J ______ K ______ L ______

M ______ N ______ O ______

P ______ Q ______ R ______

그림 6-20 뇌신경 분포(a)와 외안근 지배신경(b)

▶▶ 아래 그림의 밑줄 친 곳에 의학용어(한글 · 영어)로 기록하시오

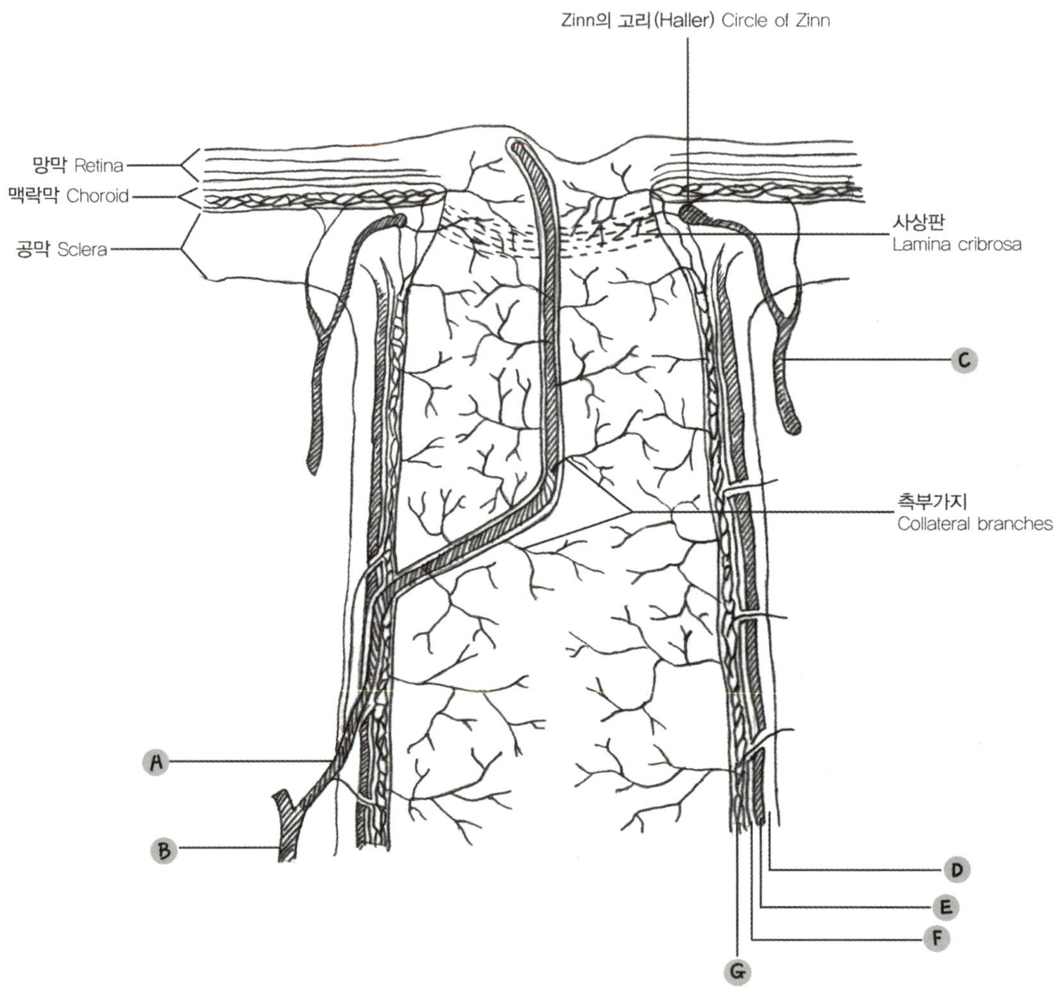

A ____________ B ____________ C ____________

D ____________ E ____________ F ____________

G ____________

그림 6-21 시각신경의 종단면

▶▶ 아래 그림의 밑줄 친 곳에 의학용어(한글 · 영어)로 기록하시오

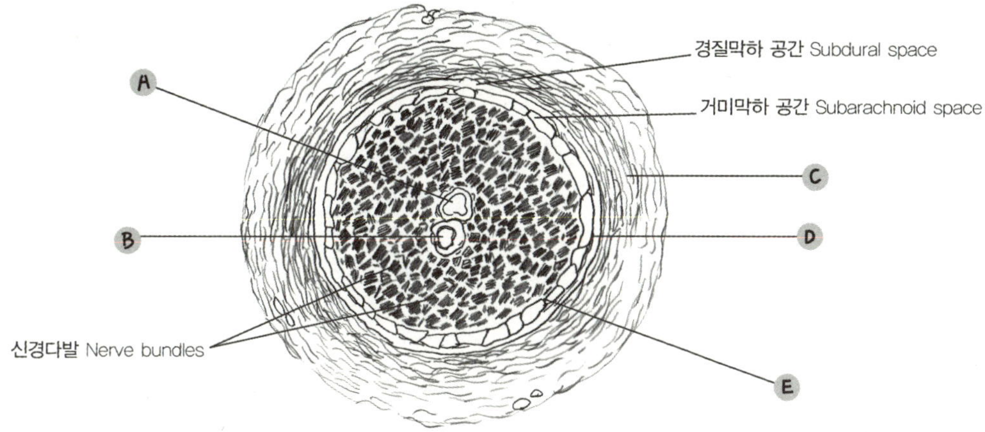

Ⓐ ______________ Ⓑ ______________ Ⓒ ______________

Ⓓ ______________ Ⓔ ______________ ______________

그림 6-22 시각신경 횡단면 구조

▶▶ 아래 그림의 밑줄 친 곳에 의학용어(한글 · 영어)로 기록하시오

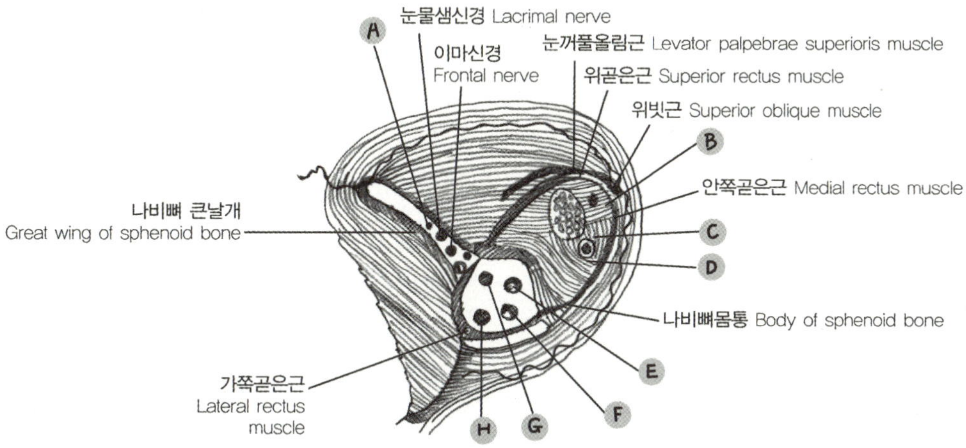

Ⓐ ______________ Ⓑ ______________ Ⓒ ______________

Ⓓ ______________ Ⓔ ______________ Ⓕ ______________

Ⓖ ______________ Ⓗ ______________

그림 6-23 눈확꼭지 주변근육과 신경

▶▶ 아래 그림의 밑줄 친 곳에 의학용어(한글 · 영어)로 기록하시오

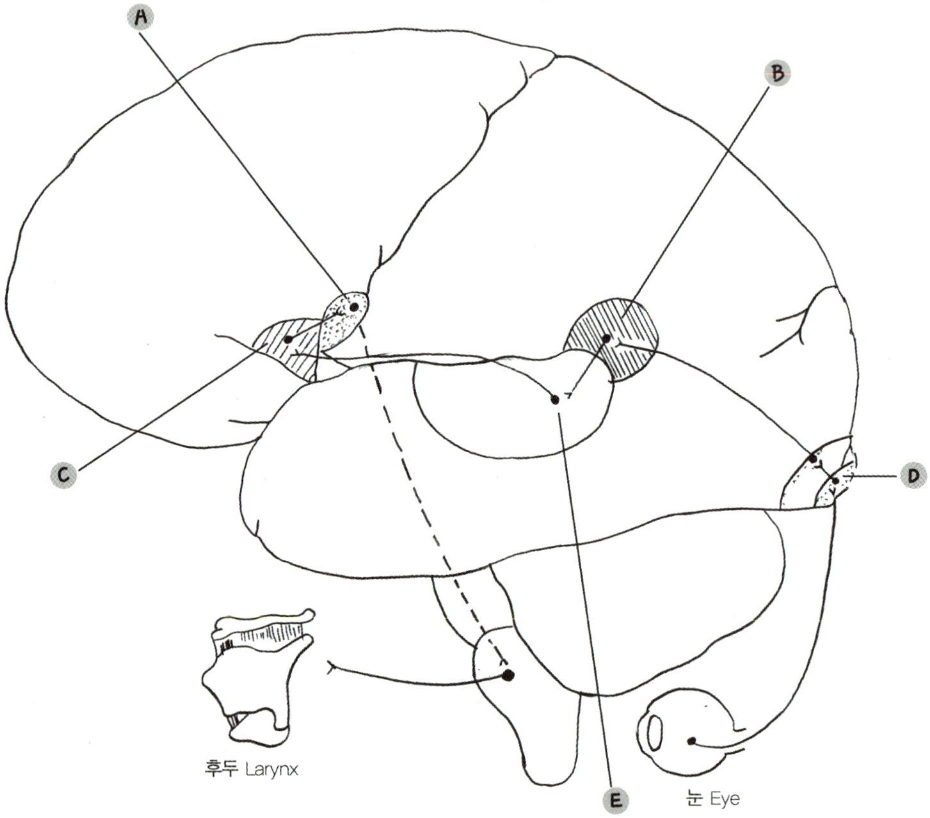

A ______________________ B ______________________ C ______________________

D ______________________ E ______________________

그림 6-24 독서와 연관된 시각신경 경로

▶▶ 아래 그림의 밑줄 친 곳에 의학용어(한글 · 영어)로 기록하시오

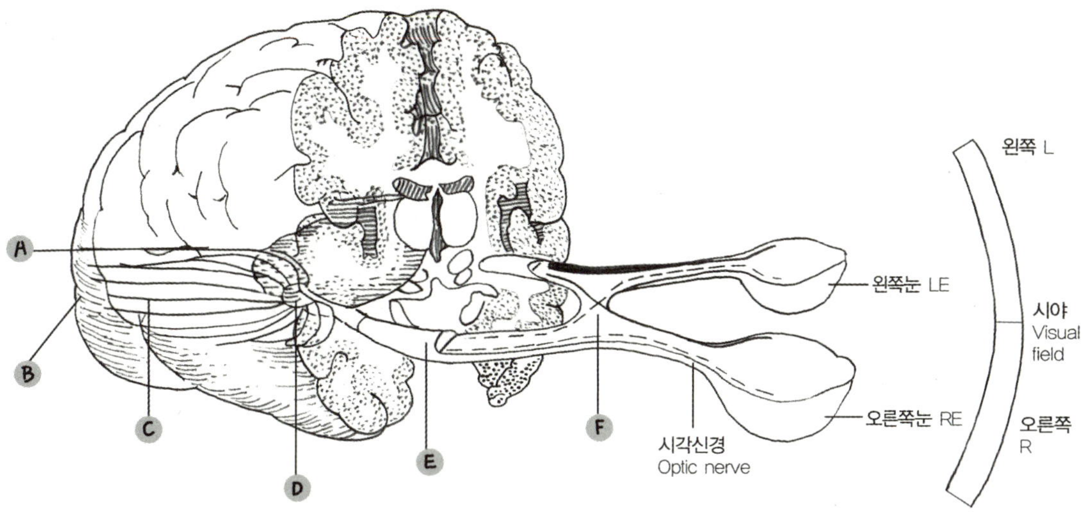

Ⓐ ______________ Ⓑ ______________ Ⓒ ______________

Ⓓ ______________ Ⓔ ______________ Ⓕ ______________

그림 6-25 **구심성(감각성) 시야경로**

▶▶ 아래 그림의 밑줄 친 곳에 의학용어(한글 · 영어)로 기록하시오

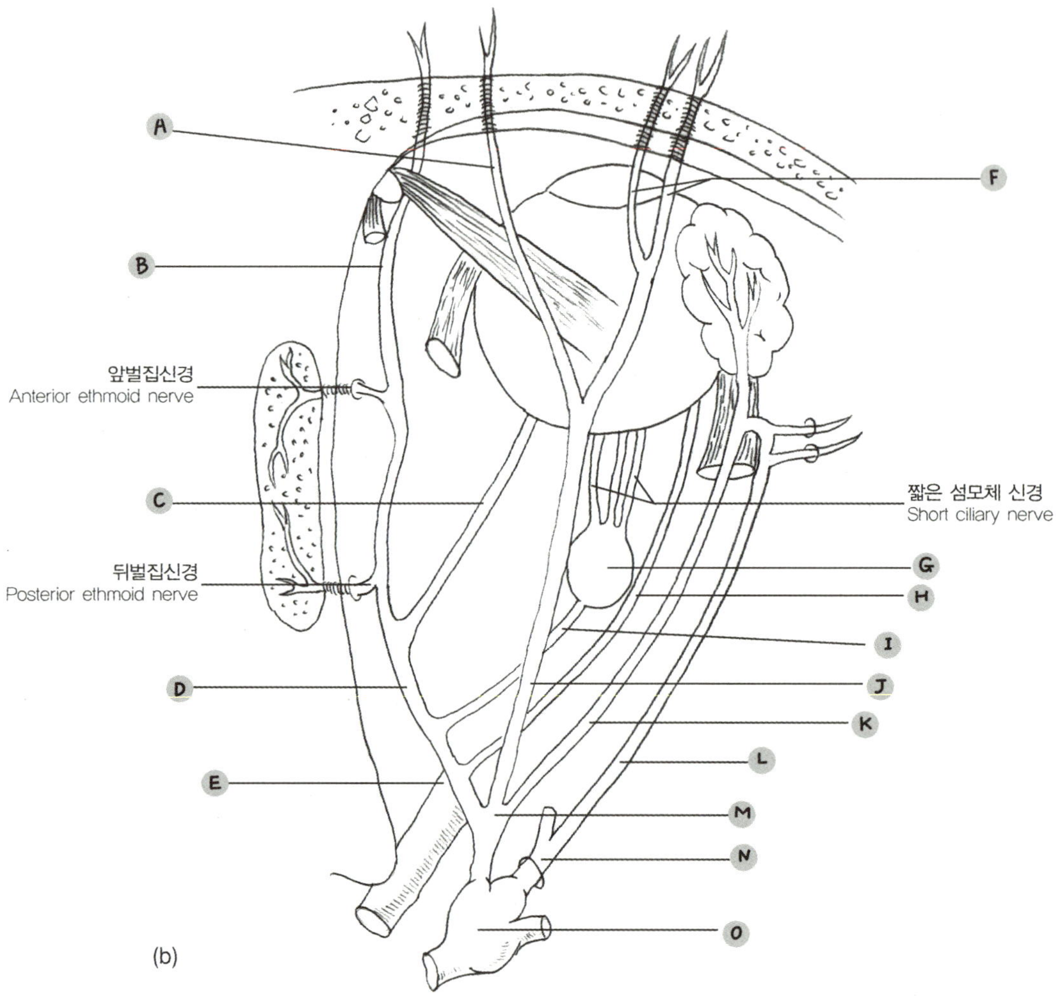

A ______	B ______	C ______
D ______	E ______	F ______
G ______	H ______	I ______
J ______	K ______	L ______
M ______	N ______	O ______

그림 6-26 눈확주변의 눈신경분지

▶▶ 아래 그림의 밑줄 친 곳에 의학용어(한글 · 영어)로 기록하시오

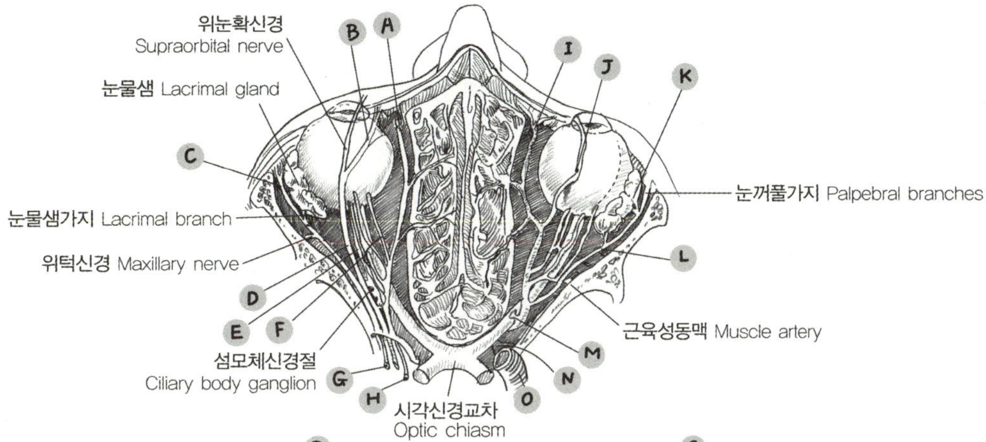

A ______________ B ______________ C ______________

D ______________ E ______________ F ______________

G ______________ H ______________ I ______________

J ______________ K ______________ L ______________

M ______________ N ______________ O ______________

그림 6-27 눈확 주변의 삼차신경과 눈동맥

▶▶ 아래 그림의 밑줄 친 곳에 의학용어(한글 · 영어)로 기록하시오

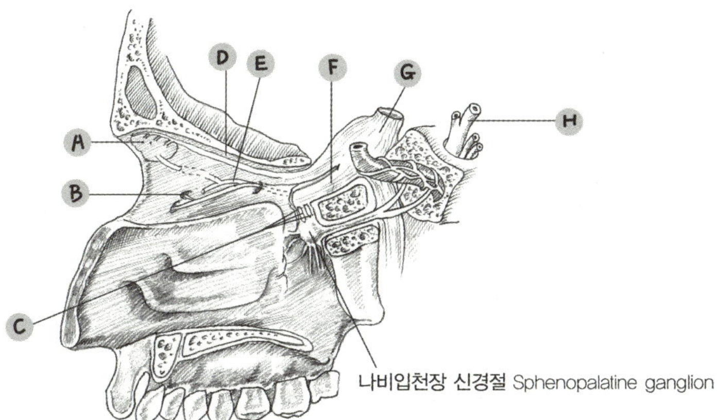

A ______________ B ______________ C ______________

D ______________ E ______________ F ______________

G ______________ H ______________

그림 6-28 주눈물샘의 부교감신경 지배

▶▶ 아래 그림의 밑줄 친 곳에 의학용어(한글 · 영어)로 기록하시오

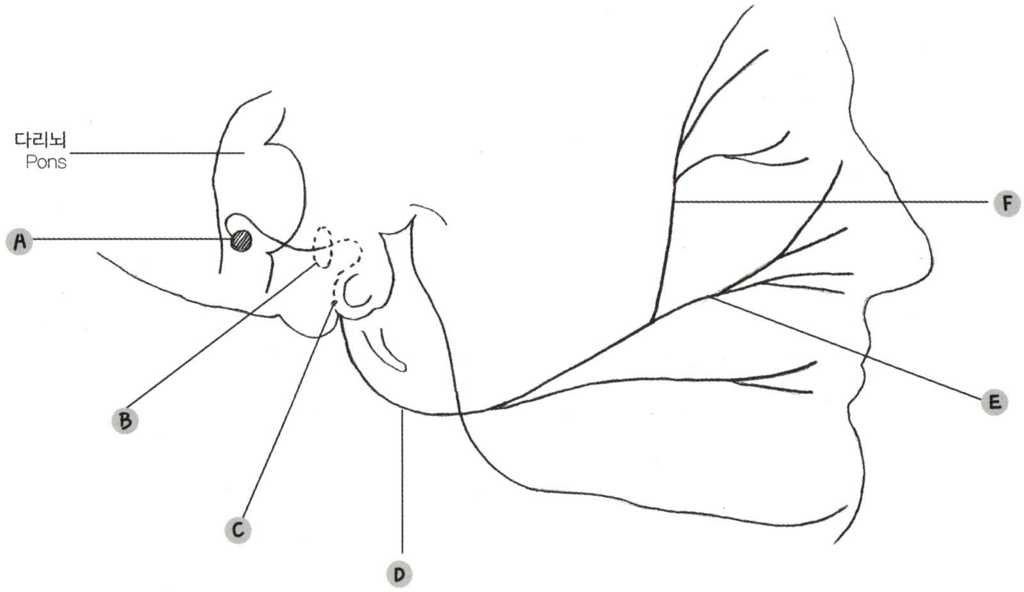

A ____________ B ____________ C ____________

D ____________ E ____________ F ____________

그림 6-29 얼굴신경 경로

▶▶ 아래 그림의 밑줄 친 곳에 의학용어(한글 · 영어)로 기록하시오

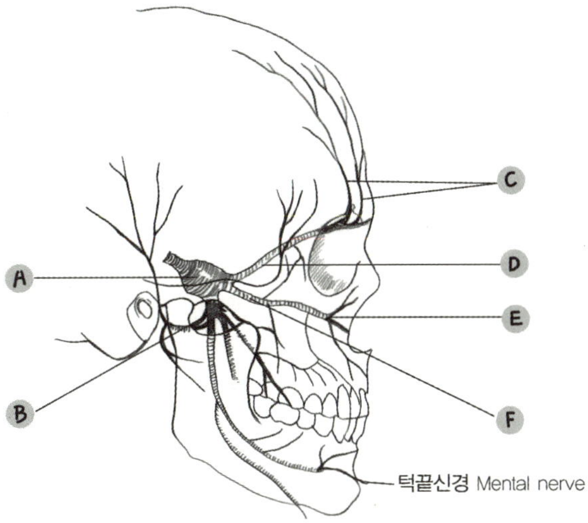

Ⓐ ______ Ⓑ ______ Ⓒ ______

Ⓓ ______ Ⓔ ______ Ⓕ ______

그림 6-30 삼차신경 분지

▶▶ 아래 그림의 밑줄 친 곳에 의학용어(한글 · 영어)로 기록하시오

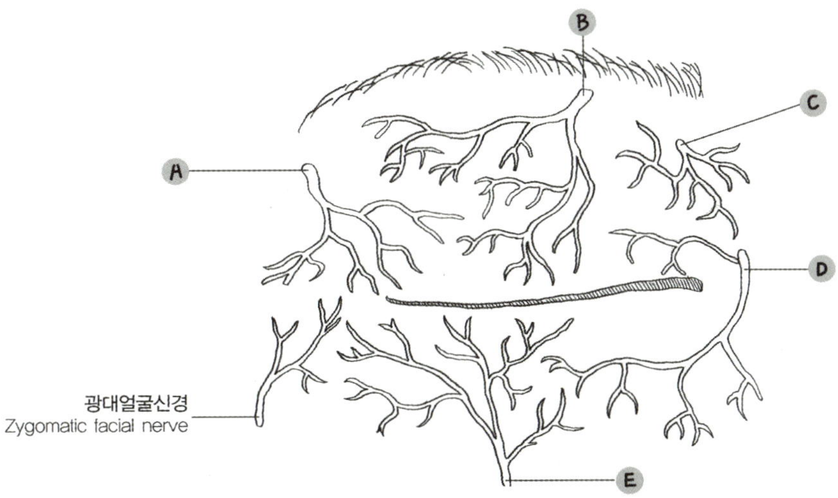

Ⓐ ______ Ⓑ ______ Ⓒ ______

Ⓓ ______ Ⓔ ______

그림 6-31 눈꺼풀틈새 주변의 신경분포

▶▶ 아래 그림의 밑줄 친 곳에 의학용어(한글 · 영어)로 기록하시오

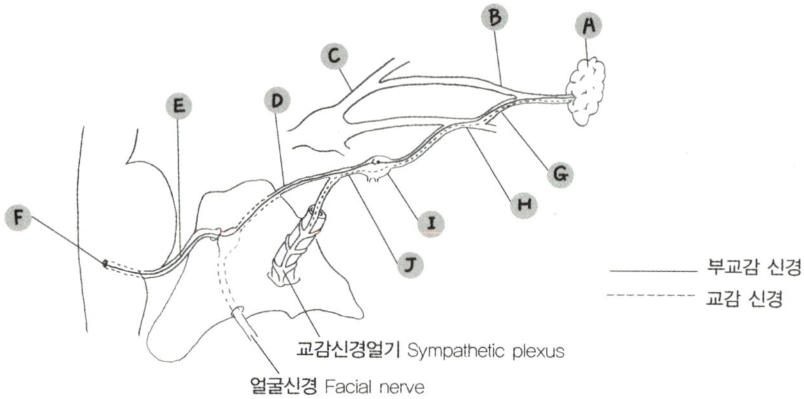

A ____________ B ____________ C ____________

D ____________ E ____________ F ____________

G ____________ H ____________ I ____________

J ____________

그림 6-32 주눈물샘의 자율신경지배 경로

▶▶ 아래 그림의 밑줄 친 곳에 의학용어(한글 · 영어)로 기록하시오

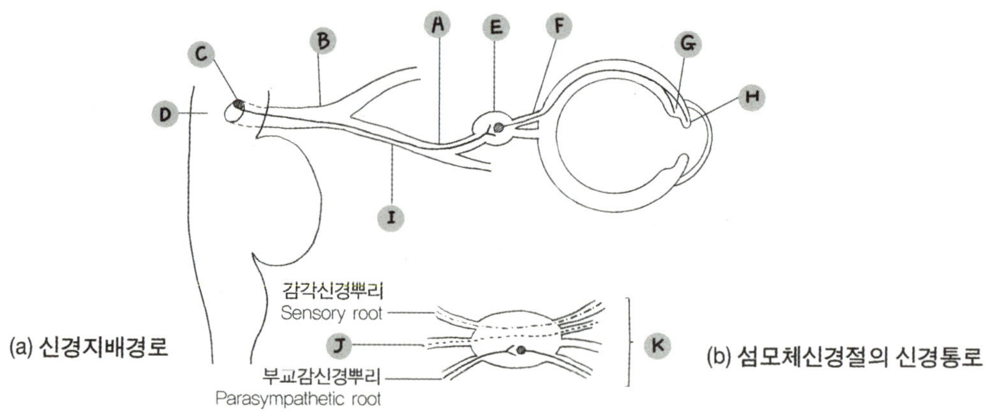

A ____________ B ____________ C ____________

D ____________ E ____________ F ____________

G ____________ H ____________ I ____________

J ____________ K ____________

그림 6-33 섬모체근과 홍채조임근의 부교감신경 지배경로(a)와 섬모체신경절의 신경경로(b)

▶▶ 아래 그림의 밑줄 친 곳에 의학용어(한글 · 영어)로 기록하시오

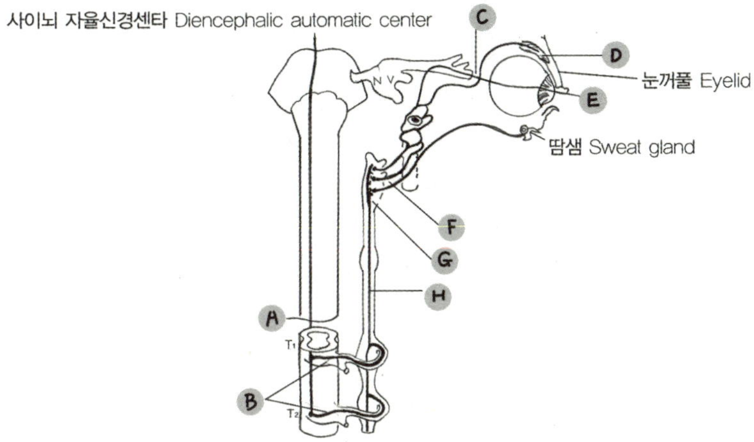

A__________ B__________ C__________

D__________ E__________ F__________

G__________ H__________

그림 6-34 눈의 교감신경계통

▶▶ 아래 그림의 밑줄 친 곳에 의학용어(한글 · 영어)로 기록하시오

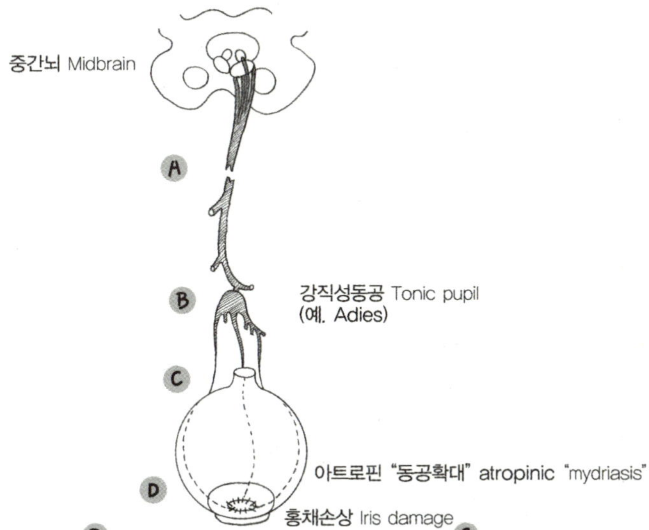

A__________ B__________ C__________

D__________

그림 6-35 홍채조임근의 지배신경 경로

▶▶ 아래 그림의 밑줄 친 곳에 의학용어(한글 · 영어)로 기록하시오

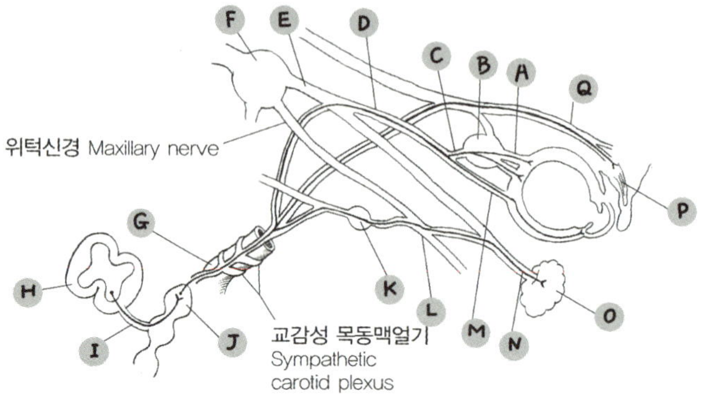

Ⓐ ____________ Ⓑ ____________ Ⓒ ____________
Ⓓ ____________ Ⓔ ____________ Ⓕ ____________
Ⓖ ____________ Ⓗ ____________ Ⓘ ____________
Ⓙ ____________ Ⓚ ____________ Ⓛ ____________
Ⓜ ____________ Ⓝ ____________ Ⓞ ____________
Ⓟ ____________ Ⓠ ____________

그림 6-36 눈의 교감신경지배 경로

▶▶ 아래 그림의 밑줄 친 곳에 의학용어(한글 · 영어)로 기록하시오

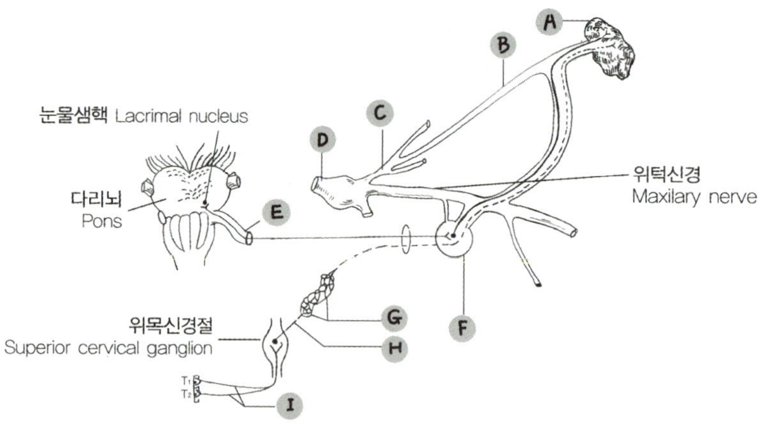

Ⓐ ____________ Ⓑ ____________ Ⓒ ____________
Ⓓ ____________ Ⓔ ____________ Ⓕ ____________
Ⓖ ____________ Ⓗ ____________ Ⓘ ____________

그림 6-37 눈물샘과 자율신경의 관계

▶▶ 아래 그림의 밑줄 친 곳에 의학용어(한글 · 영어)로 기록하시오

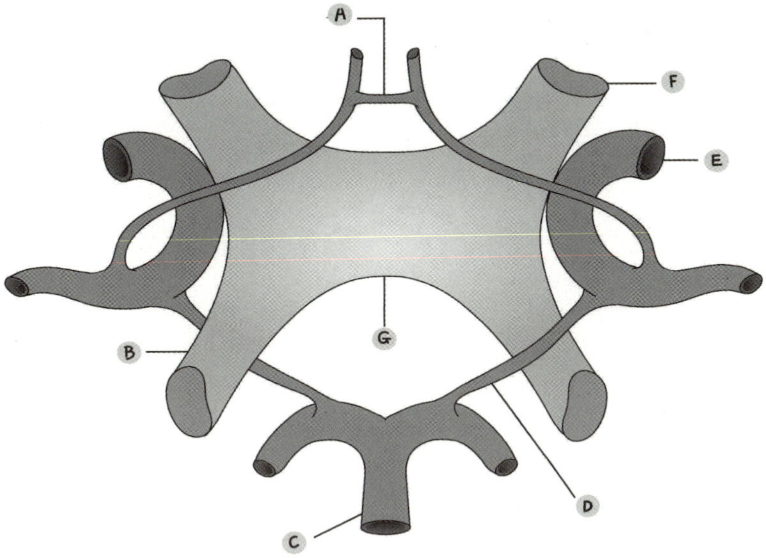

A ____________ B ____________ C ____________
D ____________ E ____________ F ____________
G ____________

그림 6-38 시신경 교차

▶▶ 아래 그림의 밑줄 친 곳에 의학용어(한글 · 영어)로 기록하시오

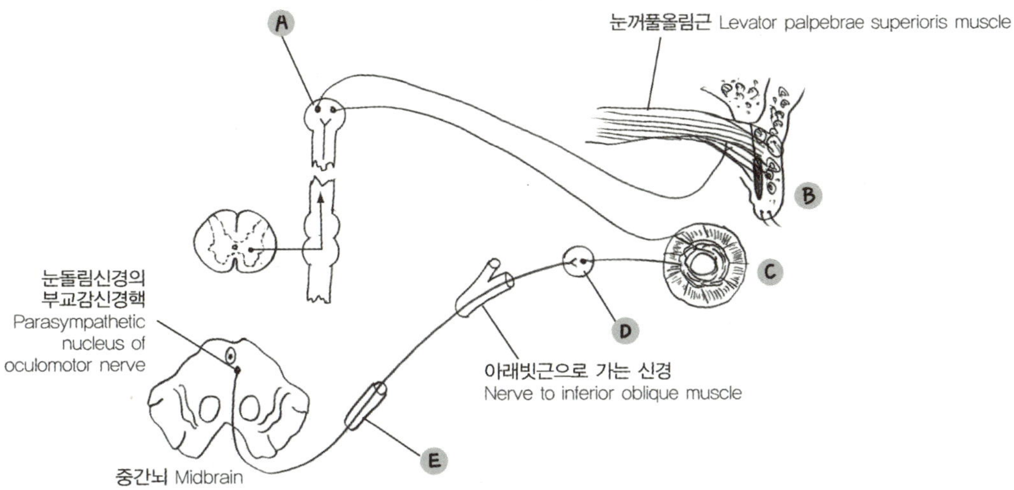

A ____________ B ____________ C ____________
D ____________ E ____________

그림 6-39 위눈꺼풀과 홍채의 자율신경지배

▶▶ 아래 그림의 밑줄 친 곳에 의학용어(한글 · 영어)로 기록하시오

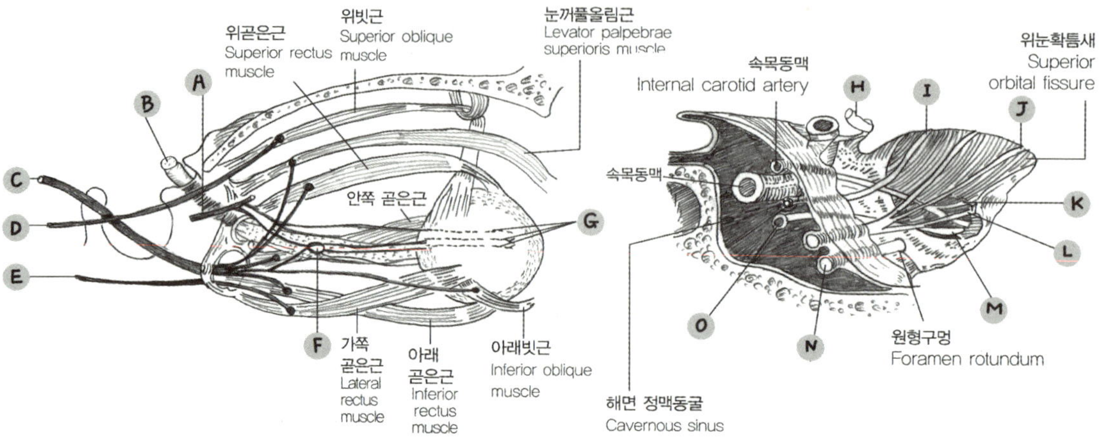

A
B
C

D ____________________ E ____________________ F ____________________

G ____________________ H ____________________ I ____________________

J ____________________ K ____________________ L ____________________

M ____________________ N ____________________ O ____________________

그림 6-40 눈확주변 신경분포

▶▶ 아래 그림의 밑줄 친 곳에 의학용어(한글 · 영어)로 기록하시오

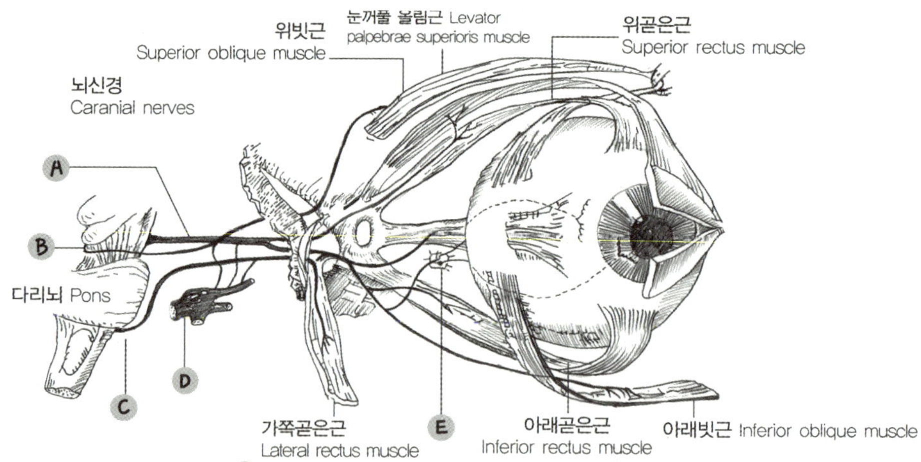

A ____________________ B ____________________ C ____________________

D ____________________ E ____________________

그림 6-41 눈알근육의 뇌신경 지배

▶▶ 아래 그림의 밑줄 친 곳에 의학용어(한글 · 영어)로 기록하시오

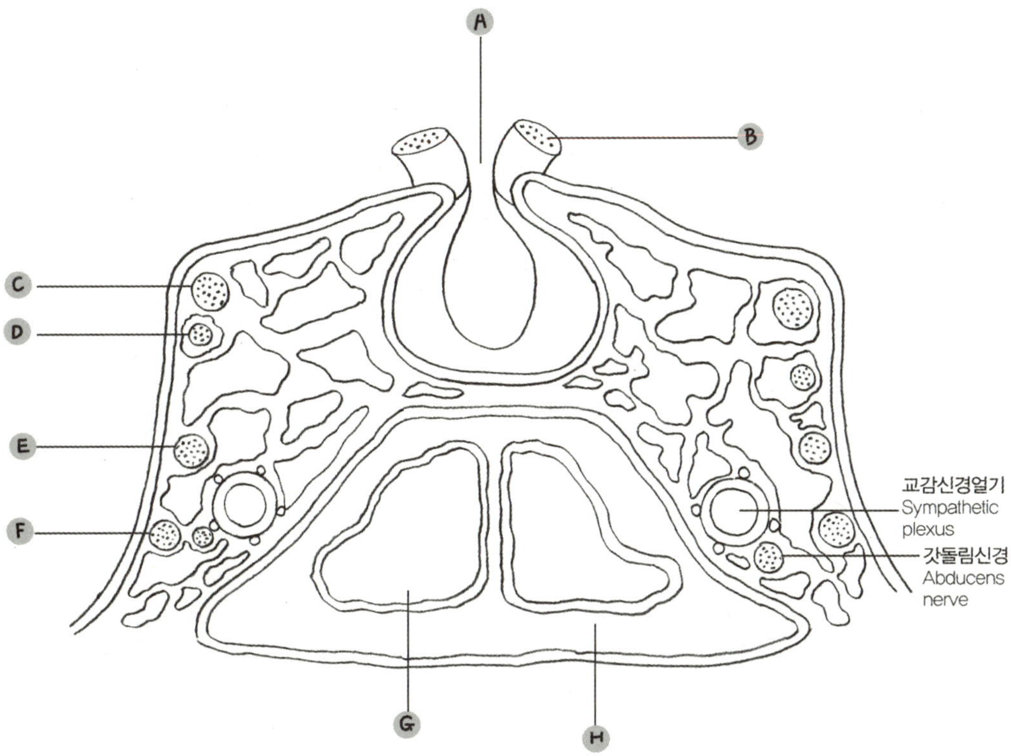

Ⓐ ______________ Ⓑ ______________ Ⓒ ______________

Ⓓ ______________ Ⓔ ______________ Ⓕ ______________

Ⓖ ______________ Ⓗ ______________

그림 6-42 눈확과 눈확주변 신경

▶▶ 아래 그림의 밑줄 친 곳에 의학용어(한글 · 영어)로 기록하시오

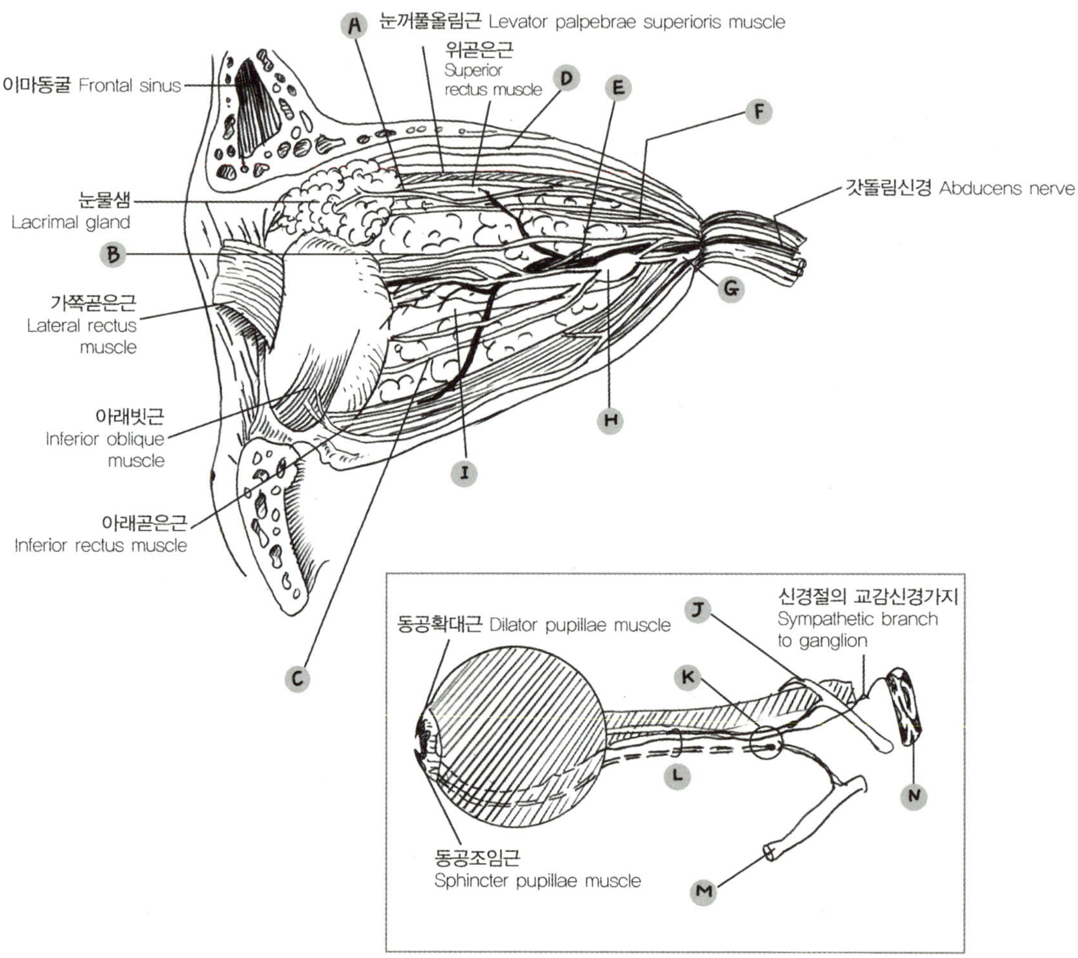

A ____________ B ____________ C ____________

D ____________ E ____________ F ____________

G ____________ H ____________ I ____________

J ____________ K ____________ L ____________

M ____________ N ____________

그림 6-43 눈알외벽의 신경과 혈관

▶▶ 아래 그림의 밑줄 친 곳에 의학용어(한글 · 영어)로 기록하시오

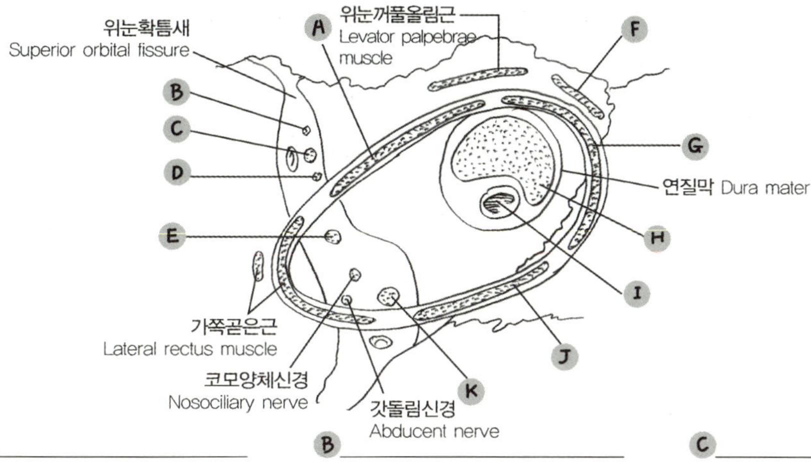

A __________ B __________ C __________

D __________ E __________ F __________

G __________ H __________ I __________

J __________ K __________

그림 6-44 눈확의 꼭지와 주변구조물

▶▶ 아래 그림의 밑줄 친 곳에 의학용어(한글 · 영어)로 기록하시오

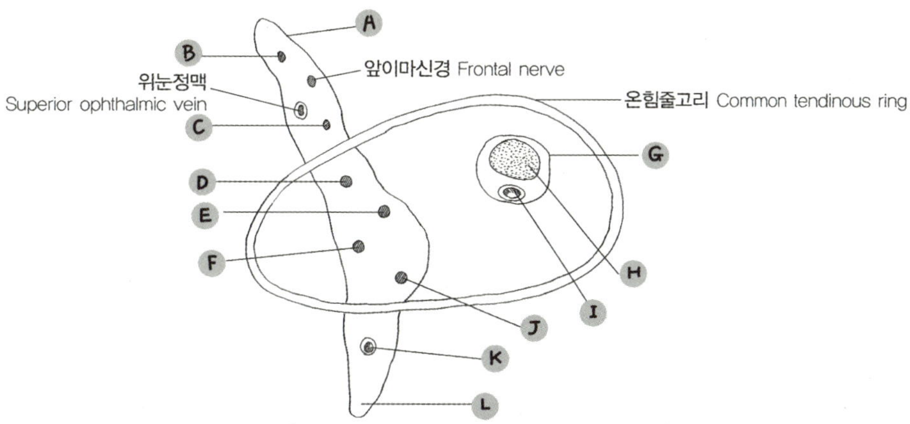

A __________ B __________ C __________

D __________ E __________ F __________

G __________ H __________ I __________

J __________ K __________ L __________

그림 6-45 눈확을 지나가는 신경과 혈관

▶▶ 아래 그림의 밑줄 친 곳에 의학용어(한글 · 영어)로 기록하시오

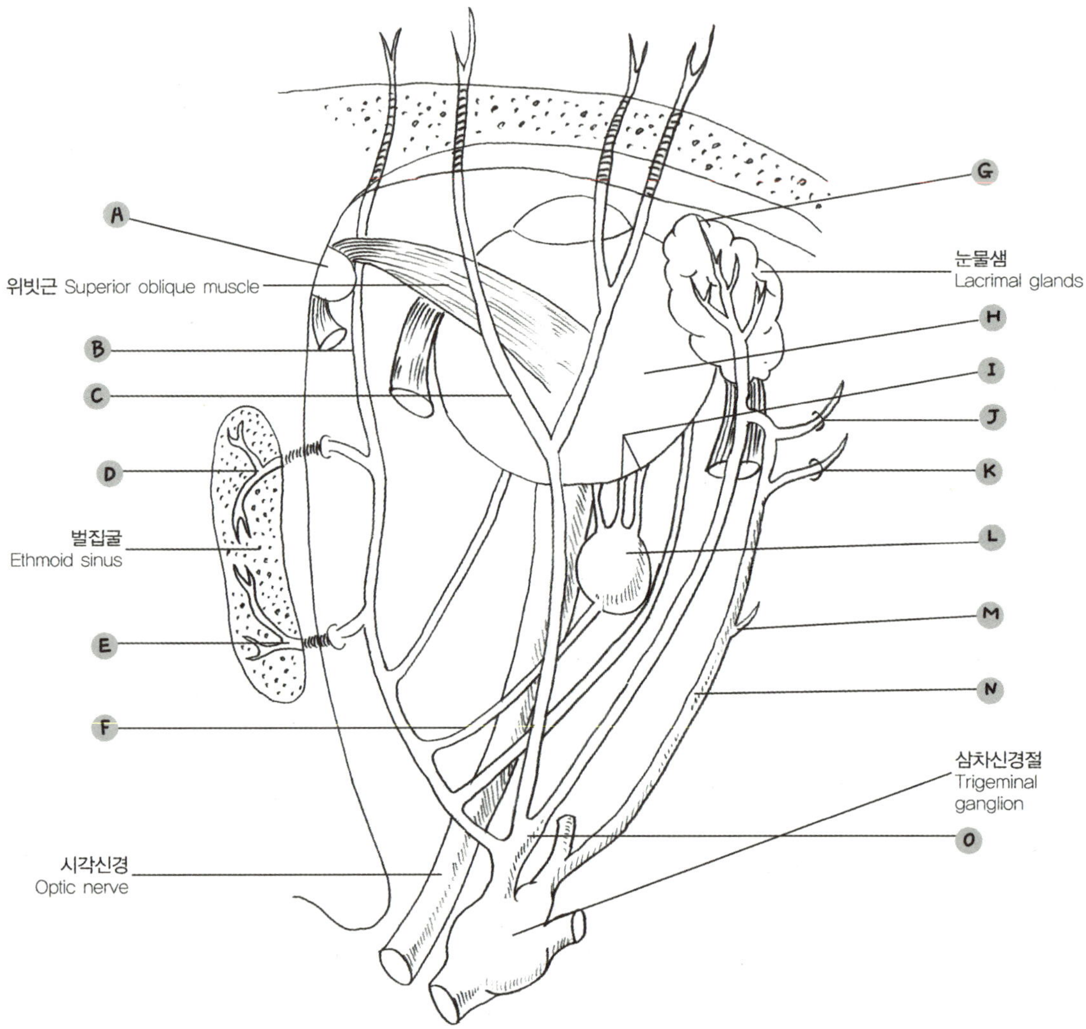

A ______________ B ______________ C ______________

D ______________ E ______________ F ______________

G ______________ H ______________ I ______________

J ______________ K ______________ L ______________

M ______________ N ______________ O ______________

그림 6-46 시각신경과 눈동맥

▶▶ 아래 그림의 밑줄 친 곳에 의학용어(한글 · 영어)로 기록하시오

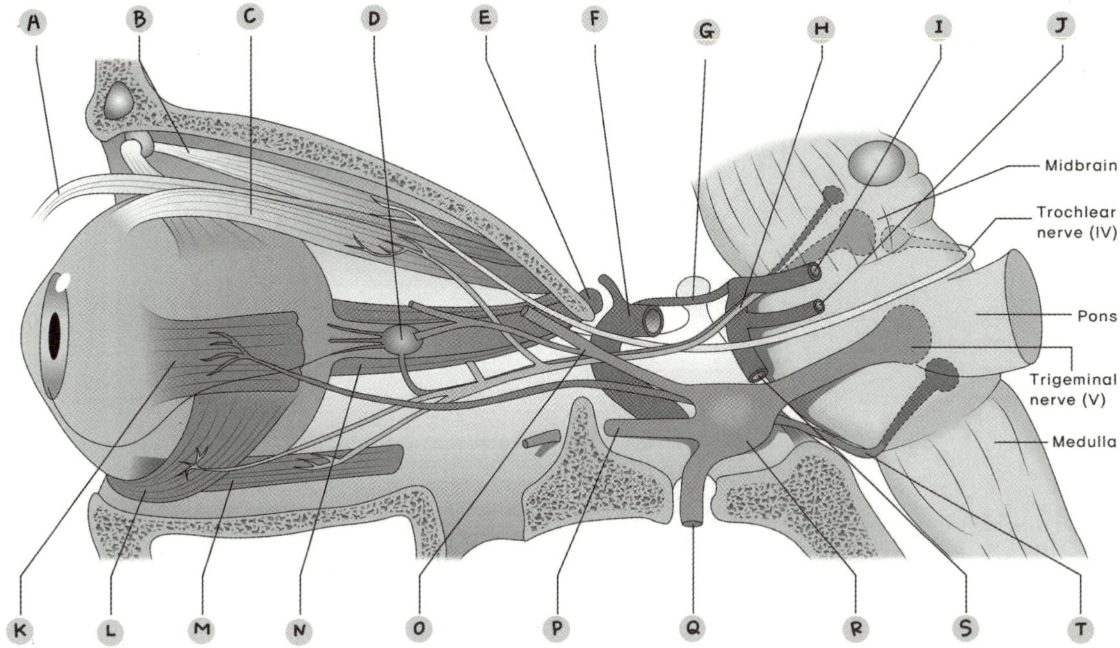

A ______________ B ______________ C ______________

D ______________ E ______________ F ______________

G ______________ H ______________ I ______________

J ______________ K ______________ L ______________

M ______________ N ______________ O ______________

P ______________ Q ______________ R ______________

S ______________ T ______________

그림 6-47 눈에 관련된 근육, 신경, 혈관

▶▶ 아래 그림의 밑줄 친 곳에 의학용어(한글 · 영어)로 기록하시오

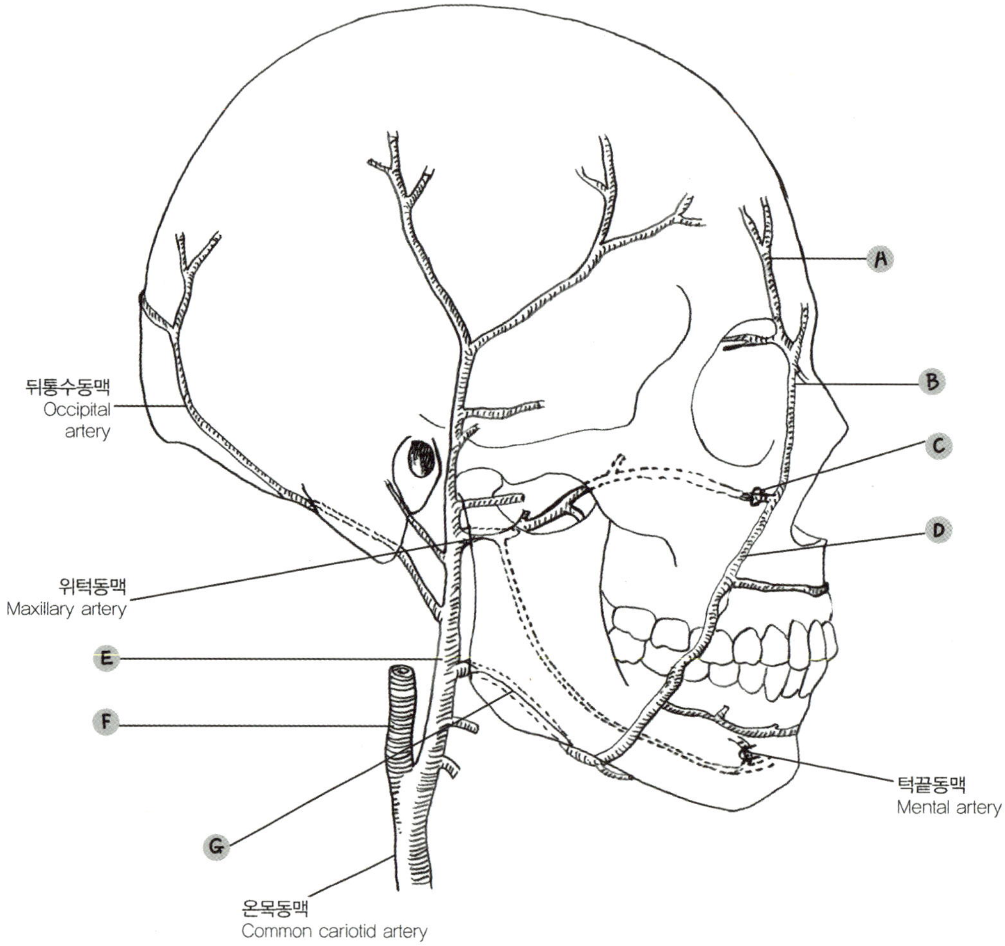

A ______________ B ______________ C ______________

D ______________ E ______________ F ______________

G ______________

그림 6-48 머리와 얼굴의 동맥

▶▶ 아래 그림의 밑줄 친 곳에 의학용어(한글 · 영어)로 기록하시오

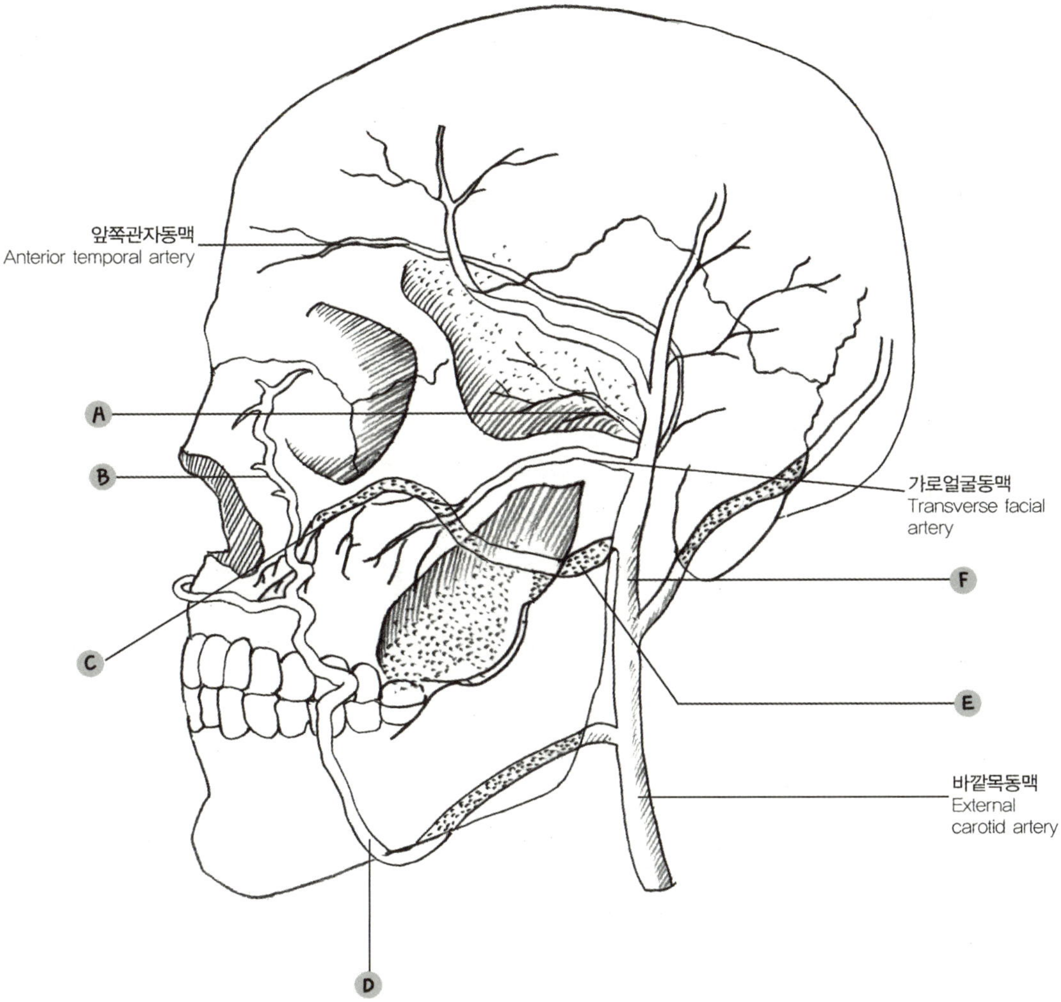

A ______________ B ______________ C ______________

D ______________ E ______________ F ______________

그림 6-49 눈동맥과 눈구석동맥

▶▶ 아래 그림의 밑줄 친 곳에 의학용어(한글 · 영어)로 기록하시오

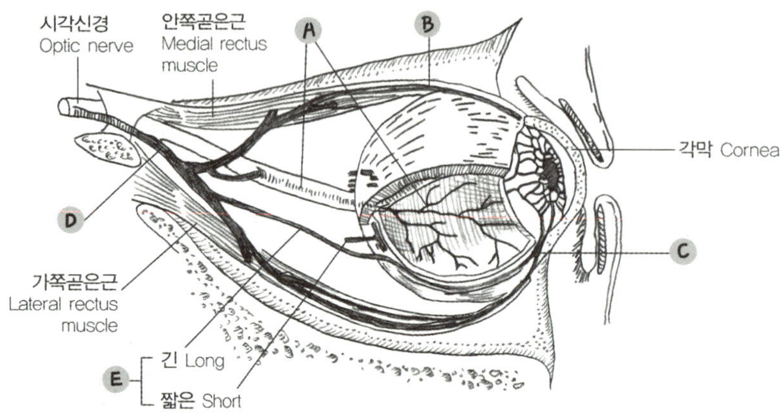

A ____________ B ____________ C ____________
D ____________ E ____________

그림 6-50 눈동맥 분포

▶▶ 아래 그림의 밑줄 친 곳에 의학용어(한글 · 영어)로 기록하시오

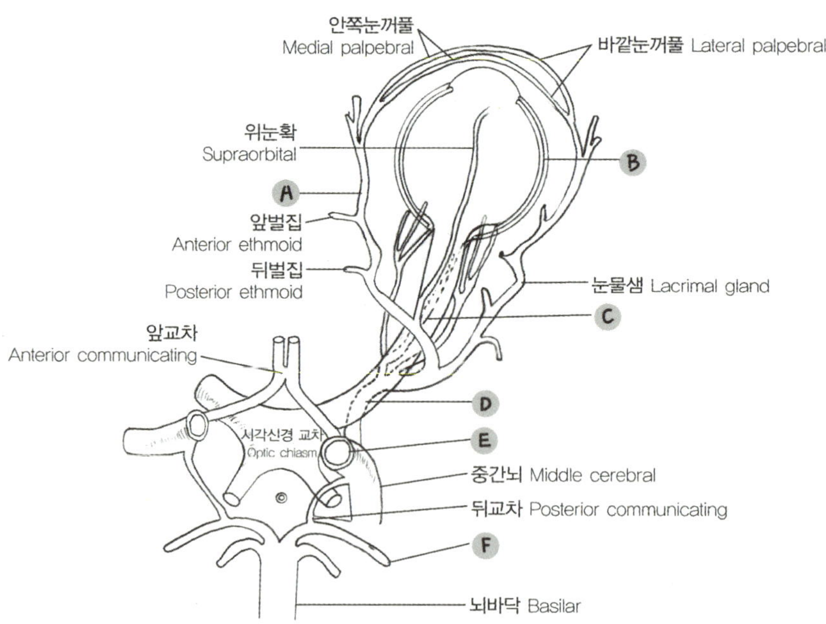

A ____________ B ____________ C ____________
D ____________ E ____________ F ____________

그림 6-51 눈확과 눈확부속기 혈관계통(동맥)

▶▶ 아래 그림의 밑줄 친 곳에 의학용어(한글 · 영어)로 기록하시오

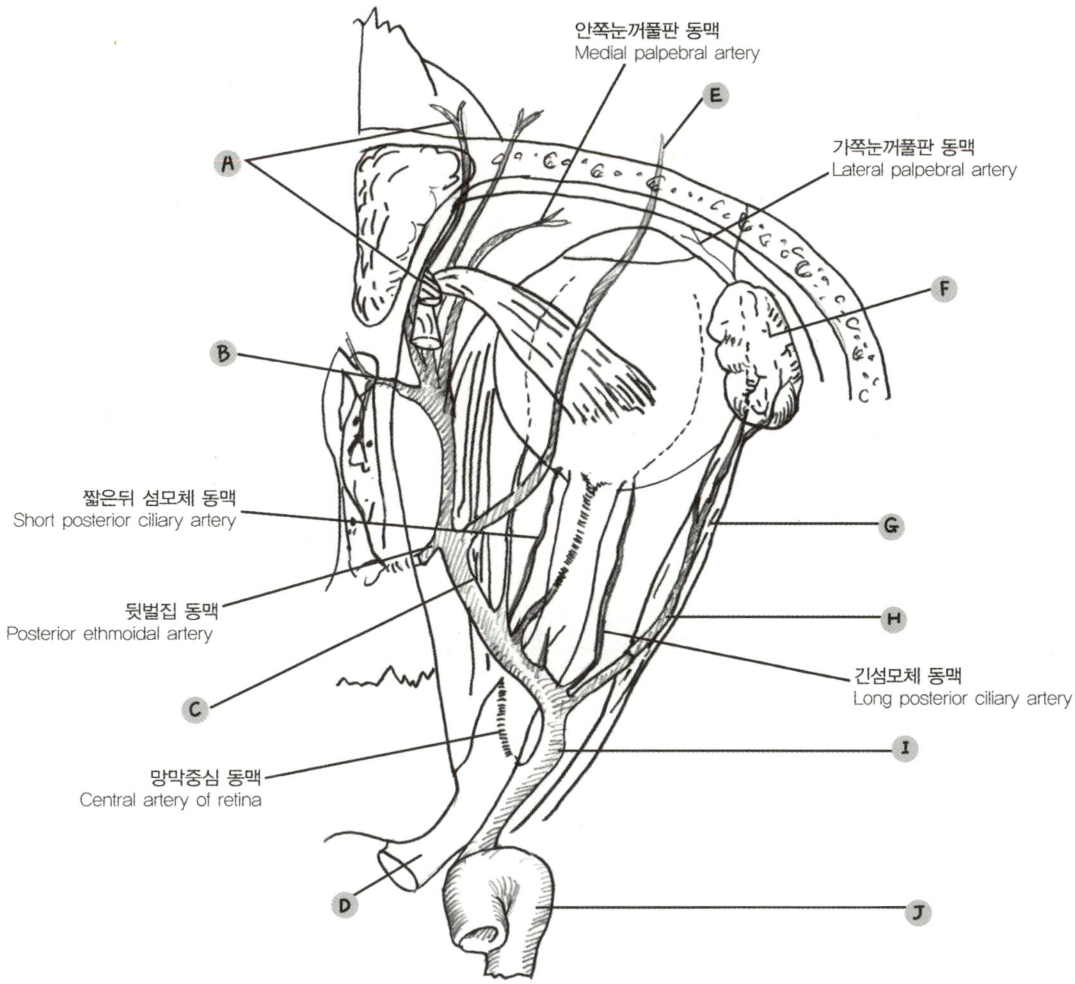

A ______________ B ______________ C ______________

D ______________ E ______________ F ______________

G ______________ H ______________ I ______________

J ______________

그림 6-52 눈확구멍 내에서 눈동맥의 기원과 분지

▶▶ 아래 그림의 밑줄 친 곳에 의학용어(한글 · 영어)로 기록하시오

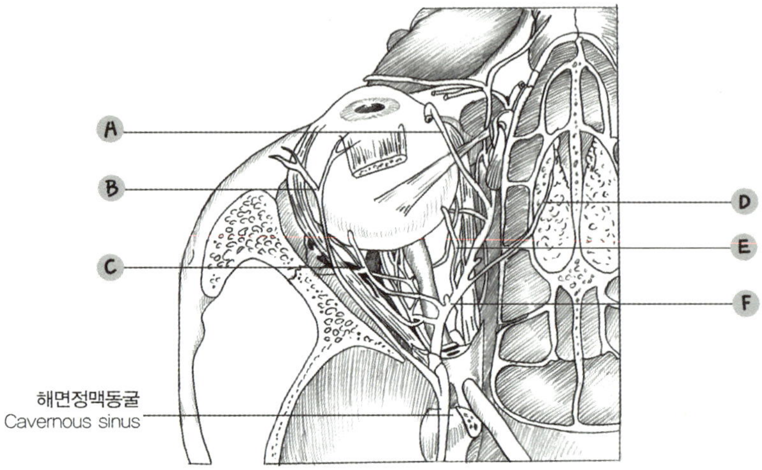

A ______ B ______ C ______

D ______ E ______ F ______

그림 6-53 눈확 정맥의 상측면

▶▶ 아래 그림의 밑줄 친 곳에 의학용어(한글 · 영어)로 기록하시오

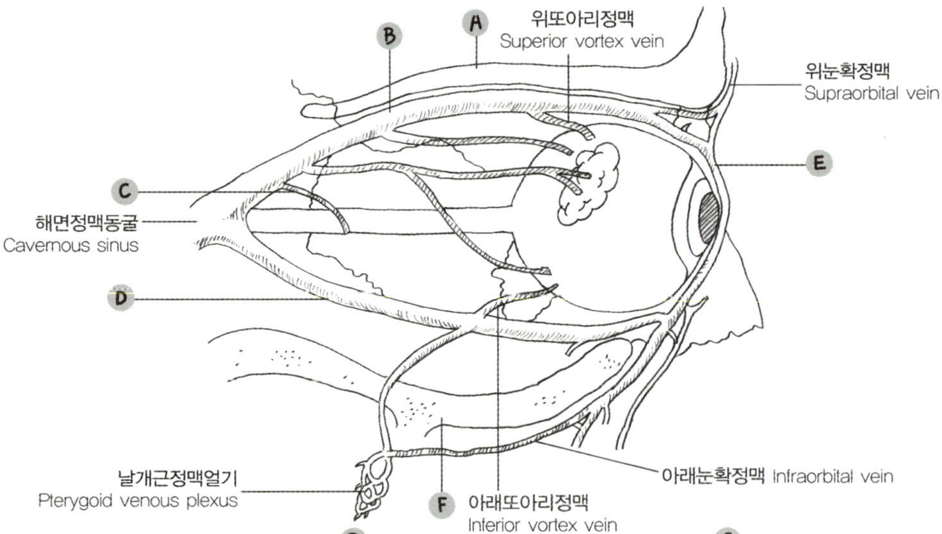

A ______ B ______ C ______

D ______ E ______ F ______

그림 6-54 눈확 측면부 혈관

▶▶ 아래 그림의 밑줄 친 곳에 의학용어(한글 · 영어)로 기록하시오

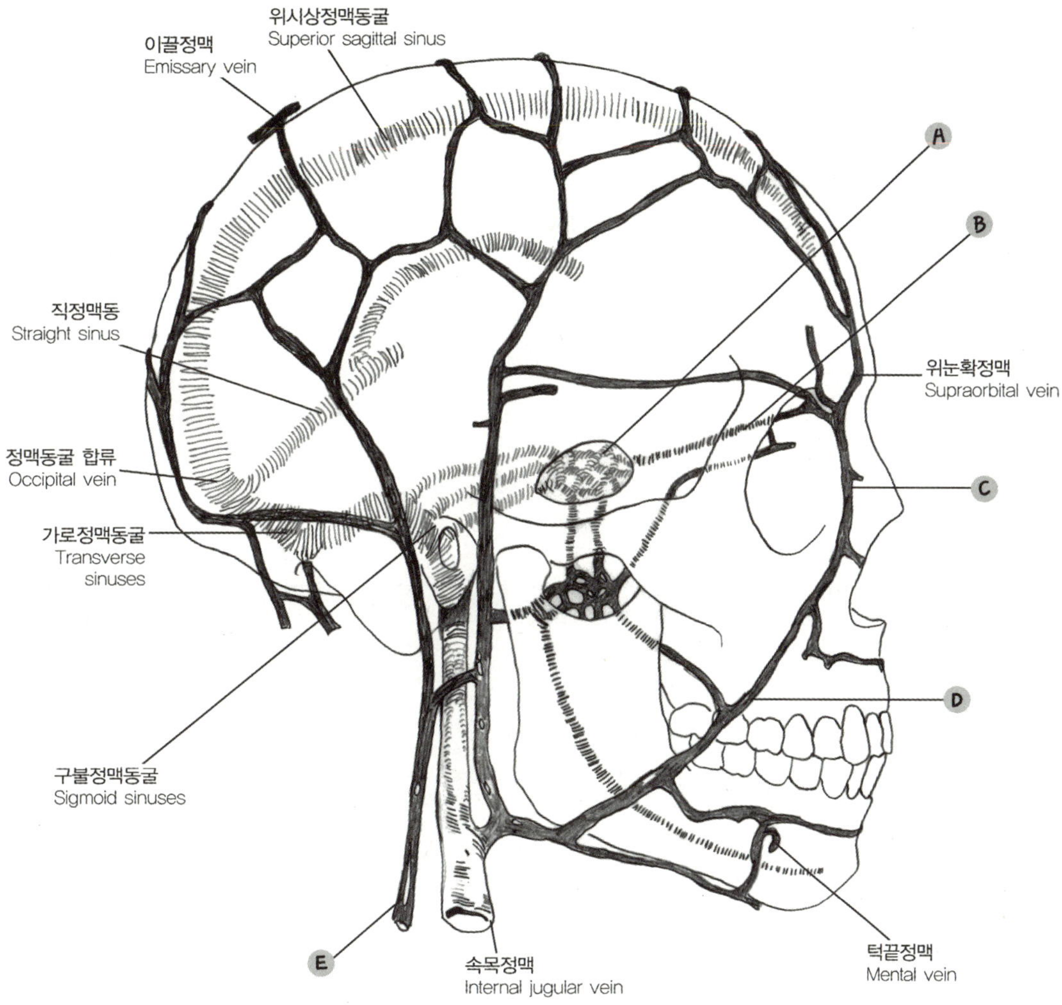

Ⓐ ________________ Ⓑ ________________ Ⓒ ________________

Ⓓ ________________ Ⓔ ________________

그림 6-55 머리와 얼굴의 정맥

▶▶ 아래 그림의 밑줄 친 곳에 의학용어(한글 · 영어)로 기록하시오

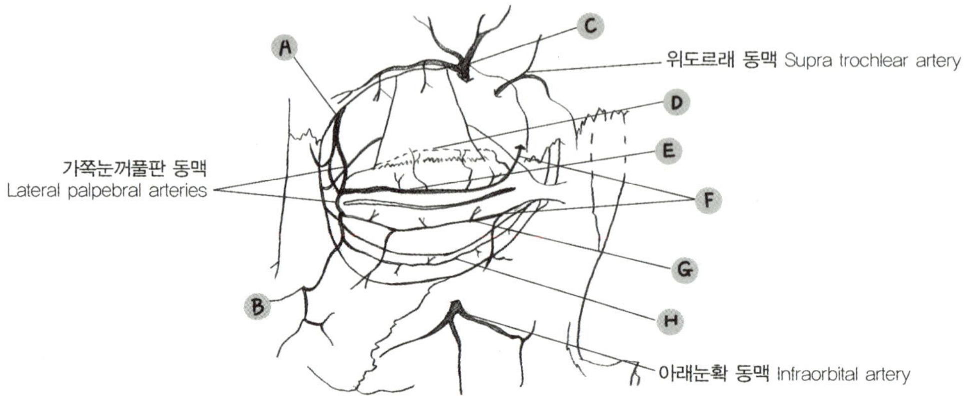

A______ B______ C______

D______ E______ F______

G______ H______

그림 6-56 눈꺼풀의 소동맥 분포

▶▶ 아래 그림의 밑줄 친 곳에 의학용어(한글 · 영어)로 기록하시오

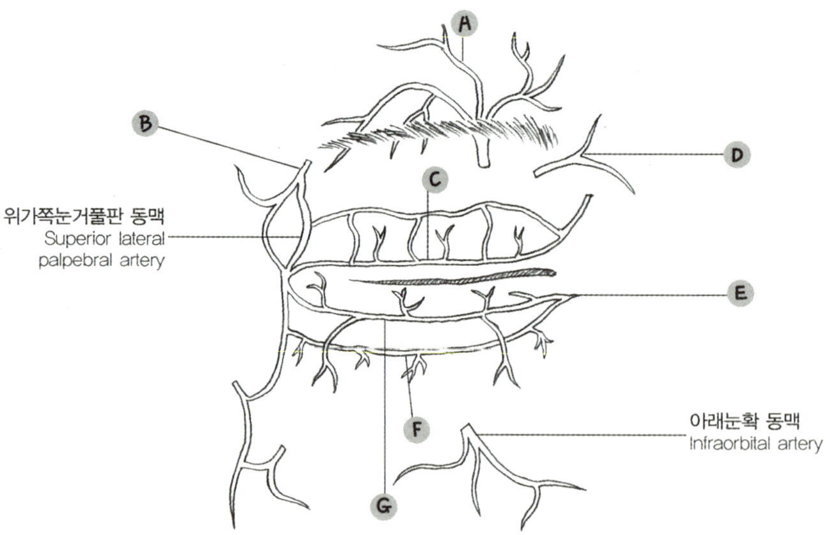

A______ B______ C______

D______ E______ F______

G______

그림 6-57 눈꺼풀틈새 주변의 혈관

정답

제1장 세포와 조직

그림 1-1
A. 세포막 Cell membrane
B. 골지장치 Golgi apparatus
C. 핵소체 Nucleolus
D. 중심소체 Centrioles
E. 리소좀 Lysosome
F. 리보솜 Ribosome
G. 과립 형질 내세망 Rough endoplasmic reticulum
H. 리보솜 Ribosome

그림 1-2
A. 핵구멍 Nuclear pores
B. 염색질 Chromosome
C. 핵소체 Nucleolus

그림 1-3
A. 친수성 머리 Hydrophilic head
B. 당지질 Glycolipid
C. 콜레스테롤 Cholesterol
D. 표재성 단백질 Peripheral protein
E. 채널 단백질 Channel protein
F. 운반 단백질 Carrier protein
G. 수동 확산 Facilitated diffusion

그림 1-4
A. 전기 Prophase
B. 중기 Metaphase
C. 후기 Anaphase
D. 말기 Telophase
E. 세포질 분열 Cytokinesis
F. 중심체 Centrioles
G. 방추사 Spindle fibers
H. 중심절 Centromere
I. 낭염색체 Daughter chromosome
J. 적도판 Metaphase plate

그림 1-5
A. 세포 함몰 부위 Pinched-off portion of cell
B. 핵 Nucleus
C. 바닥막 Basement membrane
D. 핵 Nucleus
E. 바닥막 Basement membrane
F. 점액 Mucus
G. 섬모 Cilia
H. 술잔세포 Goblet cell
I. 술잔세포 Goblet cell
J. 바닥막 Basement membrane
K. 바닥막 Basement membrane
L. 편평세포 Squamous cells
M. 바닥막 Basement membrane

그림 1-6
A. 고정 대식세포 Fixed macrophage
B. 형질 세포 Plasma cell
C. 지방세포 Fat cells
D. 비만세포 Mast cell
E. 유주 대식세포 Free macrophage
F. 섬유모세포 Fibroblast
G. 림프구 Lymphocyte
H. 하버스관 Haverstan canals
I. 층판 Lamellae
J. 뼈단위 Osteon
K. 뼈세관 Bone canaliculus
L. 지방소적 Fat droplet
M. 핵 Nucleus

그림 1-7
A. 세포질 Cytoplasm
B. 횡문근 Striation m.
C. 근섬유 Muscle fiber
D. 핵 Nucleus
E. 근원섬유 Myofibrils
F. 아세틸콜린 포함하는 연접소포 Synaptic vesicles containing acetylcholine
G. 사립체 Mitochondrion
H. 티 튜브 T tube

그림 1-8
A. 세포체 Cell body
B. 핵소체 Nucleolus
C. 닛슬 소체 Nissl bodies
D. 축삭 언덕 Axon hillock
E. 축삭 Axon
F. 슈반세포 Schwann cell
G. 축삭종말 Axon terminals
H. 희소돌기아교세포 Oligodendrocytes
I. 미교세포 Microglia

그림 1-9
A. 감각신경세포 Sensory Neuron
B. 운동신경세포 Motor neuron
C. 신경섬유마디 Neurofibral node
D. 감각신경 끝 Sensory ending
E. 신경바깥막 Epineurium
F. 신경집의 핵 Nucleus of neurolemmocyte

그림 1-10
A. 아세틸콜린 Ach, Acetylcholine
B. 노에피네프린 NE
C. 부신속질 Adrenal medulla
D. 에피네프린 Epinephrine

그림 1-11
A. 시냅스 간격 Synaptic cleft
B. 시냅스 후막 Postsynapse membrane
C. Adrenaline 작동성 수용체
D. 사립체 Mitochondria
E. 탈분극 Depolarize
F. 아세틸콜린 ACh
G. Choline 작동성 수용체

제2장 인체의 해부

그림 2-1
A. 시상면 Sagittal plane
B. 전두면 Coronal plane
C. 수평면 Transverse plane

그림 2-2
A. 앞쪽 Anterior
B. 아래쪽 Inferior
C. 안쪽 Medial
D. 가까운 곳 Proximal

그림 2-3
A. 아래코선반 Inferior nasal concha
B. 벌집뼈 Ethmoid bone
C. 이마뼈 Frontal bone
D. 눈물뼈 Lacrimal bone
E. 위턱뼈 Maxilla
F. 나비뼈 Sphenoid bone
G. 광대뼈 Zygomatic bone
H. 눈확위구멍 Supraorbital foramen
I. 시각신경관 Superior optic canal
J. 위눈확틈새 Superior orbital fissure
K. 아래눈확틈새 Inferior orbital fissure
L. 안확아래고랑 Infraorbital groove

그림 2-4
A. 뒤통수뼈 Occipital bone
B. 시상봉합 Sagittal suture
C. 관상봉합 Coronal suture
D. 람다봉합 Lambdoid suture

그림 2-5
A. 이마뼈 Frontal bone
B. 눈물뼈 Lacrimal bone
C. 나비뼈 Sphenoid bone
D. 광대뼈 Zygomatic bone
E. 눈확위구멍 Supraorbital foramen
F. 눈물고랑 Lacrimal groove
G. 눈확아래구멍 Infra-orbital foramen

그림 2-6
A. 뒤통수뼈 Occipital bone
B. 나비뼈 Sphenoid bone
C. 터키안 Hypophysial fossa
D. 눈술잔 Dorsum sellae
E. 시신경관 Optic canal
F. 위눈확틈새Supra-orbital fissure

그림 2-7
A. 눈확 Orbit
B. 위턱굴 Maxillary sinus
C. 벌집굴 Ethmoid sinus
D. 아래코선반 Inf. nasal concha

그림 2-8
A. 이마굴 위 지역 Area of pain in frontal sinusitis
B. 위턱굴의 통증 지역 Area of pain in maxillary sinusitis
C. 이마굴 Frontal sinus
D. 벌집굴 Ethmoid sinuses
E. 나비굴 Sphenoid sinus
F. 위턱굴 Maxilla sinus

그림 2-9
A. 이마근 Frontal m.
B. 눈썹주름근 Corrugator supercilli m.
C. 눈살근 Procerus m.
D. 눈둘레근 Orbicularis oculi m.
E. 안쪽눈꺼풀인대 Medial palpebrailigament
F. 눈둘레근 Orbicularis oculi m.
G. 위눈꺼풀올림근 Elevator palpebrae superioris m.
H. 눈살근 Procerus m.
I. 눈썹근 Corrugator m.

그림 2-10
A. 뒤통수이마근의 이마근 Venter frontalis occipitofrontalis
B. 눈썹주름근Corrugator supercilii
C. 미모하체근 Depressor supercilii
D. 눈둘레근의 눈확부 Pars orbitalis orbicularis oculi
E. 눈둘레근의 눈꺼풀부 Pars palpebralis orbicularis oculi

그림 2-11
A. 시각신경교차 Optic chiasm
B. 속목동맥 Internal carotid a.
C. 뇌바닥동맥 Basilar a.
D. 척추뼈동맥 Vertebral a.
E. 속목동맥 Internal carotid a.
F. 대뇌이마엽
G. 대뇌관저엽
H. 뇌바닥동맥 Basilar a.
I. 척추뼈동맥 Vertebral a.

그림 2-12
A. 마루지(중대뇌동맥의) Parietal ramus of middle cerebral a.
B. 이마지(중대뇌동맥의) Frontal ramus of middle cerebral a.

C. 마루지(전대뇌동맥의) Parietel ramus of anterior cerebral a.
D. 뒤통수지(후대뇌동맥의) Occipital ramus of posterior cerebral a.
E. 이마지(전대뇌동맥의) Frontal ramus of anterior cerebral a.
F. 앞대뇌동맥 Anterior cerebral a.
G. 마루뒤통수지(후대뇌동맥의) Parietooccipital ramus of posterior cerebral a.
H. 뒤대뇌동맥Posterior cerebrala.

그림 2-13

A. 위시상정맥동굴 Superior sagittal sinus v.
B. 위대뇌정맥 Superior cerebral
C. 목정맥구멍 Jugular foramen
D. 시상정맥 Thalamic v.
E. 곧창자동굴 Rectal sinus
F. 뇌바닥정맥 Basilar v.
G. 맥락얼기정맥Choroid plexus v.

그림 2-14

A. 해면정맥굴 Cavernous sinus
B. 구불정맥굴 Sigmoid sinus
C. 정맥동굴합류 Confl. of sinus
D. 속목정맥 Internal jugular v.
E. 위대뇌정맥Superior cerebral v.
F. 곧창자굴 Rectal sinus v.
G. 앞대뇌정맥 Anterior cerebral v.

그림 2-15

A. 모세림프관 Lymphatic capillaries
B. 세망섬유 Reticular fibers
C. 림프구 Lymphocytes

그림 2-16

A. 림프절 Lymph nodes
B. 겉질 Capsule
C. 림프판막 Lymphatic valves

그림 2-17

A. 셋째뇌실 Third ventricle
B. 하수체 Hypophysis
C. 솔방울샘 Pineal gland
D. 시각(신경)교차 Optic chiasm
E. 터키안 Sella turcia
F. 하수체 Hypophysis
G. 나비뼈동굴 Sphenoidal sinus
H. 터키안 Sella turcica
I. 앞엽 Anterior lobe

그림 2-18

A. 시상하부 Hyposis
B. 소마토스타틴 somatostatin
C. Thyrotropin 방출 호르몬
D. 세포핵내 수용체 Receptor in nucleus
E. 기초대사 항진

그림 2-19

A. 방패샘 오른엽 Right lobe
B. 상피소체 Parathyroid gland
C. 소포상피세포 Follicle epithelial cells
D. 소포내의 교질 Colloid substance

그림 2-20

A. 종뇌 Telencephalon
B. 사이뇌 Diencephalon
C. 중간뇌 Mid-brain
D. 소뇌 Cerebellum
E. 숨뇌 Medulla oblongata
F. 시각신경(II) Optic n.
G. 눈돌림신경(III) Oculomotor n.
H. 도르래신경(IV) Trochlear n.
I. 삼차신경(V) Trigeminal n.
J. 가돌림신경(VI) Abducens n.
K. 얼굴신경(VII) Facial n.
L. 속귀신경(VIII) Acoustic n.
M. 목신경 Cervical n.

그림 2-21

A. 회백색질 Grey substance
B. 백색질 White substance
C. 자율신경 Autonomic n.
D. 말초신경 Peripheral n.

그림 2-22

A. 구심성섬유 Sensory fiber
B. 원심성섬유 Motor fiber
C. 외감수기 External receptor

그림 2-23

A. 2차 운동지역 Secondary motor area
B. 1차 운동지역 Primary motor area
C. 1차 감각지역 Primary sensory area
D. 이마 시야 Frontal eye field
E. 위니켈 감각 언어지역 Wernicke's sensory speech area
F. 브로카의 운동 언어지역 Motor speech area of Broca
G. 이차 시각지역 Secondary visual area
H. 1차 시각지역 Primary visual area
I. 1차 운동지역 Primary motor area
J. 2차 운동지역 Secondary motor area
K. 1차 감각지역 Primary sensory area
L. 마루뒤통수고랑 Parieto-occipital sulcus
M. 1차 시각 영역 Primary visual area
N. 2차 시각 영역 Secondary visual area

그림 2-24

A. 중심구 Central sulcus
B. 뇌들보 Corpus callosum
C. 새발톱고랑 Calcarine sulcus

그림 2-25

A. 대뇌속질 Cerebral medullary substance
B. 시상 Thalamus
C. 대뇌겉질 Cerebral cortex
D. 뇌들보 팽대 Splenium of callosal corpus

그림 2-26

A. 겉질운동중추 Cortical motor center
B. 중심고랑 Central sulcus
C. 겉질지각중추 Cortical sensory center
D. 시각성언어중추 Optic center of speech
E. 겉질시각중추 Cortical optic center
F. 운동성언어중추 Motor center of speech
G. 겉질운동중추 Cortical motor center
H. 겉질지각중추 Cortical sensory center
I. 겉질미각중추 Cortical gustatory center
J. 겉질시각중추 Cortical optic center
K. 겉질후각중추 Cortical olfactory center

그림 2-27

A. 이마엽 Frontal lobe
B. 중심고랑 Central sulcus
C. 마루엽 Parietal lobe
D. 뒤통수엽 Occipital lobe
E. 관자엽 Temporal lobe
F. 시각로 Optic tract
G. 중간뇌 Mid-brain
H. 눈확고랑 Orbital sulcus

그림 2-28

A. 중간뇌수도관 Cerebral aqueduct
B. 적색핵 Red nucleus
C. 피개 Tegmentum
D. 눈돌림신경 Oculomotor n.
E. 시상 Thalamus
F. 위둔턱 Superior colliculus
G. 얼굴신경구 Facial coll
H. 솔방울샘 Pineal gland

그림 2-29

A. 뇌들보 Corpus callosum
B. 셋째뇌실 · 시상 Third ventricle · thalamus
C. 송방울샘 Pineal body
D. 시각신경 Optic n.
E. 하수체 Hypophysis
F. 눈돌림신경 Ouclomotor n.
G. 다리뇌 Pons
H. 숨뇌 Medulla oblongata
I. 시(신경)교차 Optic chiasm
J. 시각로 Optic tracts
K. 시각신경(II) Optic n.
L. 눈돌림신경(III) Oculomotor n.
M. 도르래신경(IV) Trochlear n.
N. 삼차신경(V) Trigeminal n.
O. 가돌림신경(VI) Abducens n.
P. 얼굴신경(VII) Facial n.

그림 2-30

A. 후대뇌동맥 Posterior cerebral a.
B. 상소뇌동맥 Superior cerebellar a.
C. 후교차동맥 Posterior communicating a.
D. 눈돌림신경 Oculomotor n.
E. 도르래신경 Trochlear n.
F. 가돌림신경 Abducens n.

그림 2-31

A. 위둔턱 Superior colliculus
B. 주감각 핵 Principal sensory nucleus
C. 넷째뇌실 Fourth ventricle
D. 다리뇌 Pons
E. 삼차신경절 Trigeminal ganglion
F. 눈신경가지 Ophthalmic division
G. 위턱신경가지 Maxillary division
H. 삼차신경의 운동뿌리 Motor root of trigeminal n.
I. 아래턱 신경가지 Mandibular division

그림 2-32

A. 가쪽무릎체 Lateral geniculate nucleus
B. 시각로부채살 Optic radiations
C. 선조체 Striate cortex
D. 망막 Retina
E. 시각신경 Optic n.erve
F. 시각신경교차 Optic chiasm

그림 2-33

A. 위둔턱 Superior colliculus
B. 눈돌림신경핵 Oculomotor nucleus
C. 도르래신경핵 Trochlear nucleus
D. 아래둔턱 Inferior colliculus
E. 도르래신경 Trochlear n.
F. 가돌림신경핵 Abducens nucleus
G. 내측종속섬유띠 Medial longitudinal fasciculus
H. 눈돌림신경 Oculomotor n.
I. 가돌림신경 Abducens n.
J. E-W 핵 Edinger-Westphal

K. 위둔턱 Superior rectus
L. 올림 Levator
M. 아래빗근 Inferior oblique m.

그림 2-34
A. 대뇌반구 Cerebral hemisphere
B. 사이뇌 Diencephalon
C. 중간뇌 Midbrain
D. 숨뇌 Medulla oblongata

그림 2-35
A. 셋째뇌실 Third ventricle
B. 시각로 Optic tract
C. 위눈핵 Supraoptic nucleus
D. 시상하부 Hypothalamus

그림 2-36
A. 이마엽 Frontal lobe
B. 뇌들보 Corpus callosum
C. 중간뇌 Midbrain
D. 뒤통수엽 Occipital lobe

그림 2-37
A. 이마엽 Frontal lobe
B. 가쪽고랑 Lateral sulcus
C. 뒤통수엽 Occipital lobe
D. 활꼴섬유 Arcuate fiber
E. 띠다발 Cingulum

그림 2-38
A. 경질막 Dura mater
B. 거미막하강 Subarachnoid membrane
C. 셋째뇌실 3rd ventricle
D. 넷째뇌실 4th ventricle
E. 맥락총 Choroid plexus
F. 셋째뇌실 3rd ventricle
G. 중간뇌수도관 Cerebral aquaduct
H. 넷째뇌실 4th ventricle
I. 중심관 Central canal

그림 2-39
A. 위턱신경 Maxillary n.
B. 삼차신경절 Trigeminal ganalion
C. 아래턱신경 Mandibular n.

그림 2-40
A. 교감신경절 Sympathetic ganglion
B. 가슴허리척수 Thoracolumbar spinal cord
C. 천수 Sacral spinal cord

제3장 눈의 태생과 유전

그림 3-1
A. 2차 난모세포 Secondary oocyte
B. 투명대 Zona pellucida
C. 방선관 Corona radiata
D. 1차극체 1st polar body
E. 전핵(여성) Pronucleus
F. 전핵(남성) Pronucleus
G. 2차 극체 2nd polary body
H. 염색체들 Chromosomes
I. 접합자 Zygote
J. 전핵의 융합 Fusion of pronuclei

그림 3-2
A. 극체 Polar body
B. 투명대 Zona pellucida
C. 할구 Blastomere
D. 내부세포괴 Inner cell mass
E. 포배강 Blastocyst cavity
F. 영양세포 Trophoblast

그림 3-3
A. 내부세포괴 Inner cell mass
B. 양막 Amnion
C. 난황 Yolk sac
D. 배판 Embryonic plate
E. 내배체강 Intraembryonic coelom
F. 난황 Yolk sac

그림 3-4
A. 신경습 Neural crest
B. 표면외배엽 Surface ectoderm
C. 신경관 Neural tube
D. 신경고랑 Neural groove
E. 척수신경절 Spinal ganglion

그림 3-5
A. 신경습 Neural fold
B. 신경판 Neural plate
C. 신경구 Neural groove
D. 체절 Somite
E. 원시구 Primitive pit
F. 원시줄기 Primitivie streak

그림 3-6
A. 중간뇌 Mesencephalon
B. 앞뇌 Prosencephalon
C. 능뇌 Rhombencephalon
D. 종뇌 Telencephalon
E. 중간뇌 Mesencephalon
F. 후뇌 Metencephalon
G. 숨뇌 Myelencephalon
H. 사이뇌 Diencephalon

그림 3-7
A. 사이뇌 Diencephalon
B. 눈술잔 Optic cup
C. 종뇌 Telencephalon
D. 가쪽뇌실 Lateral ventricle
E. 셋째뇌실 3rd ventricle
F. 눈술잔 Optic cup
G. Sylvius의 미래수도 Future aqueduct of Sylvius
H. 넷째뇌실 4th ventricle
I. 중심관 Central canal
J. 종뇌의 벽 Wall of telencephalon

그림 3-8

A. 신경판 Nerual
B. 신경관 Neural tube
C. 원시 줄무늬 Primitive streak
D. 전뇌 Prosencephalon
E. 중간뇌 Mesencephalon
F. 시각신경 Optic vesicel
G. 눈소포 Optic vesicle
H. 사이뇌 Diencephalon
I. 중간뇌 Telencephalon
J. 외측구 Lateral cerebral fissure
K. 시각신경 Optic n.
L. 대뇌 중심구 Central sulcus
M. 외측구 Lateral cerebral fissure

그림 3-9

A. 외배엽 Ectoderm
B. 신경습 Neural folds
C. 표면외배엽 Surface ectoderm
D. 신경습 Neural crest
E. 신경외배엽의 신경관 Neural tube of neural ectoderm
F. 원시눈소포 Optic pit

그림 3-10

A. 눈소포, 안포(眼胞) Optic vesicle
B. 외배엽 Ectoderm
C. 수정체오목, 수정체와 Lens pit
D. 수정체기원판(水晶體起原板) Lens placode
E. 수정체구멍 Lens pore
F. 눈소포줄기, 안포경(眼胞莖) Optic stalk
G. 눈술잔, 안배(眼杯) Optic cup
H. 표면외배엽Surface ectoderm
I. 수정체소포(水晶體小胞) Lens vesicle

그림 3-11

A. 표면외배엽 Surface ectoderm
B. 눈소포줄기, 안포경(眼胞莖) Optic stalk
C. 유리체동맥(琉璃體動脈), 초자체동맥 Hyaloid artery
D. 외부(색소화된) 원시 지역 → 눈술잔의 외벽 (망막색소 상피층에 해당)에서 색소화 진행된다 Outer(nucleated) primitive zone
E. 앞의 혈관막, 전방의 혈관막 Anterior vascular capsule
F. 일차유리체(一次琉璃體) Primary vitreous
G. 내부(무색소화된) 가장자리지역 Inner (non-nucleated) marginal zone
H. 일차유리체(一次琉璃體) Primary vitreous
I. 이차유리체(二次琉璃體) Secondary vitreous
J. 퇴화한 유리체동맥 Regressing Hyaloid artery

그림 3-12

A. 사이뇌 Diencephalon
B. 대뇌반구 Cerebral hemisphere
C. 눈소포 Optic vesicle
D. 눈소포 줄기 Optic stalk
E. 수정체판 Lens placode
F. 눈소포 Optic vesicle
G. 사이뇌 Diencephalon
H. 눈소포의 안 Cavity of optic vesicle
I. 눈소포 줄기 Optic stalk
J. 표면 외배엽 Surface ectoderm
K. 수정체 소포 Lens vesicle
L. 유리체 동맥 Hyaloid a.
M. 맥락막 틈새 Choroidal fissure

그림 3-13

A. 눈소포줄기의 강 Cavity of optic stalk
B. 눈소포줄기의 강 Cavity of optic stalk
C. 눈소포줄기의 외층 Outer layer of optic stalk
D. 눈소포줄기의 내층 Inner layer of optic stalk
E. 눈소포 축삭 Optic axons
F. 망막 중심동맥과 정맥 Central artery and venin of retina
G. 신경교세포 Neuroglial cells
H. 간충조직 Mesenchyme
I. 눈소포줄기의 감소되는 강 Diminishing cavity of optic stalk
J. 맥락막 틈새 Choroidal fissure
K. 경질막 Dura mater
L. 거미막 Arachnoid mater
M. 연질막 Pia mater

그림 3-14

A. 표면외배엽 Surface ectoderm
B. 앞방세포, 전방세포 Anterior cells
C. 뒷방세포, 후방세포 Posterior cells
D. 뒷방세포 신장(伸張) Posterior cell elongation
E. 뒷낭, 후낭 Posterior capsule
F. 앞낭, 전낭 Anterior capsule

그림 3-15

A. 외배엽 Ectoderm
B. 눈술잔 Optic cup
C. 수정체섬유 Lens fibers
D. 수정체상피세포 Lens epithellium
E. 수정체 적도 Lens equator
F. 유리체 Vitreous body
G. 망막 Retina

그림 3-16

A. 수정체 Lens

B. 수정체겉질 Lens capsule
C. 수정체세포의 전방층 Anterior layer of lens cells
D. 배지역 Germinal zone
E. 2차 수정체섬유 Secondary lens fibers
F. 전반부 봉합 Anterior suture
G. 2차 수정체섬유 Secondary lens fibers
H. 후반부 봉합 Posterior suture

그림 3-17
A. 유리체 Vitreous body
B. 불완전한 유리체 동맥 Disintegrating Hyaloid a.
C. 망막의 신경층 Neural layer of retina
D. 망막의 색소층 Pigment layer of retina
E. 각막상피 Corneal epithelium
F. 수정체세포의 전방층 Anterior layer of lens cells
G. 수정체세포의 후방층 핵 Nuclei of posterior layer of lens cells
H. 망막의 색소층 Pigment layer of retina
I. 내부 망막공간 Intraretinal space
J. 망막의 신경층 Neural layer of retina
K. 유리체 Vitreous body
L. 유리체 동맥의 잔여체 Remains of hyaloid vessels
M. 톱니둘레 Ora serrata
N. 눈꺼풀 유합 Fused eyelids
O. 수정체 Lens

그림 3-18
A. 맥락막 Choroid
B. 망막의 색소층 Pigment layer of retina
C. 망막의 신경층 Neural layer of retina
D. 망막동맥 Artery of retina
E. 경질막 Dura mater
F. 연질막 Pia mater
G. 시각신경 Optic n.
H. 유리체 동맥 변성 Degenerating hyaloid a.
I. 유리체 Vitreous body
J. 눈알 후방 Posterior chamber
K. 홍채 Iris
L. 각막 Cornea
M. 동공 Pupil
N. 위눈꺼풀 Upper eyelid
O. 톱니둘레 Ora serrata
P. 공막 Sclera

그림 3-19
A. 눈소포의 공간 Cavity of optic vesicle
B. 눈술잔의 내층 Inner layer of optic cup
C. 유리체 동맥 Hyaloid a.
D. 유리체 액 Vitreous humor
E. 눈구석동맥 Angular a.
F. 수정체소포의 강 Cavity of lens vesicle
G. 각막의 외배엽 Ectoderm for cornea
H. 망막의 신경층 Neural layer of retina
I. 망막의 색소층 Pigmented layer of retina
J. 망막동맥 Retinal a.
K. 망막의 중심 동맥 Central artery of retina
L. 유리체 동맥 Hyaloid a.
M. 수정체 Lens
N. 닫혀진 눈꺼풀 Fused eyelids
O. 동공막 Pupillary membrane
P. 결막주머니 Conjunctival sac
Q. 유리체 Vitreous humor

그림 3-20
A. 수정체 섬유 Lens fiber
B. 외배엽 Ectoderm
C. 눈꺼풀 Eyelid
D. 망막 Retina

그림 3-21
A. 부유인대 Suspensory ligament
B. 결막주머니 Conjunctival sac
C. 눈알 앞방 Anterior chamber
D. 각막 Cornea
E. 외배엽 Ectoderm
F. 눈꺼풀 Eyelid
G. 홍채 Iris
H. 섬모체 Ciliary body
I. 시각신경 Optic n.
J. 유리체동맥 Hyaloid a.
K. 신경층 Neural layer
L. 색소층 Pigment layer
M. 공막 Sclera

그림 3-22
A. 동공조임근 Sphincter pupillae m.
B. 공막정맥동굴 Sinus venosus sclerae
C. 망막의 색소층 Pigment layer of retina
D. 섬모체 돌기 Ciliary process
E. 섬모체 근육 Ciliary m.
F. 동공확대근 Dilator pupilae
G. 동공조임근 Sphincter pupillae
H. 섬모체 돌기 Ciliary process

그림 3-23
A. 망막의 신경층 Neural layer of retina
B. 망막의 색소층 Pigment layer of retina
C. 결막 Conjunctiva

D. 톱니둘레 Ora serrata
E. 수정체 Lens
F. 동공막 Pupillary membrane
G. 톱니둘레 Ora serrata
H. 부유인대 Suspensory ligaments
I. 수정체 피막 Lens capsule
J. 섬모체 근육 Ciliary m.
K. 섬모체 돌기 Ciliary processe
L. 슐램관 Canal of Schlemm
M. 동공확대근 Dilator pupillae
N. 동공조임근 Constrictor pupillae
O. 동공 Pupil

그림 3-24

A. 눈꺼풀주름, 안검주름 EF(Eyelid Fold)
B. 중배엽 Me(Mesoderm)
C. 근육 M(Muscle)
D. 눈술잔, 안배(眼杯) OC(Optic Cup)

그림 3-25

A. 눈확 격막 Orbital septum
B. 아래눈꺼풀판 Inferior tarsal plate
C. 눈확 격막 Orbital septum
D. 뼈막 Periosteum
E. 연질막 덮은 시각신경 Optic nerve covered with pia mater
F. 뇌척수액가진 거미막 공간 Subarachnoid space filled with cerebrospinal fluid
G. 눈확 공간 Orbital cavity
H. 눈확 주변 Periorbita

그림 3-26

A. 색소상피 Pigmented epithelium
B. 신경절세포 Ganglion cell layer
C. 내부섬유층 Inner plexiform layer
D. 내부핵층 Inner nuclear layer
E. 외부섬유층 Outer plexiform layer
F. 광수용체 세포 Photoreceptors

그림 3-27

A. 신경섬유 Nerve fiber
B. 신경절세포층 Ganglion cell layer
C. 색소 상피 Pigmented epithelium
D. 브르흐막 Bruch's membrane
E. 막대세포와 원추세포의 체절 Rod and cone segments
F. 광수용체 세포의 핵 Nuclei of photoreceptors

그림 3-28

A. 신경섬유 Nerve fibers
B. 유리체 동맥 Hyaloid a.
C. 맥락막 틈새 Choroid fissure
D. 눈신경섬유 Optic nerve fibers
E. 망막중심동맥 Central artery of the retina

그림 3-29

A. 유리체 오목 Hyaloid fossa
B. 피질 유리체 Cortical vitreous
C. 유리체관 Hyaloid canal
D. 시각신경 Optic n.
E. 부착지역 Area attachment

그림 3-30

A. 수정체 Lens
B. 시각신경 소포 틈새의 유리체 혈관 Hyaloid vessels in optic fissure
C. 시각신경소포줄기 Optic stalk
D. 닫힌 시각신경소포 틈새 Optic fissure closed
E. 신경절세포의 축삭 Axons of ganglion cells
F. 시각신경 Optic n.
G. 시각신경소포줄기의 안 Lumen of optic stalk
H. 신경절세포의 축삭 Axons of ganglion cells
I. 유리체 동맥 Hyaloid vessels
J. 망막중심동맥과 정맥 Central artery and vein retina
K. 신경절세포의 축삭 Axons of ganglion cells

그림 3-31

A. 눈소포의 고랑 Optic sulcus
B. 눈소포의 고랑 Optic sulcus
C. 수정체판 Lens placode
D. 눈소포줄기 Optic stalk
E. 눈소포 Optic vesicle
F. 수정체판 Lens placode
G. 수정체오목 Lens pit
H. 앞뇌 Forebrain
I. 눈소포줄기 Optic stalk
J. 눈소포줄기의 강 Lumen of optic stalk
K. 눈소포 Optic vesicle
L. 눈소포 틈새 Optic fissure
M. 눈술잔의 내부층 Inner layer of optic cup
N. 수정체소포 Lens vesicle
O. 눈소포틈새 Optic fissure
P. 유리체 동맥 Hyaloid a.
Q. 유리체 동맥과 눈소포틈새의 정맥 Hyaloid artery & Vein in optic fissure
R. 수정체소포 Lens vesicle
S. 내부 망막 공간 Intraretinal space

그림 3-32

A. 중배엽 Mesoderm
B. 신경외배엽 Neural ectoderm
C. 표면외배엽 Surface ectoderm
D. 표면외배엽 Surface ectoderm

E. 신경외배엽 Neural ectoderm
F. 눈소포 Optic vesicle
G. 수정체판 Lens plate
H. 눈소포줄기 Optic stalk
I. 표면외배엽 Surface ectoderm
J. 수정체소포 함입 Invagination of lens vesicle
K. 중배엽 Mesoderm
L. 눈소포줄기 Optic stalk
M. 눈소포의 외층 Outer layer of optic vesicle
N. 수정체소포 Lens vesicle
O. 수정체소포의 내층 Inner layer of optic vesicle
P. 내부신경외배엽 Inner neural ectoderm
Q. 표면외배엽 Surface ectoderm
R. 수정체소포 Lens vesicle
S. 결막주머니 Conjunctival sac
T. 각막 Cornea
U. 눈알 앞방 Anterior chamber
V. 유리체 잔여체 Hyaloid remnants
W. 시각신경 Optic n.

제4장 눈알

그림 4-1
A. 12mm
B. 8mm
C. 11mm
D. 12mm
E. 0.53mm
F. 0.71mm

그림 4-2
A. 적도 Equator
B. 뒤극 Posterior pole
C. 중간뇌 Meridian
D. 위곧은근 Superior rectus m.
E. 안쪽곧은근 Medial rectus m.
F. 아래곧은근 Inferior rectus m.

그림 4-3
A. 눈확격막 Orbital septum
B. 눈물주머니 Lacrimal sac
C. 안쪽체크인대 Medial check ligament
D. 눈확주변 Periorbital
E. 눈확격막 Orbital septum
F. 가쪽체크인대 Lateral check ligament
G. 눈확주변 Periorbital
H. 시각신경 Optic n.
I. 위곧은근 Superior rectus m.
J. 가쪽체크인대 Lateral check ligament
K. 안쪽체크인대 Medial check ligament
L. 부유인대 Suspensory ligament
M. 아래곧은근 Inferior rectus m.

그림 4-4
A. 눈확격막 Orbital septum
B. 눈확주변 Periorbital
C. 눈꺼풀올림근 Levator palpebrae superioris m.
D. 위곧은근 Superior rectus m.
E. 경질막 Dura mater
F. 시각신경 Optic n.
G. 아래곧은근 Inferior rectus m.
H. 아래빗근 Inferior oblique m.
I. 부유인대 Suspensory ligament
J. 눈확격막 Orbital septum
K. 가쪽눈꺼풀인대 Lateral palpebral ligament
L. 눈확격막 Orbital septum
M. 눈물주머니 Lacrimal sac
N. 안쪽곧은근 Medial rectus m.
O. 가쪽곧은근 Lateral rectus m.
P. 눈확주변 Periorbital
Q. 경질막 Dura mater
R. 시각신경 Optic n.

그림 4-5
A. 홍채 Iris
B. 섬모체 Ciliay body
C. 톱니둘레 Ora serrata
D. 망막 Retina
E. 맥락막 Choroid
F. 공막 Sclera
G. 시각신경원반 Optic n. disk
H. 경질막 Dura mater
I. 거미막아래공간 Subarachnoid space
J. 사상판 Lamina cribrosa
K. 중심오목 Fovea centralis
L. 공막 Sclera
M. 결막 Conjunctiva
N. 수정체 Lens

그림 4-6
A. 각막 가장자리 Limbus
B. 눈알 앞방 Anterior chamber
C. 슐렘관 Canal of Schlemm
D. 띠 Zonule
E. 톱니둘레 Ora serrata
F. 섬모체와 돌기 Ciliary body and process
G. 섬모체 근육 Ciliary m.
H. 유리체 Hyaloid body
I. 중심오목 Fovea
J. 시각신경유두 Optic papilla
K. 공막 Sclera
L. 맥락막 Choroid
M. 색소 상피 Pigment epithelium
N. 시각 신경 Optic n.

그림 4-7
A. 홍채 Iris
B. 눈알결막 Bulbar conjunctiva
C. 톱니둘레 Ora serrata
D. 사상판 Lamina cribrosa
E. 경질막 말이집 Dural sheath

F. 시각신경 Optic n.
G. 중심오목 Fovea
H. 공막 Sclera
I. 눈둘레근 Orbiculus ciliaris m.
J. 섬모체 Ciliary body
K. 섬모체근 Ciliary m.
L. 눈알전방 Anterior chamber
M. 각막 Cornea

그림 4-8
A. 눈둘레근 Orbicularis m.
B. 뮬러근 Muller's m.
C. 테논낭 Tenon's capsule
D. 눈꺼풀판 Tarsal plates
E. 눈둘레근 Orbicularis m.
F. 아래곧은근의 체크인대 Check ligament of inferior rectus m.
G. 아래빗근 Inferior oblique m.
H. 부유인대 Suspensory ligament(of Lockwood)
I. 팔시폼 중첩 Falciform fold

그림 4-9
A. 섬모체 Ciliary body
B. 톱니둘레 Ora serrata
C. 신경망막 Neural retina
D. 중심오목 Fovea centralis
E. 중심동맥 Central a.
F. 시각신경 Optic n.
G. 시각신경원반 Optic n. disk

그림 4-10
A. 곧은근의 원뿔내의 공간 Space within cone of m.
B. 시각신경 Optic n.
C. 거미막아래공간 Subarachnoid space
D. 눈알의 피막 Fascial sheath of eyeball
E. 결막주머니 Conjunctival Sac
F. 눈꺼풀판 Tarsal plate
G. 눈꺼풀판 근육 Tarsal m.
H. 위 눈구석 결막 Superior fornix
I. 눈둘레근 Orbicularis oculi m.

그림 4-11
A. 각막 Cornea
B. 홍채 Iris
C. 모양체띠 Ciliary zonule
D. 가쪽 곧은근 Rectus laterails m.
E. 공막 Sclera
F. 중심오목 Central fovea (macula lutea)
G. 망막중심동 · 정맥 Retina central a. & v.
H. 시각신경원반 Optic n. disk

그림 4-12
A. 각막상피 Corneal epithelium
B. 보우만막 Bowman's membrane
C. 실질 Substantia propria
D. 데스메막 Descemet' membrane
E. 각막내피 Corneal endothelium

그림 4-13
A. 위곧은근 Superior rectus m.
B. 시각신경 Optic n.
C. 짧은섬모체신경 Short ciliary n.
D. 아래곧은근 Inferior rectus m.
E. 또아리정맥 Vortex v.
F. 긴섬모체신경 Long ciliary n.
G. 긴후방섬모체동맥 Long posterior ciliary a.
H. 안쪽곧은근 Medial rectus m.
I. 또아리 정맥 Vertex v.
J. 위빗근 Superior oblique m.

그림 4-14
A. 앞경계막 Anterior limiting lamina
B. 뒤경계막 Posterior limiting
C. 맥락막 Choroid
D. 색소층 Pigment layer
E. 중심오목 Fovea centrialis
F. 막대와 원뿔 세포층 Layer of rods and cones
G. 신경절세포층 Ganglion cell layer
H. 층판색소 Stratum pigment

그림 4-15
A. 각막 Cornea
B. 수정체 Lens
C. 홍채 Iris
D. 유리체 Vitreous
E. 동공 Pupil
F. 앞피막 Anterior capsule
G. ⓒ겉질 Cortex
H. 성인핵 Adult nucleus
I. 유아핵 Infantile nucleus
J. 태아 핵 Fetal nucleus
K. 배핵 Embryonic nucleus
L. 내피조직 Endothelium
M. 보우만막 Bowman's membrane
N. 상피조직 Epithelium

그림 4-16
A. 각막 Cornea
B. 눈알결막 Bulbar conjunctiva
C. 눈앞방의 내피조직 Endothelium of anterior chamber
D. 동공조임근Sphinter pupillae m.
E. 동공확대근 Dilator pupillae m.
F. 공막정맥동굴 Sinus venosus sclera
G. 공막 Sclera
H. 섬모체 Ciliary body
I. 톱니둘레 Ora serrata
J. 섬모체띠 Zonula ciliaris
K. 윤상섬유(섬모체근) Circular fibers. ciliary m.

L. 섬모체돌기 Ciliary process
M. 수정체의 상피조직 Epithelium of lens
N. 수정체피막 Capsule of lens

그림 4-17
A. 각막 가장자리 Corneoscleral limbus
B. 결막 Conjunctiva
C. 공막 Sclera
D. 슐렘관 Canal of Schlemm
E. 공막돌기 Scleral spur
F. 주요 소동맥고리 Major arterial circle
G. 각막내피 Corneal endothelium
H. 데스메막 Descemet' membrane
I. 잔기둥그물 Trabecular meshwork
J. 홍채 Iris
K. 후방 상피층 Posterior epithelial layer

그림 4-18
A. 눈알의 말이집 Sheath of eyeball
B. 슐렘관 Canal of Schlemm
C. 공막돌기 Scleral spur
D. 섬모체 Ciliary body
E. 데스메막 Descemet' membrane
F. 슈발베선 Schwalbe's line
G. 공막돌기 Scleral spur
H. 홍채 Iris
I. 주요 소동맥고리 Major arterial circle

그림 4-19
A. 슐렘관 Canal of schlemm
B. 공막 Sclera
C. 결막 Conjunctiva
D. 공막돌기 Scleral spur
E. 잔기둥 Trabecular meshwork
F. 슈발베선 Schwalbe's line
G. 동공 Pupil
H. 홍채 Iris
I. 수정체 Lens
J. 눈알뒤방 Posterior chamber
K. 부유인대 Suspensory ligament
L. 섬모체돌기 Ciliary process
M. 공막돌기 Sclera spur

그림 4-20
A. 잔기둥그물 Trabecular meshwork
B. 슐렘관 Canal of Schlemm
C. 확대근 Dilator m.
D. 색소층 Pigment layer
E. 조임근 Sphincter m.
F. 띠섬유 Zonular fibers
G. 섬모체돌기 Ciliary process

그림 4-21
A. 결막 Conjunctiva
B. 섬모체 Ciliary body
C. 공막 Sclera
D. 홍채 Iris

그림 4-22
A. 잔기둥그물 Trabecular meshwork
B. 작스터 켄둘라 Juxtacanalicular
C. 각막 가장자리 Corneoscleral
D. 포도막 Uveal
E. 슐렘관 Schlemm's canal
F. 출구관 Outlet channel
G. 공막돌기 Scleral spur
H. 섬모체근 Ciliary m.

그림 4-23
A. 각막 Cornea
B. 각막 가장자리 Limbus
C. 결막 혈관 Conjunctival vessels
D. 공막 Sclera
E. 앞섬모체의 동맥과 정맥 Anterior ciliary a. and v.
F. 앞방각 Anterior chamber angle
G. 홍채 Iris
H. 홍채의 주요혈관고리 Major arterial circle of iris
I. 섬모체 Ciliary body

그림 4-24
A. 슐렘관 Canal of Schlemm
B. 슈발베선 Schwalbe line
C. 각막내피 Corneal endothelium
D. 각공막잔기둥 Corneal-scleral trabecula
E. 뒤방 Posterior chamber
F. 섬모체돌기 Ciliary processes
G. 섬모체근의 환상섬유 Circular fibers of ciliary m.
H. 섬모체근의 방사섬유 Radial fibers of ciliary m.
I. 결막, 테논낭, 상공막 Conjunctiva, Tenon capsule, Episclear

그림 4-25
A. 뒤방 Posterior chamber
B. 섬모체돌기 Ciliary Processes
C. 잔기둥그물 Trabecular meshwork
D. 슐렘관 Schlemm' s canal
E. 상공막정맥 Episclera v.
F. 방수정맥 Aqueous v.
G. 결막 Conjunctiva
H. 공막 Sclera
I. 섬모체근육 Ciliary m.

그림 4-26
A. 동공확대근 Dilator pupilae
B. 동공조임근 Sphinter pupilae
C. 바닥돌기 Basal process
D. 홍채기질 Stroma of iris

E. 첨부돌기 Apical process
F. 색소세포 Pigment cell (Posterior epithelial layer)

그림 4-27
A. 동공조임근, 동공괄약근 (瞳孔括約筋) Sphincter pupillae
B. 홍채 Iris
C. 동공 Pupil
D. 동공확대근, 동공산대근 Dilator iridis
E. 억제 자극 Inhibitory impulses
F. 각성 Arousal
G. 덮개앞핵, 시개전핵 Pretectal nucleus
H. Excitatory impulses
I. 에딩거-웨스트팔핵 Edinger-Westphal nucleus
J. 눈돌림신경핵, 동안신경핵 Oculomotor nucleus
K. 섬모체척수중추, 모양체척수중추(毛樣體脊髓中樞) Ciliospinal center (Budge)

그림 4-28
A. 각막 Cornea
B. 공막 Sclear
C. 슐렘관 Canal of Schlemm
D. 잔기둥그물 Trabecular network
E. 앞방 Anterior chamber
F. 섬모체 돌기 Ciliary processes

그림 4-29
A. 공막돌기 Sclera spur
B. 앞섬모체동맥 Anterior ciliary a.
C. 공막 Sclera
D. 결막동맥 Conjunctival a.
E. 주요 동맥고리 Major artery circle
F. 수정체 Lens
G. 섬모체돌기 Ciliary processes
H. 반회 맥락막 동맥 Recurrent choroidal arteries

그림 4-30
A. 섬모체기질 Ciliary stroma
B. 섬모체근육 Ciliary m.
C. 위섬모체 Supraciliaris
D. 평면부 Pars plana
E. 주름부 Pars plicata

그림 4-31
A. 슐렘관 Canal of schlemm
B. 홍채의 주요고리 Major circle of the iris
C. 결막정맥얼기 Conjunctival plexus
D. 상공막정맥얼기 Episcleral plexus
E. 앞섬모체동맥 Anterior ciliary a.
F. 앞섬모체정맥 Anterior ciliary v.

그림 4-32
A. 큰홍채동맥고리 Greater arterial circle
B. 결막혈관 Vessels of conjunctiva
C. 홍채혈관 Vessels of iris
D. 섬모체혈관 Vessels of ciliary body
E. 맥락막 모세혈관 Choroidal capillries
F. 망막중심동 · 정맥 Central a. & v.
G. 망막중심동 · 정맥 Central a. & v.
H. 상공막 동 · 정맥 Episcleral a. & v.
I. 또아리정맥 Vena vorticosa
J. 시각신경말이집혈관 Vessels of optic sheath

그림 4-33
A. 신경절세포층 Ganalion cell layer
B. 부르흐막 Bruch membrane
C. 맥락막모세혈관 Choroidal capillaries
D. 색소상피 Pigment Epithelium
E. 막대세포와 원뿔세포 Rods and cones

그림 4-34
A. 홍채의 큰동맥고리 Major arterial circle of iris
B. 홍채의 적은혈관고리 Minor arterial circle of iris
C. 결막혈관 Conjunctival vessele
D. 섬모체혈관 Vessels of ciliary body
E. 눈알앞방섬모체혈관 Anterior ciliary vessele
F. 맥락막혈관 Choroidial vessels
G. 상공막혈관 Episcleral vessels
H. 망막혈관 Retinal vessels
I. 또아리정맥 Vortex v.
J. 긴후방섬모체동맥 Long posterior ciliary a.
K. 짧은후방섬모체동맥 Short posterior ciliary arteries
L. 경질막혈관 Dural vessels
M. 연질막혈관 Pial vessels
N. 망막중심혈관 Central vessels of retina

그림 4-35
A. 톱니둘레 Ora serrats
B. 섬모체 Ciliary body
C. 홍채 Iris
D. 동공 Pupil
E. 섬모체돌기 Ciliary processes
F. 공결막 Scleral conjunctiva
G. 공막의 사상판 Lamina cribrosa of sclera
H. 시각신경 Optic n.
I. 황색반 Macula lutea
J. 망막 Retina

그림 4-36
A. 슐렘관 Canal of Schlemm
B. 홍채혈관 Iris vessels
C. 맥락막 모세혈관 Choriocapillaris
D. 망막혈관 Retinal vessels
E. 결막혈관 Conjunctival vessels
F. 앞섬모체혈관 Anterior ciliary vessels
G. 상공막혈관 Episcleral vessels
H. 또아리정맥 Vortex v.
I. 중심망막동 · 정맥 Central retinal a. and v.

그림 4-37
A 홍채의 주요혈관고리 Major circle of the iris
B. 앞섬모체동맥 Anterior ciliary a.
C. 긴뒤섬모체동맥 Long posterior ciliary a.
D. 근육성정맥 Muscular v.
E. 맥락막혈관 Choroidal blood vessels
F. 망막혈관 Retinal blood vessels
G. 또아리정맥 Vortex v.
H. 긴뒤섬모체동맥 Long posterior ciliary a.
I. 짧은뒤섬모체동맥 Short posterior ciliary a.
J. 중심망막동맥 Central retinal a.
K. 중심망막정맥 Central retinal v.

그림 4-38
A. 브르흐막 Bruch's membrane
B. 위맥락막 Suprachoroid
C. 색소상피층 Pigment epithelium
D. 큰맥락막혈관 Larger choroidial vessel
E. 공막 Sclera

그림 4-39
A 상부황색반 동 · 정맥 Superior macular a. & v.
B. 황색반 Macula
C. 시각신경원반 Optic n. disc
D. 내측망막 동 · 정맥 Retina medial a. & v.
E. 하측망막 동 · 정맥 Inferior medial a. & v.

그림 4-40
A. 중심오목주위 지역, 중심와주위 지역 Perifoveal area
B. 중심오목부근 지역, 중심와부근 지역 Parafoveal area
C. 모목, 망막중심오목, 중심와(中心窩) Fovea
D. 오목, 망막중심속오목, 황반속오목, 중심소와(中心小窩) Foveola
E. 배꼽[중심와의], 제(부) Umbo

그림 4-41
A. 중심오목 주변 Foveola
B. 중심오목 주변지역 Parafoveal area
C. 주변 중심오목지역 Perifoveal area

그림 4-42
A. 브르흐막 Bruch's membrane
B 색소상피층 Pigment epithelium
C 막대세포와 원뿔세포 Rods and cones
D. 신경절세포층 Ganglion cell layer
E. 속경계막 Internal limiting membrane

그림 4-43
A. 막대세포와 원뿔세포의 외부체절 Outer segment of rods and cones
B. 신경절세포 Ganglion cells
C. 양극세포 Bipolar cells
D. 막대세포와 원뿔세포의 내부체절 Inner segment of cone and rod
E. 색소상피 Pigment epithelium

그림 4-44
A. 색소상피 Pigment epithelium
B. 속경계막 Inner limiting membrane
C. 신경절세포층 Layer of ganglion cells
D. 바깥핵층 Outer nuclear layer
E. 원뿔세포 Cone cell
F. 바깥경계막 Outer limiting membrane
G. 수평세포 Horizontal cell
H. 양극세포 Bipolar cell
I. 엠아크린세포 Amacrine cell
J. 뮬러세포 Cell of muller

그림 4-45
A. 양극세포 Bipolar cell
B. 양극세포 Bipolar cell
C. 수평세포 Horizontal cell
D. 신경절 세포 Ganglion cells

그림 4-46
A. 막대양극세포 Rod bipolar cell
B. 수평양극세포 Horizontal bipolar cell
C. 편평양극세포 Flat bipolar cell
D. 막대세포 Rods (spherules) cell
E. 원뿔세포 Cones (pedicles) cell

그림 4-47
A. 내부섬유 Inner fiber
B. 뮬러세포 Muller cell
C. 외부섬유 Outer fiber
D. 내부체절 Inner segment

E. 섬모 Cilium
F. 외부체절 Outer segment

그림 4-48
A. 로돕신 Rhodopsin (photopigment)
B. 사립체 Mitochondria
C. 핵 Nucleus
D. 신경섬유와 신경관 Neurofilaments and neurotubules
E. 연접소포 Synaptic vesicles
F. 원뿔세포색소 Cone pigment
G. 사립체 Mitochondria
H. 핵 Nucleus
I. 신경섬유와 신경관 Neurofilaments and neurotubules
J. 연접 소포 Synaptic vesicles

그림 4-49
A. 속경계막 Internal limiting mem.
B. 신경절세포층 Ganglion cell l.
C. 바깥얼기층 External plexiform l.
D. 바깥경계막 External limiting mem.

그림 4-50
A. 신경절세포층 Ganglion cell layer
B. 광수용체층 Photoreceptor layer
C. 밍막색소상피 Retinal pigment epithelium
D. 신경절세포 Ganglion cell
E. 엠아크린세포 Amacrine cell
F. 수평세포 Horizontal cell
G. 양극세포 Bipolar cell
H. 막대세포 Rod cell
I. 원뿔세포 Cone cell

그림 4-51
A. 핵 Nucleus
B. 연결지주 Connecting stalk
C. 근세포지역 Area of myoid
D. 원뿔세포목 Cone pedicle
E. 리소좀 Lysosome
F. 멜라닌과립 Melanin granules
G. 막대세포의 외부체절 Outer segments of rods
H. 첨부 미세융모 Apical microvilli
I. 막대세포의 외부체절 Outer segment of rod
J. 원뿔세포의 외부체절 Outer segment of cone
K. 연결지주 Connecting stalk

그림 4-52
A. 막대세포 Rod cell
B. 탈분극의 양극세포 Depolarizing bipolar cell
C. 과분극의 양극세포 Hyperpolarizing bipolar cells
D. 막대의 엠아크린 세포 Rod (all) amacrine cell
E. 갭 연결 Gap junction
F. 글리신연접 Glycine synapse
G. 신경절세포의 차단 OFF ganglion cell
H. 신경절세포의 연결 ON ganglion cell

그림 4-53
A. 앞방 Anterior chamber
B. 잔기둥 그물 Trabecular meshwork
C. 슐렘관 Schlemm canal
D. 수집관 Collecting tube
E. 뒤방 Posterior chamber
F. 섬모체 돌기 Ciliary process

그림 4-54
A. 방수정맥 Aqueous v.
B. 슐렘관 Canal of Schlemm
C. 눈알앞방 Anterior chamber
D. 슈발베선 Schwalber's line
E. 잔기둥 Trabecular meshwork
F. 상공막 정맥얼기 Episcleral plexus
G. 앞섬모체정맥Anterior ciliary v.
H. 공막돌기 Scleral spur
I. 눈알뒷방 Posterior chamber
J. 섬모체돌기 Ciliary processes
K. 수정체의 부유인대 Suspensory ligament of lens

그림 4-55
A. 핵 Nucleus
B. ⓒ겉질 Cortex
C. 수정체 두께 Lens thickness

그림 4-56
A. 공막돌기 Scleral spur
B. 섬모체근육 Ciliary m.
C. 띠 Zonule
D. 맥락막 Choroid
E. 수정체피막 Lens capsule
F. 앞방 anterior chamber
G. 홍채 Iris
H. 섬모체 근육 Ciliary m.
I. 섬모체 Ciliary body
J. 띠 Zonule
K. 톱니둘레 Ora serrata
L. 맥락막 Choroid
M. 중심오목 Fovea
N. 공막 Sclera
O. 시각신경 Optic n.

그림 4-57
A. 전극 Anterior pole
B. 적도 Equator
C. 전방상피 Anterior epithelium
D. 젊은 수정체 섬유 Young lens fibers

E. 피막 Capsule
F. ⓒ겉질 Cortex
G. 성인핵 Adult nucleus
H. 유아핵 Fetal nucleus
I. 배핵 Embryonic nucleus

그림 4-58
A. 핵지역 Nuclear region
B. 피막 Capsule
C. 전방겉질 ⓒAnterior cortex
D. 상피조직 Epithelium
E. 부유인대 Suspensory ligaments
F. 뒤겉질 Posterior cortex
G. 섬유세포의 바닥끝 Basal ends of fiber cells
H. 뒤봉합 Posterior suture
I. 피막 Capsule

그림 4-59
A. 겉질 Cortex
B. 성인핵 Adult nucleus
C. 태아핵 Fetal nucleus
D. 배핵 Embryonal nucleus

그림 4-60
A. 수정체 상피조직 Lens epithelium
B. 수정체 피막 Lens capsule
C. 판상섬유 Lamellar fibers

그림 4-61
A. 클로퀴트관 Cloquent 관
B. 유리체 바닥 Viterous base
C. 유리체 피질 Viterous cortex
D. 앞 유리체 막 Anterior hyoloid menbrane

제5장 눈알부속기

그림 5-1
A. 가쪽눈꺼풀판인대 Lateral palpebral ligament
B. 광대뼈 Zygomatic
C. 아래눈확구멍 Infraorbital foramen
D. 위턱뼈 Maxilla
E. 안쪽눈꺼풀인대 Medial palpebral ligament
F. 시각신경관 Optic canal G. 광대뼈 Zygomatic
H. 광대뼈 Zygomatic
I. 아래눈확구멍 Infraorbital foramen
J. 눈물뼈 Lacrimal bone

그림 5-2
A. 이마뼈 Frontal bone
B. 광대뼈 Zygomatic bone
C. 위턱뼈 Maxillary bone
D. 나비뼈의 큰날개 Greater wing of sphenoid bone
E. 위눈확틈새 Superior orbital fissure

그림 5-3
A. 뒤눈물 크레스트 Posterior lacrimal crest
B. 눈물뼈 Lacrimal bone
C. 나비뼈 Sphenoid bone
D. 시각신경구멍 Optic canal
E. 벌집뼈 Ethmoid bone
F. 눈확바닥 Orbital floor
G. 위턱굴 Maxillary sinus
H. 위턱뼈 Maxillary bone
I. 앞눈물 크레스트 Anterior lacrimal crest
J. 이마뼈 Frontal bone

그림 5-4
A. 눈물뼈오목 Lacimal fossa
B. 눈물뼈 Lacimal bone
C. 벌집뼈 Ethmoid bone
D. 시신경구멍 Optic foramen
E. 나비뼈 Sphenoid bone

그림 5-5
A. 이마굴 Frontal sinus
B. 눈물뼈 Lacrimal bone
C. 시각신경구멍 Optic canal
D. 나비뼈몸체 Body of sphenoid
E. 도르래 오목 Trochlear fossa
F. 코 Nasal
G. 눈물샘 고랑 Lacrimal groove
H. 아래눈확구멍 Infraorbital canal
I. 아래코선반 Inferior concha
J. 위턱굴 Maxillary sinus

그림 5-6
A. 위눈확패임 Supraorbital notch
B. 벌집뼈 공기세포 Ethmoid air cells
C. 나비뼈의 작은 날개 Lesser wing of sphenoid bone
D. 눈물샘 고랑 Lacrimal groove
E. 눈물뼈 Lacrimal bone
F. 위턱뼈 Maxilla bone
G. 광대뼈 Zygomatic bone
H. 입천장뼈 Palatine bone
I. 광대뼈활 Zygomatic arch

그림 5-7
A. 이마뼈, 전두골(前頭骨)Frontal bone
B. 시신경관(視神經管) Optic canal
C. 눈확위구멍, 안와상공(眼窩上孔) Supraorbital foramen
D. 위안와틈새, 상안와열 Superior orbital fissure
E. 광대관자구멍, 관골측두공 Zygomaticotemporal foramen
F. 광대뼈, 관골, 협골 Zygomatic bone
G. 코뼈Nasal bone
H. 눈물뼈, 누골Lacrimal bone

I. 벌집뼈, 사골 Ethmoid bone
J. 눈확아래구멍, 안와하공 (眼窩下孔) Infraorbital foramen
K. 위턱뼈, 상악골 Maxillary bone
L. 아래눈확틈새, 하안와열 Inferior orbital fissure
M. 나비뼈, 접형골 Sphenoid bone
N. 광대얼굴구멍, 관골안면공 Zygomaticofacial foramen

그림 5-8

A. 도르래신경 Trochlear n.
B. 이마신경 Frontal n.
C. 눈물샘신경 Lacrimal n.
D. 위눈확정맥 Superior ophthalmic v.
E. 위눈확틈새 Superior orbital fissure
F. 아래눈확틈새 Inferior orbital fissure
G. 시각신경 Optic n.
H. 눈동맥 Ophthalmic a.
I. 코섬모체신경 Nasociliary n.
J. 눈돌림신경 Oculomotor n.
K. 가돌림신경 Abducens n.
L. 아래눈확정맥 Inferior ophthalmic v.

그림 5-9

A. 이마굴 Frontal sinus
B. 벌집굴 Ethmoid sinus muscle of Muller gland (gland of Moll)
C. 나비굴 Sphenoid sinus
D. 위턱굴 Maxillary sinus

그림 5-10

A. 눈썹 Eyebrow
B. 동공 Pupil
C. 홍채 Iris
D. 위눈꺼풀의 눈꺼풀판 부분 Tarsal part of upper lid
E. 눈의 내측각 Medial angle of eye
F. 속눈썹 Eyelashes
G. 눈알 결막 Bulbar conjunctiva
H. 결막아래의 눈꺼풀판샘 Tarsal glands beneath conjunctiva
I. 눈꺼풀판 결막 Palpebral conjunctiva
J. 눈꺼풀 눈물샘 Papilla lacrimalis
K. 눈물샘 눈물점 Punctum lacrimale
L. 눈물샘 누소관 Caruncula lacrimalis
M. 눈물샘 라코스 Lacus lacrimalis
N. 안쪽눈구석 취피 Plica semilunaris
O. 눈꺼풀의 앞가장자리 Anterior margin of eyelid

그림 5-11

A. 가쪽눈꺼풀판인대 Lateral palpebral ligament
B. 눈물샘의 눈꺼풀판 부위 Palpebral portion of lacrimal gland
C. 눈꺼풀올림근인대 Levator aponeurosis
D. 뮬러근의 눈꺼풀판근 Tarsal
E. 위눈꺼풀판 Superior tarsal plate
F. 안쪽눈꺼풀판인대 Medial palpebral ligament
G. 아래눈꺼풀판 Inferior tarsal plate

그림 5-12

A. 광대뼈 Zygomatic
B. 위턱뼈의 이마돌기 Frontal process of maxilla
C. 위턱뼈의 이마돌기의 눈물크레스트 Lacrimal crest of frontal process of maxilla
D. 위턱뼈 Maxilla
E. 아래 눈확 모서리 Infraorbital margin
F. 아래 눈확 틈새 Infraorbital foramen
G. 나비위턱뼈 봉합 Zygomatico maxillary suture

그림 5-13

A. 위눈꺼풀판 이랑 Superior palpebral sulcus
B. 눈꺼풀의 눈확 부위 Orbital portion of eyelid
C. 눈꺼풀의 눈꺼풀판 부위 Tarsal portion of eyelid
D. 아래눈꺼풀판 이랑 Inferior palpebral sulcus
E. 광대뼈 고랑 Malar sulcus

그림 5-14

A. 눈꺼풀올림근 Levator palpebrae superioris
B. 덧눈물샘 Accessory lacrimal glands
C. 눈둘레근 Orbicularis oculi m.
D. 눈꺼풀판 결막 Palpebral conjunctiva
E. 위눈꺼풀판 Superior tarsal plate
F. 걸막주머니 Conjunctival sac
G. 눈꺼풀판샘 Tarsal
H. 눈꺼풀틈새 Palpebral fissure
I. 눈꺼풀샘 Tarsal gland
J. 아래눈꺼풀 Lower lid
K. 아래눈꺼풀판 Inferior tarsal plate
L. 눈알 결막 Bulbar conjunctiva
M. 공막 sclera

그림 5-15

A. 눈확격막 Orbital septum
B. 위눈꺼풀올림근의 건 Tendon of levator palpebrae superioris
C. 눈물주머니 Lacrimal sac
D. 아래눈꺼풀판 Inferior tarsal plate
E. 눈확격막 Orbital septum
F. 위눈꺼풀판 Superior tarsal plate

그림 5-16

A. 반월판 Plica semilunaris
B. 눈물둔턱 Caruncle
C. 눈물유두 Papilla
D. 속눈썹 Cilia
E. 눈물점 Lacrimal punctum

그림 5-17

A. 눈썹 Eyebrow
B. 눈의 가쪽구석 Lateral angle of eye
C. 결막아래 눈물샘 Tarsal glands beneath conjunctiva
D. 눈물점 Punctum lacrimale
E. 눈물둔턱 Caruncula lacrimalis
F. 눈알결막 Bulbar conjunctiva
G. 눈꺼풀판 결막 Palpebral conjunctiva
H. 위눈꺼풀 Upper lid
I. 눈물샘 Tarsal glands
J. 눈의 가쪽구석 Lateral angle of eye
K. 눈물샘의 관 Ducts of tarsal glands

그림 5-18

A. 위눈꺼풀판 Superior tarsus muscle of Muller
B. 눈물샘 Tarsal glands
C. 눈물점 Lacrimal puncta
D. 눈확의 눈물샘 Lacrimal gland orbital part
E. 가쪽눈꺼풀인대 Lateral palpebral ligament
F. 눈둘레근 Orbicularis oculi m.
G. 눈확지방 Orbital fat
H. 아래눈꺼풀판 Inferior tarsus

그림 5-19

A. 눈확막 Periosteum
B. 근육아래공간 Submuscular space
C. 격막공간 Preseptal space
D. 가장자리동맥활 Marginal arterial arch
E. 이마뼈 Frontal bone
F. 눈확주변 Periobita
G. 위눈꺼풀올림근 Levator palpebrae superioris
H. 눈꺼풀판 이전공간 Pretarsal space
I. 주변 소동맥활 Peripheral arterial arcade

그림 5-20

A. 눈꺼풀올림근 Levator m.
B. 뮬러의 눈꺼풀판근 Tarsal
C. 지방조직 Adipose tissue
D. 눈둘레근 Orbicularis oculi m.
E. 눈꺼풀판 Tarsal plate
F. 눈꺼풀올림근의 건 Tendon of levator m.

그림 5-21

A. 눈확지방 Orbital fat
B. 눈확격막 Orbital septum
C. 눈둘레근 Orbicularis oculi m.
D. 땀샘 Sweat gland
E. 피부 Skin
F. 눈둘레근 Orbicularis oculi m.
G. 속눈썹 Eyelashes
H. 눈꺼풀판 결막 Palpebral conjunctiva
I. 위눈꺼풀판 Superior tarsal plate
J. 눈꺼풀판샘 Tarsal gland
K. 섬모체근육 Ciliary m.
M. 회색선위치 Site of gray line
L. 섬모체샘 Ciliary gland

그림 5-22

A. 덧눈물샘(크라우스의) Accessory lacrimal gland(of Krause)
B. 위눈꺼풀판 Superior tarsal
C. 덧눈물샘(볼프링의) Accessory lacrimal(of Wolfring)
D. 눈꺼풀판 결막 Palpebral conjunctiva
E. 눈꺼풀판 Tarsal plate
F. 눈꺼풀판샘 Meibomian glands
G. 리올랑근육 Riolan's m.
H. 눈둘레근 Orbicularis oculi m.
I. 몰샘 Gland of Moll
J. 자이스샘 Zeis gland

그림 5-23

A. 덧눈물샘 Accessory lacrimal gland
B. 눈물샘 Lacrimal gland
C. 결막상피 Conjunctival epithelium
D. 눈꺼풀샘 Meibomian glands
E. 각막상피 Corneal epithelium
F. 술잔세포 Goblet cells

그림 5-24

A. Wolfring샘 Gland of Wolfring
B. 눈물샘 Lacrimal gland
C. Krause샘 Gland of Krause
D. 술잔세포 Goblet cells
E. 눈꺼풀판샘 Meibomian gland
F. Zeis샘 Gland of Zeis
G. Moll샘 Gland of Moll
H. 눈꺼풀판샘 Meibomian gland

I. 술잔세포 Goblet cells
J. Krause샘 Gland of Krause

그림 5-25

A. 눈꺼풀올림근 Levator palpebrae superioris m.
B. 눈둘레근 Oribicularis ocli m.
C. 섬모체샘 Ciliary glands
D. 눈꺼풀판 Tarsal plate
E. 눈꺼풀판샘 Tarsal gland
F. 눈꺼풀판결막 Palpebral conjunctiva
G. 섬모 Cilium

그림 5-26

A. 눈물샘 Lacrimal gland
B. 분비관 Secretory ducts
C. 공동눈물관 Common canaliculus
D. 눈물주머니 Lacrimal sac
E. 코눈물관 Nasolacrimal duct
F. 아래콧길 Inferior meatus
G. 위눈물점 Superior punctum
H. 아래눈물점 Inferior punctum

그림 5-27

A. 눈물소관(8mm) Canaliculus
B. 코눈물주머니(10mm) Nasolacrimal sac
C. 코눈물관(12mm) Nasolacrimal duct
D. 헨서 판막 Valve of Hasner
E. 눈물소관(2mm) Canaliculus

그림 5-28

A. 눈물샘 Lacrimal gland
B. 눈물점 Lacrimal point
C. 눈물샘소관 Lacrimal canaliculus
D. 눈물둔턱 Lacrimal caruncle
E. 눈물주머니 Lacrimal sac
F. 덧눈물샘관 Nasolacrimal duct

그림 5-29

A. 눈꺼풀올림근 Levator palpebrae superioris m.
B. 눈꺼풀판 Tarsal plates
C. 눈물샘 Lacrimal gland
D. 안쪽눈꺼풀판인대 Med. palp. lig.
E. 위눈물점 Sup. lacrimal punctum
F. 눈물샘소관 Lacrimal canaliculus
G. 눈물주머니 Lacrimal sac
H. 코눈물관 Nasolacrimal duct
I. 눈물주머니 부위 Pars lacrimalis
J. 눈물주머니 Lacrimal sac

그림 5-30

A. 눈물주머니 Lacrimal sac
B. 코눈물관 Nasolacrimal duct
C. 아래코선반 Inferior tubinate
D. 아래콧길 Inferior meatus

그림 5-31

A. 눈물샘 Lacrimal gland
B. 눈물유두위의 눈물점 Punctum lacrimal on papilla
C. 눈물샘소관 Lacrimal canaliculus
D. 눈물주머니 Lacrimal sac
E. 코눈물관 Nasolacrimal duct
F. 위턱굴 Maxillary sinus
G. 코안 Nasal cavity
H. 아래코선반 Inferior concha
I. 평면부 Plica lacrimalis
J. 눈물주머니 Lacrimal sac
K. 안쪽눈꺼풀인대 Medial palpebral ligament
L. 눈물샘오목 Lacrimal fascia
M. 눈물샘고랑 Lacrimal groove
N. 눈물샘소관 Lacrimal canaliculus
O. 눈확격막 Orbital septum
P. 눈물샘주머니 Lacrimal sac
Q. 눈확주변 Periorbita
R. 벌집뼈 공기세포 Ethmoid air cells
S. 코눈물관 Nasolacrimal duct
T. 평면부 Plica lacrimalis

그림 5-32

A. 눈물샘 Lacrimal gland
B. 눈확격막 Orbital septum
C. 위눈꺼풀판 Superior taral Plate
D. 눈물샘 Lacrimal gland
E. 위목교감신경절 Superior cevical sympathetic ganglion
F. 익구개관신경 Nerve of pterygoid canal
G. 익구개신경절 Pterygopalatine ganglion
H. 눈물샘 Lacrimal gland
I. 다리뇌 Pons
J. 얼굴신경 Facial n.
K. 큰익구개신경 Greater petrosal n.
L. 위턱신경 Maxillary n.
M. 눈물신경 Lacrimal n.

그림 5-33

A. 결막구석 Fornix
B. 눈알결막 Bulbar conjunctiva
C. 눈꺼풀판 결막 Palpebral conjunctiva

그림 5-34

A. 귓바퀴림프절 Parotid lymph node
B. 위턱림프절 Submandibular lymph node

그림 5-35

A. 위곧은근 Rectus superior m.
B. 위빗근 Obliquus superior m.
C. 안쪽곧은근 Rectus medialis m.
D. 안쪽곧은근 Rectus medialis m.

E. 아래곧은근 Rectus inferior m.
F. 가쪽곧은근 Rectus lateralis m.
G. 아래빗근 Obliquus inferior m.
H. 위빗근 Obliquus superior m.
I. 눈꺼풀올림근 Levator palpebrae superioris m.
J. 위곧은근 Rectus superior m.

그림 5-36
A. 위곧은근 Superior rectus m.
B. 가쪽곧은근 Lateral rectus m.
C. 아래곧은근 Inferior rectus m.
D. 안쪽곧은근 Medial rectus m.

그림 5-37
A. 위곧은근 Sup. rectus m.
B. 안쪽곧은근 med. rectus m.
C. 가쪽곧은근 Lat. rectus m.
D. 위곧은근 Sup. rectus m.
E. 아래곧은근 Inf. rectus m.
F. 가쪽곧은근 Lat. rectus m.
G. 위곧은근 Sup. rectus m.
H. 안쪽곧은근 Med rectus m.
I. 아래곧은근 Inf. rectus m.
J. 가쪽곧은근 Lat. rectus m.

그림 5-38
A. 수직축 Vertical axis
B. 위빗근 Sup. oblique m.
C. 시상축 Sagittal axis
D. 아래빗근 Inf. oblique m.
E. 위빗근 Sup. oblique m.
F. 아래빗근 Inf. oblique m.
G. 가로축 Transverse axis
H. 위빗근 Sup. oblique m.
I. 도르래 Trochlea
J. 아래빗근 Inf. oblique m.

그림 5-39
A. 가로축 Transverse axis
B. 전후축 Anteroposterior axis
C. 가쪽곧은근 Lateral rectus m.
D. 위곧은근 Superior rectus m.
E. 안쪽곧은근 Medial rectus m.
F. 가쪽눈확벽 Lateral obrital wall
G. 아래곧은근 Inferior rectus m.
H. 시각신경 Optic n.

그림 5-40
A. 가쪽체크인대 Lateral check lig.
B. 안쪽체크인대 Medial check ligament
C. 벌집세포 Ethmoid air cells
D. 위빗근의 도르래 Trochlea of sup. oblique m.
E. 가쪽곧은근 Lat rectus m.
F. 위곧은근 Sup. rectus m.
G. 위빗근 Sup. oblique m.
H. 공통힘줄고리 Common ring tendon
I. 시각신경 Optic n.
J. 나비뼈굴 Sphenoid sinus

그림 5-41
A. 위곧은근건 SRM tendon
B. 안쪽곧은근건 MRM tendon
C. 아래 곧은근 건 IRM tendon
D. 위빗근건 SOM tendon
E. LPS
F. 위빗근 SRM
G. 위빗근 SOM
H. 안쪽곧은근 MRM
I. 아래곧은근 IRM
J. 아래빗근 IOM
K. 가쪽곧은근 LRM

그림 5-42
A. 눈돌림신경 Oculomotor n.
B. 시각신경 Optic n.
C. 공통힘줄고리 Common tendinous ring
D. 도르래 Trochlea
E. 가쪽곧은근 Lateral rectus m.

그림 5-43
A. 위빗근 Superior oblique m.
B. 위곧은근 Superior rectus m.
C. 아래빗근 Inferior oblique m.
D. 아래곧은근 Inferior rectus m.

그림 5-44
A. 안쪽곧은근의 체크인대 Check ligament of medial rectus m.
B. 가쪽곧은근의 체크인대 Check ligament of lateral rectus m.

그림 5-45
A. 위곧은근 Superior rectus m.
B. 섬모체신경과 혈관 Ciliary nerves and vessels
C. 가쪽곧은근 Lateral rectus m.
D. 아래빗근 Inferior oblique m.
E. 위빗근 Superior oblique m.
F. 안쪽곧은근 Medial rectus m.
G. 시각신경 Optic n.
H. 결막 Conjunctiva
I. 위곧은근 Superior rectus m.
J. 가쪽곧은근 Lateral rectus m.
K. 안쪽곧은근 Medial rectus m.
L. 눈알 Eyeball
M. 부유인대 Suspensory ligament
N. 아래곧은근 Inferior rectus m.
O. 안쪽체크인대 Medial check ligament

그림 5-46
A. 위빗근 Superior oblique m.
B. 위곧은근 Superior rectus m.
C. 안쪽곧은근 Medial rectus m.
D. 가쪽곧은근 Lateral rectus m.
E. 아래곧은근 Inferior rectus m.
F. 아래빗근 Inferior oblique m.

그림 5-47
A. 위빗근 SOM

B. 안쪽곧은근 MRM
C. 아래곧은근 IRM
D. 가쪽곧은근 LMM
E. 아래곧은근 IOM

그림 5-48
A. 아래빗근 Obliquus inferior m.
B. 위빗근 Obliquus superior m.
C. 공통힘줄고리 Common tendinous ring M.
D. 아래빗근 Obliquus inferior m.
E. 위곧은근 Rectus superior m.
F. 위곧은근 Rectus superior m.
G. 눈꺼풀올림근 Levator m palpebrae superioris m.
H. 위빗근 Obliquus superior m
I. 안쪽곧은근 Rectus medialis m
J. 공통힘줄고리 Common tendinous Ring
K. 아래곧은근 Rectus inferior m
L. 가쪽곧은근 Rectus lateralis m

그림 5-49
A. 이마뼈 Frontalis
B. 안확부위 Orbital portion
C. 눈둘레근의 눈꺼풀부위 Palpebral portion of orbicuraris
D. 가쪽라페 Lateral raphe

그림 5-50
A. 눈확부위 Orbital portion
B. 가쪽눈꺼풀판 라페 Lateral palpebral raphe
C. 안쪽눈꺼풀판 인대 Medial palpebral ligament
D. 눈확막 Periosteum
E. 눈물주머니 Lacrimal sac
F. 벌집뼈공기세포 Ethmoid air cells
G. 눈물오목 Lacrimal fascia
H. 눈확격막 Orbital septum
I. 눈확뼈막 Periorbita

그림 5-51
A. 눈꺼풀올림근 Levator m.
B. 위곧은근 Superior rectus m.
C. 위눈확틈새 Superior orbital fissure
D. 눈돌림신경 Oculomotor n.
E. 가쪽곧은근 Lateral rectus m.
F. 가쪽눈돌림신경 Abducens n.
G. 아래눈확틈새 Inferior orbital fissure
H. 위빗근 Superior oblique m.
I. 도르래신경 Trochlear n.
J. 시각신경 Optic n.
K. 안쪽곧은근 Medial rectus m.
L. 공통힘줄고리 Common tendinous ring
M. 아래곧은근 Inferior rectus m.
N. 아래빗근 Inferior oblique m.

그림 5-52
A. 눈썹주름근 Corrugator supercilii m.
B. 눈둘레근 Orbicularis oculi m.

그림 5-53
A. 모음 Adduction
B. 올림 Elevation
C. 내회선 Intorsion
D. 외회선 Abduction
E. 내림 Depression
F. 바깥회선 Extorsion

그림 5-54
A. SR
B. IO
C. IO
D. SR
E. IR
F. SO
G. SO
H. IR

그림 5-55
A. 올림 Supraduction
B. 내회선 Intorsion
C. 외회선 Abduction
D. 이차 이탈 Secondary deviation

그림 5-56
A. 오른눈 안쪽곧은근 Right medial rectus m.
B. 왼쪽 안쪽곧은근 Left medial rectus m.
C. 눈돌림 신경핵 Oculomotor nucleus
D. 가쪽돌림 신경핵 Abducens nucleus
E. 가쪽속귀 신경핵 Lateral vestibular nucleus

그림 5-57
A. 왼쪽 안쪽곧은근 Left medial rectus
B. 왼쪽 이마엽 Left frontal lobe
C. 왼쪽 뒤통수엽 Left occipital lobe
D. 오른쪽 가쪽곧은근 Right lateral rectus
E. 3번 뇌신경 Nucleus N 3
F. 4번 뇌신경 Nucleus N 4
G. 6번 뇌신경 Nucleus N 6
H. 속귀 신경핵 Vesibular nucleus
I. 피질핵 경로 Corticonuclear tracts

그림 5-58
A. 건조점 Dry spot
B. 눈물막 Tear film
C. 바닥막 Basement membrane

그림 5-59
A. 지질층 Lipid layer
B. 수성층 Aqueous layer

C. 점액층 Mucus layer
D. 미세융모 Microvillus

제6장 신경해부학

그림 6-1
A 위둔턱 Superior collicus
B. E-W 핵 E-W nucleus
C. 눈돌림신경 Oculomotor n.
D. 삼차신경절 Trigeminal ganglion
E. 섬모체신경절 Ciliary ganalion
F. 동공조임근 Sphincter m.
G. 시상하부 Hypothalmous
H. 윗목신경절 Supra carotid ganglion
I. 눈물샘 Lacrimal gland
J. 코섬모체신경 Nasociliary n.
K. 뮬러근 Muller m.

그림 6-2
A. 시개전핵지역 Pretectal area
B. 후방교차 Posterior commissure
C. 중뇌수도관 Cerebral aqueduct
D. E-W핵 Edinger Westphal nucleus
E. 시각로 Optic tract

그림 6-3
A. 섬모체신경절 Ciliary ganglion
B. 시각로 Optic tract
C. 눈돌림신경 III n.
D. 가쪽무릎체 Lateral geniculate nucleus
E. 후방교차 Posterior commissure
F. 시개전핵 Pretectal nucleus
G. E-W 핵 Edinger-Westphal nucleus

그림 6-4
A. 눈돌림신경 Oculomotor n.
B. 시각신경 Optic n.
C. 짧은섬모체신경 Short ciliary n.
D. 섬모체신경절 Ciliary ganglion
E. 시각로 Optic tract
F. E-W 핵 Edinger-Westphal nucleus
G. 눈돌림신경핵 Oculomotor Nucleus(medial rectus subnucleus)
H. 가쪽무릎체 Lateral Geniculate body
I. 시각로부채살시섬유 Visual Fibers of optic radiations
J. 새발톱고랑 겉질 Striate cortex

그림 6-5
A. 시각신경 Optic n.
B. 시각로 Opic tract
C. 동공섬유 Pupilary fibers
D. 무릎체 통로 Geniculocolcarine tract
E. 왼쪽새발톱겉질 Left calcarine cortex
F. 오른쪽뒤통수엽 Right occipital lobe
G. 위둔턱 & 아래덮개핵 Superior colliculus and pretectal area
H. 가쪽무릎체 Lateral geniculate body
I. 시각신경교차 Optic chiasm

그림 6-6
A. 코쪽망막 Nasal retina
B. 시각신경 Optic n. (ganglion cell axons)
C. 시각로 Optic tract
D. 시각신경교차 Optic chiasm
E. 가쪽무릎체핵 Lateral geniculate nucleus
F. 가쪽무릎체핵 Lateral geniculate nucleus
G. 새발톱고랑 Calcarine fissur

그림 6-7
A. 시각겉질 Visual cortex
B. 시각로부채살 Optic radiation
C. 가쪽무릎체 Lateral geniculate body
D. 시각로 Optic tract
E. 시각신경교차 Optic chiasm
F. 시각신경 Optic n.

그림 6-8
A. 시각신경 Optic n.
B. 시각신경교차 Optic chiasm
C. 가쪽무릎체 Lateral geniculate body
D. 위둔턱 Superior colliculus
E. 텍토와텍토척수길 Tectobulbar and tectospinal tracts

그림 6-9
A. 가쪽무릎체 Lateral geniculate body
B. 시개전핵 Pretectal nucleus
C. 중간뇌 Midbrain
D. 시각로부채살 Optic radiation
E. 섬모신경절 Ciliary ganglion
F. 짧은섬모체신경 Short ciliary n.

그림 6-10
A. 황색반 Macula
B. 시각신경 Optic n.
C. 시각신경교차 Optic chiasma
D. 시각로 Optic tract
E. 가쪽무릎체 Lateral geniculate body
F. 시각로부채살 Optic radiation
G. 왼쪽 1차 시각겉질 Left primary visual cortex
H. 왼쪽 1차 시각겉질 Left primary visual cortex

그림 6-11
A. 시각신경 Optic n.

B. 시각신경교차 Optic chiasma
C. 시각로 Optic tract
D. 가쪽무릎체 Lateral geniculate body
E. 시각로부채살 Optic tadiation
F. 오른쪽시각겉질 Right visual cortex

그림 6-12
A. 안쪽곧은근 Medial rectus m.
B. 짧은섬모체신경 Short ciliary n.
C. 섬모체신경절 Ciliary ganglion
D. 가쪽무릎체 Lateral geniculate body
E. 시각로부채살 Optic radiation
F. 주요눈돌림신경핵 Medial rectus m.
G. 시개전핵 Pretectal nucleus
H. 시각겉질 Visual cortex

그림 6-13
A. 시각신경교차 Optic chiasma
B. 시각로 Optic tract
C. 가쪽무릎체 Lateral geniculaste body
D. 시각로부채살 Optic radiation
E. 시각신경 Optic n.
F. 시각로의 중간뿌리 Medial root of optic tract
G. 중간무릎체 Medial geniculate body
H. 시각겉질 Visual cortex

그림 6-14
A. 시각신경 Optic n.
B. 시각로 Optic tract
C. 가쪽무릎체 Lateral geniculate body
D. 시각로부채살 Optic radiation
E. 1차 시각겉질 Primary visual cortex

그림 6-15
A. 시각신경 Optic n.
B. 시각신경교차 Optic chiasm
C. 시각로 Optic tract
D. 위둔턱 Superior colliculus
E. 적색핵 Red nucleus
F. 눈돌림신경핵 Oculomotor nucleus
G. E-W 핵 Edinger-Westphal nucleus
H. 시각로부채살 Optic radiation
I. 1차시각겉질 Primary visual cortex

그림 6-16
A. 시각신경 Optic n.
B. 시각신경교차 Optic chiasm
C. 짧은섬모체신경 Short ciliary n.
D. 섬모체신경절 Ciliary ganglion
E. 눈돌림신경 Oculomotor n.
F. E-W 핵 Edinger-Westphal nucleus
G. 텍토테그먼트길 Tectotegmental tract
H. 시개전핵 Pretectal nucleus
I. 시각로 Optic tract

그림 6-17
A. 시각신경 Optic n.
B. 시각신경교차 Optic Chiasm
C. 양측두반맹 Bitemporal hemianopsia
D. 측두고리 Temporal loop
E. 왼쪽상사 사분맹 Left superior quadrantanopsia
F. 시각로부채살 Visual radiation
G. 왼쪽 동맹성 반맹 Left homonymous heimanopsia
H. 뒤통수엽의 끝 Tip of occipital lobe

그림 6-18
A. 시각신경 Optic n.
B. 시각신경교차 Optic chiasma
C. 시각로 Optic tract
D. 가쪽무릎체 Lateral geniculate body
E. 시각로부채살 Optic radiation
F. 시각겉질 Visual cortex

그림 6-19
A. 시각신경 Optic n.
B. 시각신경교차 Optic chiasm
C. 시각로 Optic tract
D. 가쪽무릎체 Lateral geniculate nucleus
E. 시각로부채살 Optic radiations

그림 6-20
A. 시각신경 Opic n.
B. 눈돌림신경 Oculomotor n.
C. 도르래신경 Trochlear n.
D. 삼차신경 Trigeminal n.
E. 눈신경 Ophthalmic n.
F. 위턱신경 Maxillar n.
G. 가돌림신경 Abducense n.
H. 얼굴신경 Facial n.
I. 위곧은근 Rectus superior m.
J. 안쪽곧은근 Rectus medialis m.
K. 위빗근 Obliques superior m.
L. 도르래신경 Trochlear n.
M. 시각신경 Optic n.
N. 눈돌림신경 Oculomotor n.
O. 가돌림신경 Abdunce n.
P. 가쪽곧은근 Rectus lateralis m.
Q. 아래빗근 Obliques inferior m.
R. 아래곧은근 Rectus inferior m.

그림 6-21
A. 망막중심동맥 Central retinal a.
B. 눈동맥 Ophthalmic a.
C. 짧은후섬모체동맥 Short

posterior ciliarty a.
D. 경질막 Dura mater
E. 거미막 Arachnoid mater
F. 아래거미막공간 Subarachnoid space
G. 연질막 Pia mater

그림 6-22
A. 중심망막정맥 Central retinal v.
B. 중심망막동맥 Central retinal a.
C. 경질막 Dura mater
D. 거미막 Arachnoid mater
E. 연질막 Pia mater

그림 6-23
A. 위눈확틈새 Superior orbital fissue
B. 시각신경 Optic n.
C. 눈동맥 Ophthalmic a.
D. 시각신경관 Optic canal
E. 코섬모체신경 Nasociliary n.
F. 눈돌림신경의 하분리 Inferior div. oculomotor n.
G. 눈돌림신경의 상분리 Superior div. oculomotor n.
H. 가돌림신경 Abducens n.

그림 6-24
A. 일차운동지역 Primary motor area
B. 각고랑 Angular gyrus
C. 브로카 지역 Bróca's area
D. 시각겉질 Visual area
E. 웨니커 지역 Wernicke's area

그림 6-25
A. 시상 Thalamus
B. 1차시각겉질 Primary visual cortex
C. 시각로부채살 Optic radiations
D. 가쪽무릎체 Lateral geniculate body
E. 시각로 Optic tract
F. 시각신경교차 Optic chiasma

그림 6-26
A. 위도르래신경 Supratrochlear n.
B. 아래도르래신경 Infratrochlear n.
C. 긴섬모체신경 Long ciliary n.
D. 코모양체신경 Nasociliary n.
E. 시각신경 Optic n.
F. 위눈확신경 Supraorbital n.
G. 섬모체 신경절 Ciliary ganglion
H. 긴섬모체신경 Long ciliary n.
I. 섬모체신경절의 감각뿌리 Sensory root to the ciliary ganglion
J. 이마신경 Frontal n.
K. 눈물샘신경 Lacrimal n.
L. 광대신경 Zygomatic n.
M. 눈신경 Ophthalmic n.
N. 위턱신경 Maxillary n.
O. 삼차신경 Trigeminal ganglion

그림 6-27
A. 아래도르래신경 Infratrochlear n.
B. 위도르래신경 Supratrochlear n.
C. 눈꺼풀판신경 Palpebral n.
D. 이마신경 Frontal n.
E. 짧은섬모체신경 Short ciliary n.
F. 긴섬모체신경 Long ciliary n. Muller
D. 뮬러근 Muller's m.
G. 눈물샘신경 Lacrimal n.
H. 코섬모체신경 Nasociliary n.
I. 위도르래동맥 Supratrochlear a.
J. 위눈동맥 Supraorbital a.
K. 눈물샘동맥 Lacrimal a.
L. 눈물샘동맥 Lacrimal a.
M. 망막중심동맥 Central a. of retina
N. 눈동맥 Ophthalmic a.
O. 속목동맥 Internal carotid a.

그림 6-28
A. 눈물샘 Lacrimal gland
B. 아래눈확틈새 Inferior orbital fissure
C. 나비입천장신경 Sphenopalatine n.
D. 눈물신경 Lacrimal n.
E. 광대신경 Zygomatic n.
F. 위턱신경 Maxillary n.
G. 삼차신경 Trigenminal nerve V
H. 얼굴신경 Facial nerve VII

그림 6-29
A. 얼굴신경핵 Facial nucleus
B. 청각로 Interal acoustic
C. 유두돌기 Stylomastoid formen
D. 얼굴신경 Facial n.
E. 광대신경 Zygomatic n.
F. 귀쪽신경 Temporal n.

그림 6-30
A. 삼차신경절 Trigeminal ganglion
B. 아래턱신경(제 3지) Mandibular n.
C. 위눈확신경(내 · 외측지) Suparaorbital n.
D. 눈신경(제1지) Ophthalamic n.
E. 아래눈확신경 Infraorbital n.
F. 위턱신경(제 2지) Maxillar n.

그림 6-31
A. 눈물샘신경 Lacrimal n.
B. 위눈확신경 Supraorbital n.
C. 위도르래신경 Supratrichlear n.
D. 아래도르래신경 Infratrochlear n.
E. 아래눈확신경 Infraorbital n.

그림 6-32
A. 눈물샘 Lacrimal gland
B. 눈물샘신경 Lacrimal n.
C. 눈신경 Ophthalmic n.

D. 큰바위신경 Greater petrosal n.
E. 얼굴신경 Facial n.
F. 눈물샘신경핵 Lacrimal nucleus
G. 교차 가지 Communicating branch
H. 광대신경 Zygomatic n.
I. 구개입천장신경절 Pterygopalatine ganglion
J. 비디안신경 Vidian n.

그림 6-33
A. 부교감신경뿌리 Parasympathetic root
B. 눈돌림신경 Oculomotor n.
C. E-W 핵 Edinger-westphal n.
D. 중간뇌 Midbrain
E. 섬모체신경절 Ciliary ganglion
F. 짧은섬모체신경 Short ciliary n.
G. 섬모체 근육 Ciliary m.
H. 홍채조임근 Iris sphincter
I. 내부가지 Inferior division
J. 교감신경 뿌리 Sympathetic root
K. 짧은섬모체신경 Short cilary n.

그림 6-34
A. 경척수센터(융기) Cilospina center(budge)
B. 백질지 White rami
C. 코섬모신경 Nasociliary n.
E. 동공확대근 Dilatator pupillae
F. 목신경층(후신경절) Carorid plexus(postganlionic)
G. 위목신경절(연접) Superior cervical ganglion(synapase)
H. 교감신경간(전신경절) Sympathetic trunk (prepanglionic)

그림 6-35
A. 눈돌림신경 Oculomotor nerve(N III)
B. 섬모체신경절 Ciliary ganglion
C. 짧은섬모체신경 Short ciliary n.
D. 홍채수축근 Iris sphincter

그림 6-36
A. 짧은 섬모체신경 Short ciliary n.
B. 섬모체신경절 Ciliary ganglion
C. 섬모체신경절에서의 교감신경 뿌리 Sympathetic root to the ciliary ganglion
D. 코섬모체신경 Nasociliary n.
E. 눈신경 Ophthalmic n.
F. 삼차신경절 Trigeminal ganglion
G. 속목동맥 Internal carotid a.
H. 목척수 Cervical spinal cord
I. 복부가지 Ventral root
J. 상부목 신경절 Superior cervical ganglion
K. 입천장신경절 Pterygopalatine ganglion
L. 광대신경 Zygomatic n.
M. 긴섬모체신경 Long ciliary n.
N. 눈물샘신경 Lacrimal n.
O. 눈물샘 Lacirimal gland
P. 위 눈꺼풀판의 뮬러근 Superior tarsal muscle of
Q. 눈돌림신경의 윗가지 Superior division of oculomotor n.

그림 6-37
A. 눈물샘 Lacrimal gland
B. 눈물샘신경 Lacrimal n.
C. 눈신경 Ophthalmic n.
D. 3차신경 Trigeminal n.(V)
E. 얼굴신경 Facial nerve(VII)
F. 익구개신경절 Pterygopalatine ganglion
G. 목동맥얼기 Carotid plexus
H. 절후신경절섬유 Postganglionic fiders
I. 절전신경절섬유 Preganglionic fibers

그림 6-38
A. 앞교통동맥, 전교통동맥 Anterior communicating artery
B. 시각로, 시삭(視索) Optic tract
C. 뇌바닥동맥, 뇌기전동맥, 뇌저동맥 Basilar artery
D. 뒤교통동맥, 후교통동맥 Posterior communicating artery
E. 속목동맥, 뇌경동맥 Internal carotid artery
F. 시신경 Optic nerve
G. (시신경)교차 Chiasm

그림 6-39
A. 위목교감신경절 Superior cervical sympathetic ganglion
B. 위눈꺼풀 Upper eyelid
C. 홍채 Iris
D. 섬모체신경절 Ciliary ganglion
E. 눈돌림신경 Oculomotor n.

그림 6-40
A. 코섬모체신경 Nasociliary n.
B. 시각신경 Optic n.(II)
C. 눈돌림신경 Oculomotor n.(III)
D. 도르래신경 Trochlear n.(IV)
E. 가돌림신경 Abducens n.(VI)
F. 섬모체신경절 Ciliary ganglion
G. 섬모체신경 Ciliary n.
H. 시각신경 Optic n.(II)
I. 도르래신경 Trochlear n.
J. 눈물샘신경 Lacrimal n.
K. 눈돌림신경-상지(III) Oculomotor-sup.div
L. 코섬모신경 Nasociliary (V)
M. 눈돌림신경-하지 Oculomotor-inf.div(III)
N. 위턱신경 Maxiliary n.(V)
O. 눈신경 Ophthalmic n.(V)

그림 6-41

A. 눈돌림신경 Oculomotor n.(III)
B. 도르래신경 Trochlear n.(IV)
C. 가쪽돌림신경 Abdunce n.(VI)
D. 삼차신경절 Trigeminal ganglion
E. 섬모체신경절 Ciliary ganglion

그림 6-42

A. 뇌하수체 Pituitary gland
B. 시각신경 Optic n.
C. 눈돌림신경 Oculomotor n.
D. 도르래신경 Trochlear n.
E. 눈신경 Ophthalmic n.
F. 위턱신경 Maxiliary n.
G. 나비뼈동굴 Sphenoid sinus
H. 나비뼈 Sphenoid bone

그림 6-43

A. 눈물신경 Lacrimal n.
B. 긴섬모체신경 Long ciliary n.
C. 짧은섬모체신경 Short ciliary n.
D. 이마신경 Frontal n.
E. 눈동맥 Opthalmic a.
F. 눈돌림신경의 상지 Superior branch oculomotor n.
G. 눈돌림신경의 하지 Inferior branch oculomotor n.
H. 섬모체신경절 Ciliary ganglion
I. 시각신경 Optic
J. 코섬모체신경 Nasociliary n.
K. 섬모체신경절 Ciliary ganglion
L. 짧은섬모체신경 Short ciliary n.
M. 눈돌림신경하지 Inferior branch oculomotor n.
N. 속목동맥얼기 Inferior carotid plexus

그림 6-44

A. 위곧은근 Superior rectus m.
B. 눈물신경 Lacrimal n.
C. 이마신경 Frontal n.
D. 도르래신경 Trochlear n.
E. 눈돌림신경 Oculomotor n.
F. 위빗근 Superior oblique m.
G. 안쪽곧은근 Medial rectus m.
H. 시각신경 Optic n.
I. 눈동맥 Ophthalmic a.
J. 아래곧은근 Inferior rectus m.
K. 눈돌림신경 Oculomotor n.

그림 6-45

A. 위눈확틈새 Superior orbital fissure
B. 눈물샘신경 Lacrimal n.
C. 도르래신경 Trochlear n.
D. 눈돌림신경 Oculomotor n.
E. 코섬모체신경 Nasociliary n.
F. 가돌림신경 Abducens n.
G. 시각신경교차 Optic foramen
H. 시각신경 Optic n.
I. 눈동맥 Ophthalmic a.
J. 눈돌림신경 Oculomotor n.
K. 아래눈정맥 Inferior ophthalmic v.
L. 아래눈확틈새 Inferior orbital fissure

그림 6-46

A. 도르래신경 Trochlea n.
B. 위도르래동맥 Supratrochlear a.
C. 위눈확동맥 Supraorbital a.
D. 앞벌집동맥 Anterior ethmoid a.
E. 뒤벌집동맥 Posterior ethmoid a.
F. 긴뒤섬모체동맥 Long posterior ciliary a.
G. 가쪽눈꺼풀판동맥 Lateral palpebral a.
H. 긴뒤섬모체동맥 Long posterior ciliary a.
I. 짧은뒤섬모체동맥 Short posterior ciliary arteries
J. 광대관자동맥 Zygomaticotemporal a.
K. 광대얼굴동맥 Zygomaticofacial a.
L. 중심망막동맥 Central retinal a.
M. 반회뇌막동맥 Recurrent meningeal a.
N. 눈물샘동맥 Lacrimal a.
O. 눈동맥 Opthalmic a.

그림 6-47

A. 눈꺼풀올림근, 안검거근 Levator palpebrae superioris muscle
B. 위빗근, 상사근 Superior oblique
C. 위곧은근, 상직근 Superior rectus
D. 모양체신경절, 섬모체신경절 Ciliary ganglion
E. 시신경(II) Optic nerve(II)
F. 속목동맥, 뇌경동맥 Internal carotid artery
G. 뒤교통동맥, 후교통동맥 Posterior communicating artery
H. 눈돌림신경(III), 동안신경(III) Oculomotor nerve(III)
I. 뒤대뇌동맥, 후대뇌동맥 Posterior cerebral artery
J. 위소뇌동맥, 상소뇌동맥 Superior cerebellar artery
K. 가쪽곧은근, 외직근 Lateral rectus
L. 아래빗근, 하사근 Inferior oblique
M. 아래곧은근, 하직근 Inferior rectus
N. 안쪽곧은근, 내직근 Medial rectus
O. 안분지(V1) Ophthalmic division(V1)
P. 위턱분지(V2), 상악분지(V2) Maxillary division(V2)
Q. 아래턱분지(V3), 하악분지(V3)

Mandibular division(V1)
R. 갓세르신경절 Gasserian ganglion
S. 뇌바닥동맥, 뇌기저동맥, 뇌저동맥 Basilar artery
T. 가돌림신경(VI), 외전신경(VI) Abducens nerve(VI)

그림 6-48
A. 위눈확동맥 Supraorbital a.
B. 눈구석동맥 Angular a.
C. 아래눈확동맥 Infraorbital a.
D. 얼굴동맥 Facial a.
E. 바깥목동맥 External carotid a.
F. 속목동맥 Internal carotid a.
G. 얼굴동맥 Facial a.

그림 6-49
A. 광대동맥 Zygomatic a.
B. 눈구석동맥 Angular a.
C. 아래눈확동맥 Infraorbital a.
D. 얼굴동맥 Facial a.
E. 위턱동맥 Maxillary a.
F. 바깥목동맥 External carotid a.

그림 6-50
A. 중심동맥 Central a.
B. 앞섬모체동맥 Anterior ciliary a.
C. 앞 · 뒤섬모체동맥 Anterior and posterior long ciliary a.
D. 눈동맥 Ophthalmic a.
E. 뒤섬모체동맥Posterior ciliary a.

그림 6-51
A. 눈동맥 Ophthalmic a.
B. 긴뒤섬모체 Long posterior ciliary
C. 중심망막 Central retinal
D. 눈동맥 Ophthalmic a.
E. 목동맥 Carotid a.
F. 뇌바닥동맥 Basilar a.

그림 6-52
A. 위도르래동맥 Supratrochlear a.
B. 앞벌집동맥 Anterior ethmoidal a.
C. 근육형동맥 Muscular a.
D. 시각신경 Optic n.
E. 위눈확동맥 Supraorbital a.
F. 눈물샘 Lacrimal gland
G. 가쪽곧은근 Lateral rectus m.
H. 눈물동맥 Lacrimal a.
I. 눈동맥 Ophthalmic a.
J. 속목동맥 Internal carotid a.

그림 6-53
A. 위눈확정맥 Supraorbital v.
B. 눈물정맥 Lacrimal v.
C. 위가쪽또아리정맥 Superior lateral vortex v.
D. 앞벌집정맥 Anterior ethmoidal v.
E. 위안쪽또아리정맥 Superior medial vortex v.
F. 위눈정맥 Superior ophthalmic v.

그림 6-54
A. 이마뼈 Frontal bone
B. 위눈정맥 Superior ophthalmic v.
C. 중심망막정맥 Central retinal v.
D. 아래눈정맥 Inferior ophthalmic v.
E. 눈구석정맥 Angular v.
F. 위턱뼈 Maxillary bone

그림 6-55
A. 해면정맥동굴 Cavernous sinuses
B. 위눈정맥 Superior ophthalmic v.
C. 눈구석정맥 Angular v.
D. 얼굴정맥 Facial v.
E. 바깥목정맥 External jugular v.

그림 6-56
A. 눈물동맥 Lacrimal a.
B. 광대동맥 Zygomatic a.
C. 위눈확동맥 Supraorbital a.
D. 주변동맥활 Peripheral arterial arch
E. 주변동맥활 Marginal arterial arch
F. 눈꺼풀동맥 Palpebral arteries
G. 가장자리동맥활 Marginal arterial arch
H. 주변동맥활 Peripheral arterial arch

그림 6-57
A. 위눈확동맥 Supraorbital a.
B. 눈물동맥 Lacrimal a.
C. 위가장자리동맥활 Superior marginal arcade
D. 위도르래동맥 Supratrochlear a.
E. 아래안쪽눈꺼풀동맥 Inferior medial palpebrial a.
F. 아래눈꺼풀동맥활 Inferior palpebral arcade
G. 아래가장자리활 Inferior marginal arcades

[부 록] 눈과 연관된 해부학 용어

가계도 family tree 유전을 조사하기 위한 친족의 조사 방법

가돌림신경 abducense nerve 눈알의 가쪽 돌림을 하는 신경

가족성 familial 유전성으로서 형질이 가족과 연관되는 경향

가지돌기 dendrite 신경세포의 돌기

가쪽곧은근 Abducens muscle 눈알을 가쪽방향으로 회전시키는 근육

가쪽 무릎체 lateral geniculate body 시로에 있는 신경연접 부위

각막 cornea 눈알의 전방 외막

각막 가장자리 limbus 각막과 공막의 연결 부위

각막 기질 corneal stroma 각막의 중간층으로서 구성되는 부위

간충 조직 mesenchyme 미분화 결합조직.

거대각막 megalocornea 직경이 13mm 이상 된 큰 각막

거짓 근시 pseudomyopia 조절 경련에 의한 일회성 근시

결막 conjunctiva 눈꺼풀의 내면을 구성하는 점액성막

결손 colomboma 눈 또는 눈알부속기의 일부 선천적 결핍

경질막 dura mater 시각신경 말이집의 두터운 막

공막 sclera 흰 부위로 눈의 후방을 차지하는 외막

공막자 scleral spur 눈알 앞방각에서 공막의 돌출 부분

광대뼈 zygomatic bone 눈확을 구성하는 정강뼈

광수용체 세포 photoreceptor 광을 수용하는 세포

구심성 섬유 afferent fiber 감각정보를 뇌로 보내는 신경섬유

굴절률 refractive index 광선이 물질을 통과할 때의 굴절되는 비율

굴절매질 refractive media 굴절력을 가지는 눈의 매체

굴절이상 ametropia 광선이 망막에 정확하게 결상되지 못하는 현상

근거리반사 near reflex 근거리 사물 주시 때의 모임, 조절, 축동 반사

근막 fascia 근육을 에워싸는 섬유성막

근시 myopia 원거리 시력이 좋지 못한 굴절상태

근육 집 muscle sheath 근육을 에워싸는 껍질

근점 near point 조절이 완전히 되었을 때 눈의 초점 지역

길항근 antagonist 작용 방향이 반대인 근육

껍질 cortex 소뇌와 대뇌반구의 회색질인 바깥층 지역

난시 astigmatism 광선이 망막의 여러 곳에 결상하는 굴절 이상

내배엽 endoderm 배발생 중 삼배엽의 내측지역

내사시 esotropia 눈알의 분명한 코쪽 편위

내사위 esophoria 잠재성 내사시로서 무의식 중에 눈알을 내측으로 편위하는 눈

널힘줄 aponeurosis 결체조직으로 근육과 연결되는 부위

노시안 presbyopia 40세 이후에 발생되는 조절력의 감소에 의한 조절 이상 눈

뇌막 meninges 중추신경계통을 에워싸는 막

뇌신경 cranial nerve 뇌에서 시작되는 12쌍 말초신경

뇌줄기 brain stem 숨뇌, 다리뇌, 중간뇌를 모두 포함하는 기능적 뇌 지역

눈구석결막 fornix 눈꺼풀결막과 눈알 결막이 만나는 결막

눈구석 canthus 눈꺼풀의 양쪽 끝 부위 각의 모습

눈꺼풀 떨림 blepharospasm 눈꺼풀의 불수의적인 수축

눈꺼풀 말림 entropion 눈꺼풀이 안쪽으로 말려 들어 감

눈꺼풀 처짐 blepharoptosis 눈꺼풀이 늘어진 상태

눈꺼풀 틈새 palpebral fissure 위눈꺼풀과 아래눈꺼풀 사이 공간

눈돌림 신경 oculomotor nerve 뇌신경으로서 눈알근육을 지배하는 신경

눈동맥 ophthalmic artery 눈알에 분포하는 동맥

눈떨림 Eye nystagmus 눈알의 불수의적인 떨림

눈물 tear 눈물샘에서 생산된 액체성 물질

눈물뼈 lacrimal bone 눈확을 구성하는 정강뼈

눈물소관 canliculus 눈물점에서 공통 눈물소관에 연결되는 눈꺼풀 안쪽에 있는 눈물 분비관

눈물점 punctum 눈물이 지나가는 소공

눈물주머니 lacrimal sac 눈구석 측에 위치한 눈물 저장 장소

눈소포 optic vesicle 눈의 최초 형성 조직

눈 소포와 optic pits 시원기의 형성과정 중 함몰된 모습의 조직

눈술잔 optic cup 눈소포의 형성 후 일차 눈의 컵 모양의 조직

눈술잔소포 optic vesicle 눈술잔의 소포

눈술잔틈새 optic fissure 눈술잔의 틈 사이

눈신경 ophthalmic 눈알에 분포하는 신경

눈알결막 bulbar conjunctiva 눈알을 덮는 결막
눈알부속기 adnexia oculi 눈의 부속 구조물
눈알돌출 exophthalmos 눈알의 비정상적인 전방 돌출
눈운동 Eye movement 눈알의 운동
눈정맥 ophthalmic vein 눈알에 분포하는 정맥
눈피로 asthenopia 눈의 피로현상
다리뇌 pons 숨뇌와 중간뇌의 사이에 놓임
다운증후군 Down' s syndrome 21번 염색체가 3개인 유전병
대뇌 cerebrum 뇌의 2/3를 차지하는 뇌의 일종
대립인자 alleles 유전자의 동질성 염색체가 같은 쌍을 가짐
데스메막 Descement membrane 각막 후방 경계막
도르래신경 trochlear nerve 4번 뇌신경으로서 위빗근을 지배
돌연변이 mutation 새로운 유전자로 변형된 것
동공 pupil 홍채 중앙에 있는 둥근 소공, 광선이 지나감
동공결손 acoria 동공이 일부 없는 상태
동공동요 hippus 동공의 스스로 움직이는 현상
동공부동 anisocoria 두 눈의 동공 크기가 서로 다른 현상
동공조임 miosis 동공의 수축 상태
동공조임근 pupil sphincter muscle 동공을 수축시키는 근육
동공확대근 pupil dilater muscle 동공을 확대시키는 근육
동향근 yoke muscle 두 눈이 같은 방향으로 운동하는 눈알근육
동형접합체 homozygous 대립 쌍의 두 유전자인자가 같은 상태
두 눈 모임 convergence 근점으로 시축의 방향이 이동
두 눈 벌림 divergence 두 눈의 눈알이 귀 방향으로 이동
두 눈 보기 binEye vision 두 눈의 사물보기
두 눈 시력 binEye vision 두 눈이 사물을 한 개로 인지하는 능력
두 눈 시야 binEye visual field 두 눈이 보는 범위
뒤방 posterior chamber 수정체의 전방과 홍채의 후방 사이의 공간
두 눈 운동 binEye movement 두 눈알의 움직임
등 시력선 Isopter 시야에서 같은 시력의 곡선
디옵터 diopter 수정체의 굴절력을 측정하는 단위

띠 zonule 섬모체에 적도면에 있는 섬세한 섬유조직

로크우드 인대 Lock Wood' s ligament 눈알에 부착하는 결합조직

리소짐 lysozyme 항생기능을 하는 단백질

마음대로 신경 voluntary nerve 뇌의 지령을 받는 말초신경

막대세포 cone cell 저조명에 작용하는 망막에 있는 시세포

말초신경 peripheral nerve 뇌에서 시작되는 신경의 일종

망막분리 retinal detachment 망막의 색소층과 신경층의 분리 현상

망상체 reticular formation 뇌의 회백질 지역, 의식을 담당

맥락막 choroid 눈알의 후방 중간층

맹 blindness 광각이 상실된 눈

맹점 blind spot 시각신경에서 결상되는 못하는 지역, 일종의 시각신경유두

멜라닌 색소세포 melanocyte 멜라닌을 생산

멜라닌 melanin 색소세포에서 생산된 검은색 물질

명소시 photopic vision 밝은 조명하에서의 시각

모음 adduction 눈알의 코쪽으로의 이동 현상

목동맥 얼기 carotid artery plexus 목에 있는 동맥의 다발

뮬러섬유 Muller fiber 망막에 있는 섬유

바깥목동맥 external cartoid artery 얼굴로 가는 목동맥

바깥조각 outer segment 외부 체절

반맹 hemianopia 시야의 반이 암점 상태

방수 aqueous humor 섬모체 돌기에서 생산되는 투명한 액체

벌집뼈 ethmoid bone 눈확을 구성하는 뼈

벨마비 Bell palsy 얼굴신경의 마비

변연계 limbic system 감정, 기억, 행위를 담당하는 뇌에 있는 핵

보통염색체 autosome chromosome 성염색체를 제외한 22쌍의 염색체

볼록렌즈 convex lens 광선의 모임을 시키는 +렌즈

부동시 anisometropia 두 눈의 굴절력 차이가 있는 눈

부등상시 aniseikonia 부등시로서 영상의 크기가 차이가 나는 자각증상

부르흐막 Bruchs membrane 맥락막과 망막색소상피 사이 조직

비정시 ametropia 굴절 이상 상태의 눈

비토반점 bitots spots 눈알 결막의 각질화된 흰 부위

사상판 Lamina cribrosa 시각신경유두에서 시각신경섬유가 통과하는 지역

사시 strabismus 눈의 분명한 편위 현상

사위 heterophoria 융합이 되지 않는 눈알 이탈

사이뇌 diencephalon 뇌에서 시상, 시상하부, 시상상부 등으로 구성

산동 mydriasis 동공의 확대 상태

삼배체 trisomy 염색체가 3개로 구성

삼차신경 trigeminal nerve 제 5 뇌신경의 말초신경

상 image 사물의 시각적 인상

상공막 episclera 공막상부의 혈관이 발달된 지역

상사시 hypertropia 한쪽 눈알이 위로 갈려는 사시의 한 종류

상사위 hyperphoria 융합이 되지 않는 경우 눈알의 상방 이탈

색맹 Achromatopsia 색을 인식 하지 못하는 시 기능

색소 pigment 색깔을 가지는 단백질 물질

선천성 congenital 출생 전에 증상 가짐

섬모 cilia 속눈썹

섬모체 ciliary body 포도막으로 눈알의 중간층

섬모체관 ciliary canal 섬모체에 있는 도관

섬모체근육 ciliary muscle 섬모체에 있는 근육

섬모체소대 ciliary zonule 수정체 조절을 하는 결체조직

섬모체신경 ciliary nerve 섬모체를 지배하는 신경

섬모체신경절 ciliary ganglion 부교감신경의 신경 연접부

성 연관 sex-linkage 성염색체와 관련 됨.

성염색체 sex chromosome 성을 결정하는 염색체, 남성 XY, 여성 XX.

속조각 inner segment 내부 체절

수성층 aqueous layer 눈물의 중간층

수정체 crystal lens 굴절과 조절을 하는 눈알내의 투명한 조직

수차 aberration 파장의 반사의 차이에서 오는 초점 차이를 나타냄

술잔세포 Goblet cell 결막에 있는 점액 생산 세포

슐렘관 Schlemn' s canal 방수를 배출시키는 앞방각에 있는 배출관

시각 visual angle 관찰점에서 사물이 이루는 각

시각로 optic tract 시각 경로

시각로 부채살 optic radiatio 시각로의 일부지역

시각신경 optic nerve 망막에서 뇌로 시각자극을 전도하는 뇌신경

시각신경교차 optic chiasm 두 눈에서 나오는 시각신경섬유의 교차 지역

시각신경구멍 optic foramen 시각신경이 지나가는 구멍

시각신경유두 optic disk 시각신경이 모임되는 지역

시력 visual acuity 두 점을 구별하는 눈의 해상력

시선 visual line 중심오목을 지나는 가상선

시야 visual field 주시에서 보이는 영역

시야계 perimeter 시야를 측정하는 검사 도구

시축 visual axis 중심오목을 가지는 공간상의 가상선

시홍 rhodopsin 막대세포에 있는 색소 물질

신경세포 neuron 신경의 기본적인 단위

신경절 ganglion 신경세포가 연접하는 곳

아마크린세포 Amacrine cell 망막 신경층에 있는 조절성 세포

안저 fundus 망막의 후방 지역

안쪽 곧은근 adductor muscle 눈알의 코 쪽 이동 근육

알앞방 anterior chamber 각막과 홍채 사이의 공간

암순응 dark adaptation 저조명에 적응하는 눈의 현상

암점 scotoma 시야에서 맹지역

앞덮개 pretectial region 동공반사와 연관되는 중간뇌 지역

앞덮개핵 pretectial nucleus 동공반사와 연관되는 중간뇌핵 지역

약시 amblyopia 눈의 해부적 결손이 없는 생리적 이상이 있는 시력 현상

양극세포 bipolar cell 망막에 있는 자극 전도 세포

얼굴 근육 facial muscle 얼굴을 지배하는 근육

얼굴신경 facial nerve 얼굴을 지배하는 신경

에딩거 웨스트 핵 Edinger Westphal nucleus 중간뇌에 있는 눈돌림신경 핵

엑스연관 X-linkage X-염색체에 연관된 유전

연접 synapse 신경섬유 사이의 해부학적 결합부위

연질막 pia mater 뇌막을 형성하는 내막

열성 recessive 어버이 형질에 자손에 직접 표현 되지 않는 유전 상태

염색체 chromosome 유전물질을 소유하는 것

오목렌즈 concave lens 광선의 발산을 하게 하는 렌즈, (-)로 표시함
옵신 opsin 망막의 시세포에 있는 광 분해 색소 단백질
외배엽 ectoderm 배발생 중 삼배엽에서 외측 지역
외사시 exotropia 눈알의 귀쪽 편위
외사위 exophoria 눈알의 잠재적 귀쪽 이탈
외안근 extra Eye muscle 눈알을 운동 시키는 근육
우성 dominant 자손에게 유전 형질이 우선 표현되는 상태
운동실조 ataxia 근육의 운동 능력 상실 현상
원기 placode 발생 중 상피조직이 두터워진 지역
원뿔세포 cons 밝은 곳의 시력을 담당하는 시세포
원시 hyperopia 근거리 시력은 나쁘나 원거리 시력은 좋은 굴절 상태
원심성 섬유 efferent fiber 뇌에서 자극을 전달하는 신경 섬유
원점 far point 조절이 이완되었을 때 눈의 초점 지점
원주렌즈 cross cylinder 난시측정을 위해 사용되는 구형 원주렌즈
원추각막 keratoconus 원추 모양으로 진행되는 각막
위곧은근 supeiror rectus muscle 눈안을 위로 이동시키는 근육
위둔덕 superior colliculus 동공 반사와 연관되는 중뇌 지역
위빗근 superior oblique muscle 눈알을 내회전시키는 근육
위턱 신경 superior maxilla교 nerve 위턱을 지배하는 신경
유두부종 papilli edema 시각신경유두 부종
유루 epiphoria 눈물이 비정상적으로 흘러내림
유리체 viterousbody 눈알 후방을 채우는 젤라틴 성분의 물질이 있는 조직
유리체 동맥 hyaloid artery 배발생기 때 나타나는 유리체 혈관
유사분열 mitosis 체세포에서의 세포분열 현상
유전 hereiditaty 어버이의 형질에 자손에게 전이되는 것
유전자 gene 염색체상의 유전 물질의 최소 단위
유착 synechia 눈에서 조직이 부착되는 현상
융합 fusion 두 눈에서 영상이 한 개로 보이는 상태
이형접합체 heterozygous 대립쌍의 2쌍이 닮지 않는 모습
익상편 pterygium 눈 구석에서 삼각형의 결체조직의 증식
인자형 genotype 유전물질의 전이가 자손에게 전수되는 보이지 않는 성질

입천장 뼈 palatine 입천장을 형성하는 정강뼈

입체시 stereopisis 두 눈의 입체 시력

자율신경 automatic nerve 말초신경의 한 종류

작은 각막 microcornea 9mm 이하의 각막

작은 눈알증 microphthalmos 눈알이 작은 눈

전각막 anterior cornea tear film 각막 앞에 있는 누액층

점액층 mucous layer 눈물의 내층

접합자 zygote 배우자의 결합에 의해 형성된 세포

정시 emmetropia 굴절이상이 없는 눈

조절 accommodation 근거리 사물의 주시 때 수정체 두께 변화

주변시 peripheral vision 시야의 직접적인 선상 밖의 사물에 대하여 인식

주시 fixation 사물을 정위에서 보는 시각

중배엽 mesoderm 배발생 중 삼배엽의 중간 층

중심시 central vision 중심오목 시력

중심오목 fovea 망막에서 황색반의 중앙 함몰 부위

지주막 arachnoid membrane 뇌막을 형성하는 중간막

지질층 lipid layer 눈물의 외층 구성

체절 anterior segment 눈의 앞 부위

초점 focus 광선이 결상을 위해 모이는 지점

축 axis 원주렌즈의 방향을 나타내는 경선

축삭 axon 신경세포 자극을 다른 신경 또는 근육으로 전달하는 돌기

카파각 kappa angle 동공 중심을 통한 선과 시축 사이의 각

코 눈물관 nasolacrimal duct 눈물 주머니 코안까지 눈물이 지나가는 관

코안 nasal cavity 코 구멍

클로쿼트관 canal of Cloquet 유리체 지역의 일시적인 맥관

톱니둘레 ora serrata 망막과 섬모체의 연결

판누스 pannus 각막의 신생 혈관 발생

판눔지역 panum area 호롭터 선상의 입체감을 느끼는 지역

편위 aberrant 정상에서 이탈되는 것

포도막 uvea 홍채, 섬모체, 맥락막의 모든 지역

폰타나 간극 space of Fontana 홍채와 각막 사이의 공간

표현형 phenotype 유전 특성이 외관에 나타나는 상태

프리즘 디옵터 prism diopter 광선 이탈시 프리즘 단위

한눈 복시 monEye double vision 한눈을 볼 때 생기는 복시

한눈 사시 monEye strabismus 한 눈만의 눈알 이탈

한눈 시력 mono vision 한눈의 시력

협동근 synergist 한눈 운동에서 협력하는 근육

호롭터 horopter 두 눈 시력에서 주시점을 기준으로 가상되는 선

홍채 iris 수정체 앞에 놓여 있는 색깔 막

홍채 권축륜 collarette 섬모체와 홍채의 동공지역의 결합 부위

홍채 떨림 irioddonesis 홍채의 불규칙적인 떨림

황색반 macula lutea 망막의 선명한 상을 맺는 중심시력 지역

후극 posterior pole 눈알의 후방 곡률의 중앙부

후뇌 metencephalon 다리뇌와 소뇌를 형성하는 부위

후천성 acquired 출생 이후에 습득되는 상태